기구를 이용한 **필라테스** 필라테스에서 8가지 유형의 위험과 이 위험을 피하는 방법

Pilates sans risque 8 risques du Pilates et comment les ÉVITER

이 저서가 완성되도록 도와주신 분들께 감사드린다.

Martine Curtis-Oakes, directrice du Centre de Formation A-Lyne à Paris, pour nos échanges fructueux.
Simone Ushirobira qui a bien voulu faire et refaire les exercices lors des séances photos.
Françoise Contreras, Brigitte Hap, Alison Liddiart, pour leur présence bienveillante.
Florence pour son œil vigilant et sagace.
Nombreuses personnes qui nous ont demandé de livre au cours des stages d'Anatomie Pour le Mouvement®, et qui nous ont guidés par leurs questions à organiser le plan de ce livre.

기구를 이용한
필라테스

필라테스에서 8가지 유형의 위험과 이 위험을 피하는 방법

옮긴이: 김민호 · 정연옥 · 김정한 · 여동구 · 김효철

Pilates sans risque

Blandine Calais-Germain
Bertrand Raison

8 risques du Pilates et comment les ÉVITER

영 문 출 판 사

■ **옮긴이** (가나다 순)

김민호 프랑스 보르도 2대학 사회문화인류학 박사
('91- '98)
전 영산대학교 동양무예학과장 역임
전 영산대학교 동양무예연구소장

정연옥 동원대학교 휘트니스건강관리과 교수
AFAA Consultant & Yoga & Pilates Instructor Certified
건국대학교 대학원 체육학 박사

김정한 동원대학교 휘트니스건강관리과 겸임교수
AFAA Yoga & Pilates Certification
건국대학교 대학원 체육학 석사

여동구 파워필라테스 대표
핫요가 아카데미 대표

김효철 원광디지털대학교 한방미용예술학과 교수
세계 중의약학회 연합회 미용전업 위원회 부회장

Pilates sans risque 8 risques du Pilates et comment les ÉVITER
by Blandine Calais-Germain, Bertrand Raison

기구를 이용한 **필라테스**

2012년 6월 1일 초판인쇄
2012년 6월 8일 초판발행

지은이 : **Blandine Calais-Germain, Bertrand Raison**
옮긴이 : 김민호 외
발행인 : 박 병 조
발행처 : 도서출판 영문출판사
등 록 : 1987년 12월 21일 제2-419호
주 소 : 서울시 강남구 삼성동 69-1
전 화 : (02) 514-5590, 776-5590
팩 스 : (02) 756-8943
E-mail : yeongmunsa@empal.com
정 가 : 20,000원
ISBN 978-89-7224-299-4 93510

※ 파본은 교환해 드립니다.

차 례

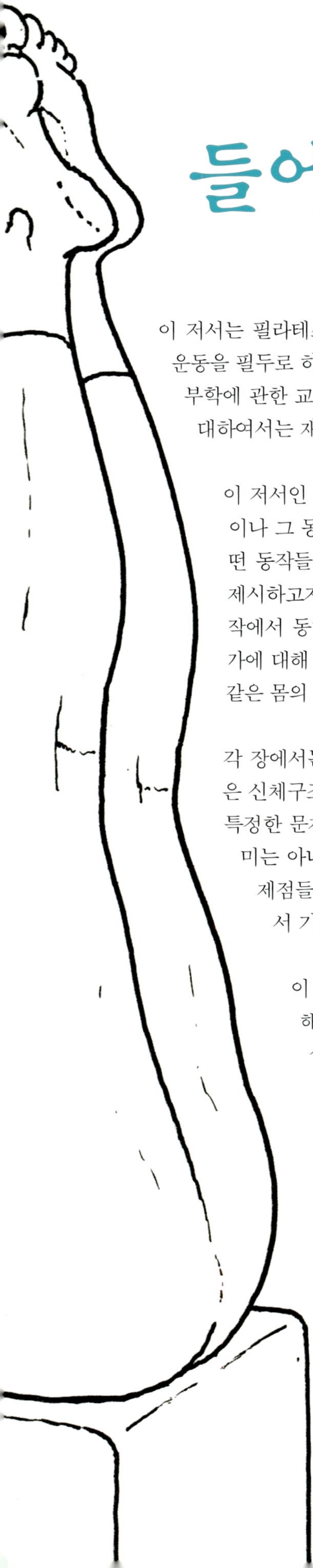

들어가는 말

이 저서는 필라테스 운동과 해부학의 관계를 설명하기 위한 목적으로 저술되었으며, 특히 Reformer 운동을 필두로 하여 설명하고 있다. 하지만 이 저서는 해부학 책으로 사용될 수 없을 뿐만 아니라 해부학에 관한 교재용으로 대처할 수 없다. 이 저서에서 필라테스에 관해 사용되고 있는 모든 용어에 대하여서는 재검토하지 않았다.

이 저서인 안전한 필라테스에서는 8가지 유형의 필라테스 기본운동에 기초로 하여, 몸의 동작이나 그 동작에서 비롯된 변형 가능한 운동들을 논리정연하게 설명하고자 한다. 각 장에서 어떤 동작들의 특징적인 위험을 제시하고, 그 원인을 알아내고 이유를 설명하면서 그 해결책을 제시하고자 한다. 그리하여 Reformer에서의 동작과 그리고 같은 형태로 보이는 Mat에서의 동작에서 동일한 위험이 발생하는 것을 설명할 것이다. 각각의 운동에서 몸이 어떻게 움직이는가에 대해 설명하기 위해 골반/넙다리뼈 관절이나, 회음과 같은 몸의 부위, 그리고 척주인대와 같은 몸의 구조와 연결하는 이 움직임을 이론적으로 설명하고자 함이다.

각 장에서는 또한 필라테스를 할 때 몸을 움직일 때 작용하는 관절의 문제, 그 부위의 문제 혹은 신체구조에 대한 문제를 다루고 있다. 하지만 이러한 접근 방법은 어떤 동작은 단순히 어떤 특정한 문제에만 해당된다든지 아니면, 어떤 문제점이 어떤 특정한 동작에서만 드러난다는 의미는 아니다. 이와 반대로, 이러한 기능적인 문제들은 이 책에서 서로 중첩되어 있고, 이 문제점들은 필라테스 운동의 영역을 벗어난 다른 많은 상황에서도 나타난다. 하지만 각 장에서 기술하고 있는 설명은 하나의 사례를 통해 이러한 특징을 부각시키고자 했다.

이 저서는 8장으로 구성되어 있는데, 독자들이 이 저서를 읽을 때 필라테스와 관련된 해부학 분야를 쉽게 접근하고 기억할 수 있도록 해부학에 관해 가능한 한 간단하게 설명하였다.

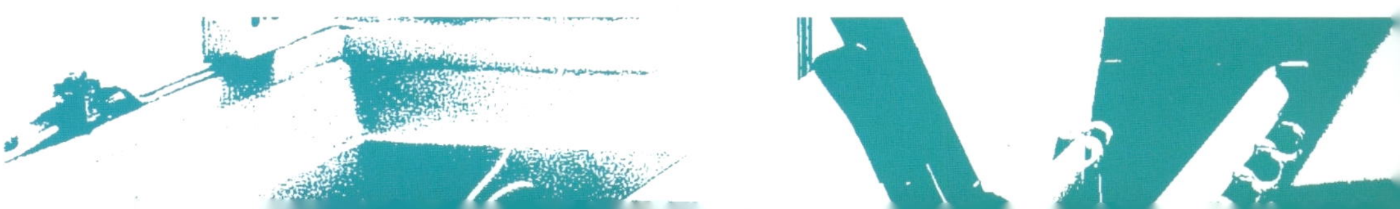

이 책에서 사용하고 있는 표기법

여러 표기법과 기호에 대한 설명:

- 본문은 일반적인 글씨체로 쓴다.
- 삽화에 대하여 자세하고 많은 설명문이 있다.
- 다양한 기능을 나타낸 기호들이 아래와 같이 있다.

+ 보충 정보,

! 주의해야 할 사항! 중요한 내용.

독자들은 개인적인 관심분야에 따라 분야별로 선택하여 이 저서를 읽을 수 있다.

10쪽 분량인 각 장의 내용을 전개하는 구성은 동일하다.

- 몸의 움직임에 대하여 설명하고(1–2쪽),
- 이러한 움직임을 해부학적으로 설명하고(3–4쪽),
- 어떤 움직임이 신체에 어떻게 위험한지, 그 이유를 설명하고(5–6쪽),
- 이 위험을 예방하고, 그 위험에 대한 해결방안을 제시하고(7–8쪽),
- Reformer와 Mat에서 이루어지는 어떤 다른 움직임들 중에서 위와 같은 위험이 있는 유사한 움직임들을 찾아낸다(9–10쪽).

경고 사항

저자가 이 "*안전한 필라테스*"를 출간하는데 있어, 의학 분야나 대체의학 분야에 종사하고 있는 **전문가들만을 대상으로 한 것은 아니다.** 이 책의 저자는 필라테스를 좀 더 잘 이해하면서 운동하고자 하는 모든 사람들에게 더 많은 정보를 제공하기 위해 이 책을 출판하였다.

그러므로 이 책에서는 독자들이 쉽게 이해할 수 있도록 몇몇 어떤 용어들을 의도적으로 선택하여 기록하였다.
예를 들어, 《다리》라는 단어는 일반적으로 사용하는 것처럼 하체전체를 지칭한다. 《등을 바닥에 대고 눕다》 혹은 《옆으로 눕다》 등의 문장은 《등을 대고 누운 수면자세》 혹은 《옆으로 누운 수면자세》를 표현한 것이다. 그리고 척주 뒤굽음증(전굴, cyphosis) 이란 단어 대신 만곡(curvature)이란 단어를 사용하였다. 국제해부학 학술용어를 사용하였지만 일반적으로 통용되는 용어들을 더 자주 사용하였다. 예를 들어, 자뼈(척골, ulna)란 새로운 전문용어 대신에 팔꿈치(cubitus)라는 통상적인 용어를 사용하였다.

Joseph Hubertus Pilates(1883-1967)

는 20세기 초에 몸의 움직임에 대한 기존의 개념에서 벗어나 새로운 개념을 정착시키는 위대한 혁명에 나름대로 참여하였다. 이 과정에서 독일의 역할은 특히 중요하였다. 필라테스는 당시 매우 뛰어난 무용가이면서 이론가인 Rudolf von Laban을 알았는데 현대무용의 선구자 중 한명인 Mary Wigman이 Laban의 제자이다.

필라테스는 뒤셀도르프 근교에서 태어났는데, 유년시절에 그는 천식과 구루병으로 고생을 하였다. 그리하여 그는 완벽한 운동선수가 되기 위해 자신의 몸을 변화시키고자 노력하였다. 맥주양조업자 밑에서 일을 하면서 그는 다양한 운동을 계속하였다. 아마도 부인(필라테스의 어머니)의 도움을 받아 체조장을 운영한 아버지의 영향이 있었을 것이다. 복싱선수로서 훈련을 하기 위해 1912년 영국으로 건너간 그는 그의 형제와 서커스단에서 공연을 하였다. 그러나 1차 세계대전이 시작되었을 때 그는 인생의 전환기를 맞이하게 된다. 독일인이기 때문에 그는 Man섬에 수감되었고, 그 섬에서 불우한 자신의 동료들을 돕기 시작하였다. 그는 환자들을 간호하는 것을 허락 받았는데 그 당시에는 환자들이 침대에서 떠나는 것을 금지시켰다. 그래서 **필라테스**는 환자들이 운동할 수 있는 해결책으로 스프링과 가죽 끈을 연결한 기둥을 만들었는데, 이 기둥이 바로 나중에 Trap의 기원이 된다. 그는 환자들이 침대에 누운 채로 스프링의 저항을 이용하여 팔이나 다리를 움직여 운동을 할 수 있도록 하였다. 이러한 운동법은 성공을 거두었고, 초기에 이 방법으로 운동한 환자들은 빠른 속도로 회복하였다. 전쟁이 끝날 무렵, 그는 독일로 귀국하여 그의 연구를 계속하였다. 그는 운동선수, 군인, 경찰들을 훈련시켰고 재활운동에 관해 지속적으로 연구하였다. 그의 재활장비들도 위와 같은 논리로 발전하게 되었다. 즉, 적당한 근육반응에 필요한 조건을 만드는 것이다. 스프링의 저항을 통해 깊은근육조직을 자극시키고 특히 정신집중력을 향상시켰는데, 이러한 운동은 몸 전체 근육을 작용시키게 되는 것이다.

그럼에도 불구하고, 독일의 정치적 상황을 피하기 위해 **필라테스**는 1925년 경에 미국으로 이민을 하였다. 그의 부인인 Clara를 만나 뉴욕 8번가에서 함께 스튜디오를 개업하였다. 그는 Martha Graham과 같은 뉴욕 발레단의 무용수들과 작업을 같이 하였다. 1970-80년대에 대중매체의 도움을 받아 필라테스의 유행이 대중화되고 모든 건강센터에서 그의 방법이 전파되기 시작하였다. 오늘날, 호주에서 유럽을 거쳐 브라질까지 필라테스를 수련하는 사람은 수 천만명이 될 것이라 추정되어진다.

리포머(Reformer)에 대한 소개

Joseph Pilates에 의해 고안된 많은 《운동도구들》 중에 Reformer는, Trap 혹은 캐딜락(Cadillac)과 의자(Chaise)와 함께 그의 기술에서 매우 중요한 위치를 차지한다. 그의 주요한 운동방법은 Reformer운동과 매트(mat) 위에서 행하는 운동과 결합된다. 운동도구의 발전에도 불구하고, 프랑스에서는 《기계》라는 명칭으로 1950년과 1980년 사이에 알려진 리포머는 거의 변화하지 않았고, 간략하게 보면 노 젓기용 의자로 움직이는 것과 유사하다.

리포머의 형태 (Reformer Model)

직사각형모양으로 된 틀로서 모든 장비가 갖추어진 수레가 미끄러지듯이 움직인다. 일반적으로, 여기서 운동을 할 때는 등을 대고, 앉아서, 무릎을 구부려서, 서서 혹은 경우에 따라서는 다른 보조 장비를 사용하여 행한다. 운동 목록은 수백 가지가 되는데 매우 다양한 용어가 있고, 많은 동작들이 수없이 다양하게 변형될 수 있다.

지지대와 스프링 (Reformer Springs)

지지대는 직사각형 틀 앞부분에 장치되어 높이를 조절할 수 있고 움직일 수 있는데 이 지지대는 틀의 세로 길이 전체 내에서 움직일 수 있기 때문에 누워서든 앉아서든 발을 놓을 수 있다. 심지어는 무릎을 꿇고 앉은 경우에는 손으로 잡을 수 있다. 지지대 아래에는, 스프링이 수레 틀에 연결되어 있다. 스프링의 개수와 강도는 바뀔 수 있다. 이 도구는 사용자가 왕복으로 기계를 움직일 때 저항력을 받을 수 있도록 한다.

수레 (Carriage)

이 움직이는 수레에는 후면에 받침대가 두 개 있기 때문에 다양한 기능을 수행할 수 있다. 두 개의 받침대는 운동의 종류에 따라 차례차례로 어깨 받침대, 발 받침대 혹은 손 받침대 역할을 할 수 있다. 이 두 받침대 사이에는 머리 받침대가 있는데, 이 머리 받침대는 높이조절이 가능하기 때문에 운동정도에 따라 받침대에 머리 놓는 위치를 바꿀 수 있다. 매우 높은 자세에서 운동을 할 경우, 때로는 높이 40 cm 정도의 운동기구인 《상자》(27쪽과 31쪽에서 볼 수 있음)를 수레 위에 놓고 사용한다. 마지막으로, 스프링과 나란히 함께 설치된 두 번째 장치는 수레의 움직임을 도와준다. 즉, 수레 양쪽에 고정된 두 개의 마룻줄이 틀 후면에 있는 두 개의 도르래와 연결되어 있다. 양쪽으로 수레로 위에 놓여 있는 고리는 가죽 띠로 되어 있다. 그러므로 막대기를 사용하여 밀지 않아도 이 가느다란 가죽 끈을 이용하여 손이나 발을 움직여서 기계를 움직일 수 있다.

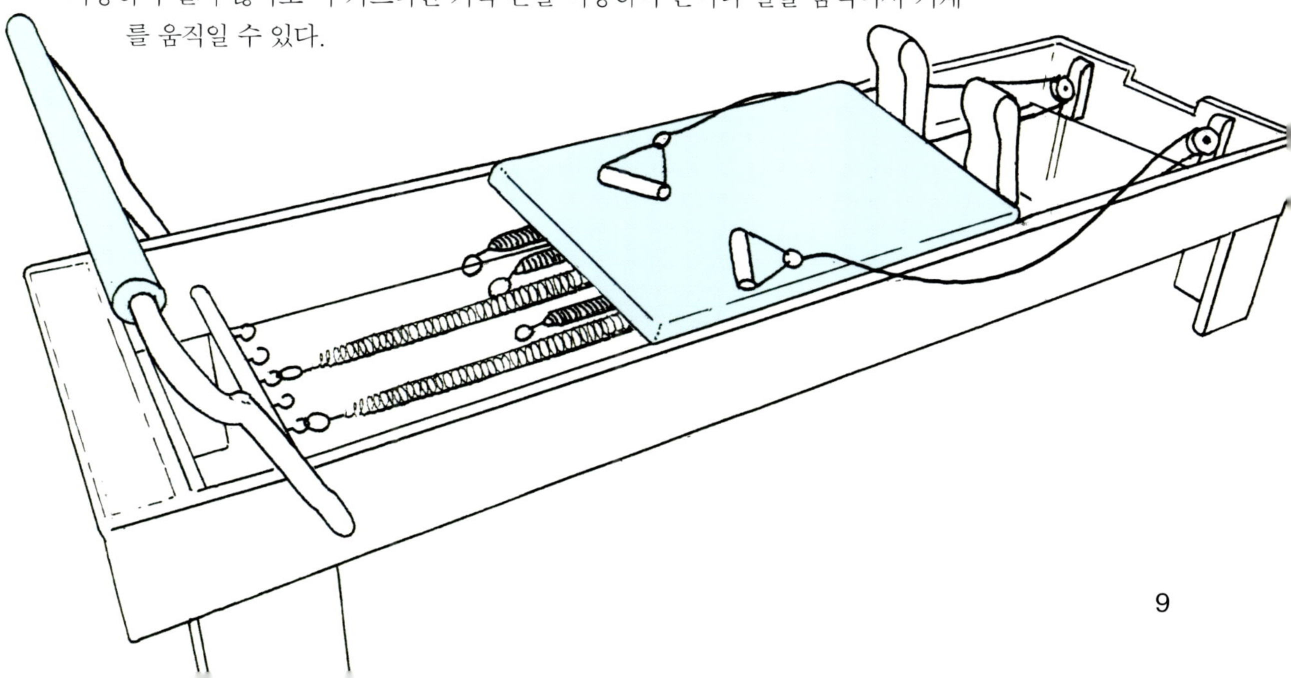

역자 서문

배의 근육운동은 현대에 와서 그 어느 때보다 사람들의 관심을 끌고 있다. 보기 좋은 몸매를 만들기를 원하는 젊은층, 출산 후 아랫배가 앞으로 나와 몸매 관리에 관심을 가지는 주부들, 나이가 들어가면서 건강과 젊음에 관심을 가지는 중장년층과 노인층, 허리가 아파서 통증을 줄이기 위해서 등등 어떠한 이유에서든지 간에 인생에서 배 근육운동을 하지 않은 사람들은 거의 없을 것이다. 또한 육각형의 탄탄한 배 근육을 만드는 것은 건강과 힘 그리고 젊음의 상징으로 표현되고 있다.

하지만 배 근육은 단지 시각적 효과를 위한 근육강화의 영역에만 머물고 있지 않다. 배는 우리 생명을 유지시켜주는 주요한 장기들을 담고 있을 뿐만 아니라, 이 장기들의 기능과 매우 밀접한 관계를 유지하고 있다. 따라서 배의 상태와 배 근육운동은 우리가 일반적으로 생각하고 있는 것 이상으로 중요하다. 그러나 우리는 배의 근육에 관해 얼마나 정확하게 알고 있는가?

이 물음에 대해 Blandine Calais-Germain은 "안전하고 효과적인 배의 근육운동을 위한 방법과 해부학"에서 시원스럽고 명학하게 설명을 하고 있다. 저자는 배의 근육강화 운동에 대한 잘못된 편견들을 지적하면서, 잘못된 방법으로 배의 근육강화운동을 하게 되는 경우 발생할 수 있는 여러 가지 위험들에 대해 해부학적으로 자세히 설명하고 있다. 나아가아 어떻게 배의 근육강화운동을 해야 되는 방법론을 체계적으로 제시하고 있다.

이 역서는 저자가 언급하였듯이 배의 근육을 강화하려는 사람들뿐만 아니라 체육, 음악, 건강관리, 무술, 물리치료, 재활치료 등 다양한 분야에 종사하는 분들에게 배의 근육운동을 하는데 실질적으로 도움이 되리라 믿는다.

이 번역본이 완성될 때까지 물심양면으로 도와주신 영문출판사 박병조 사장님께 감사드리며, 옆에서 말없이 항상 격려와 도움을 준 인생의 동반자인 오주연에게 고마움을 전한다.

맑은 정기가 넘치는 천성산에서

2012년 5월 20일

영산대학교 김민호 교수

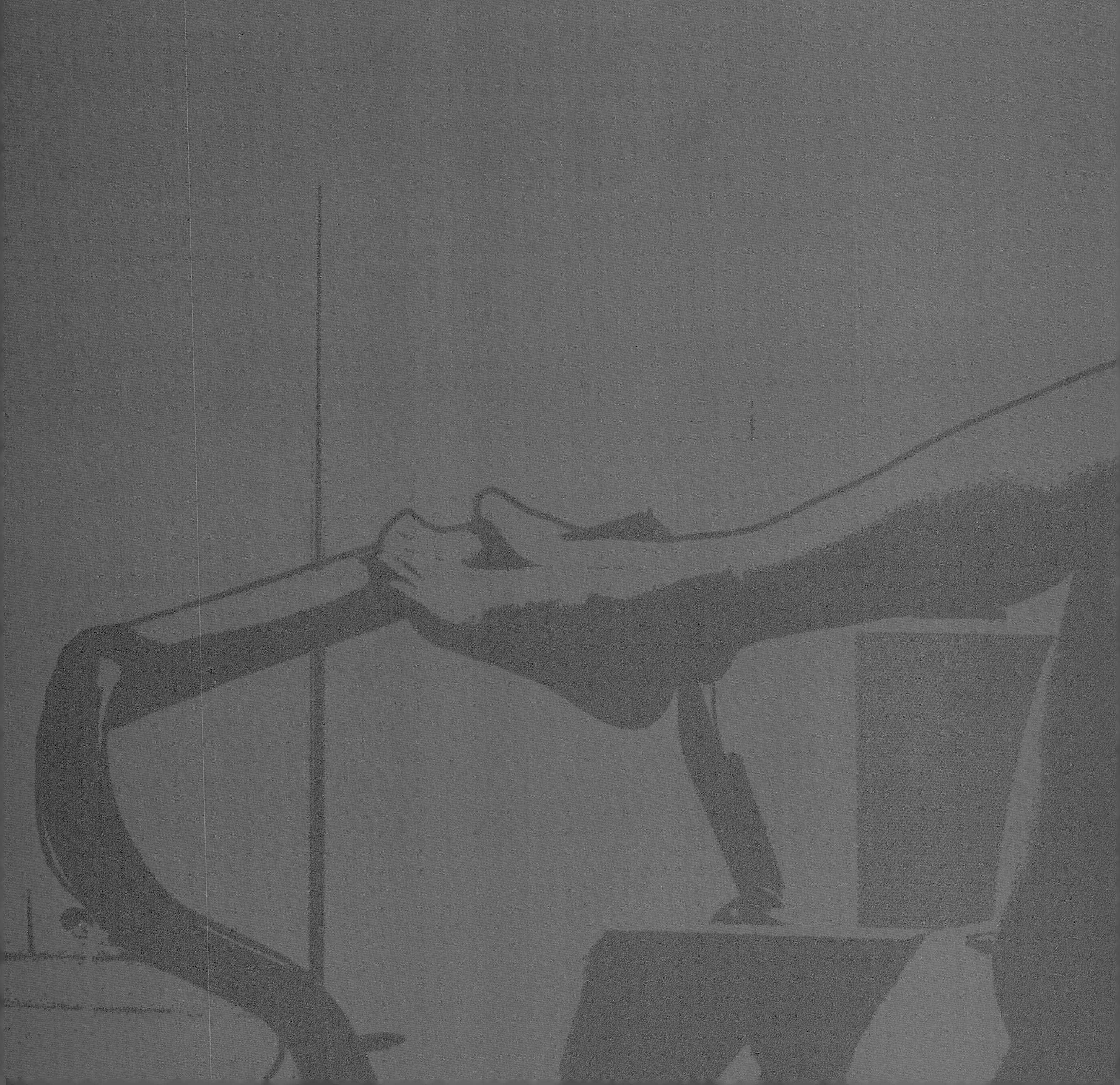

1

Footwork
(발의 움직임)

시 골반

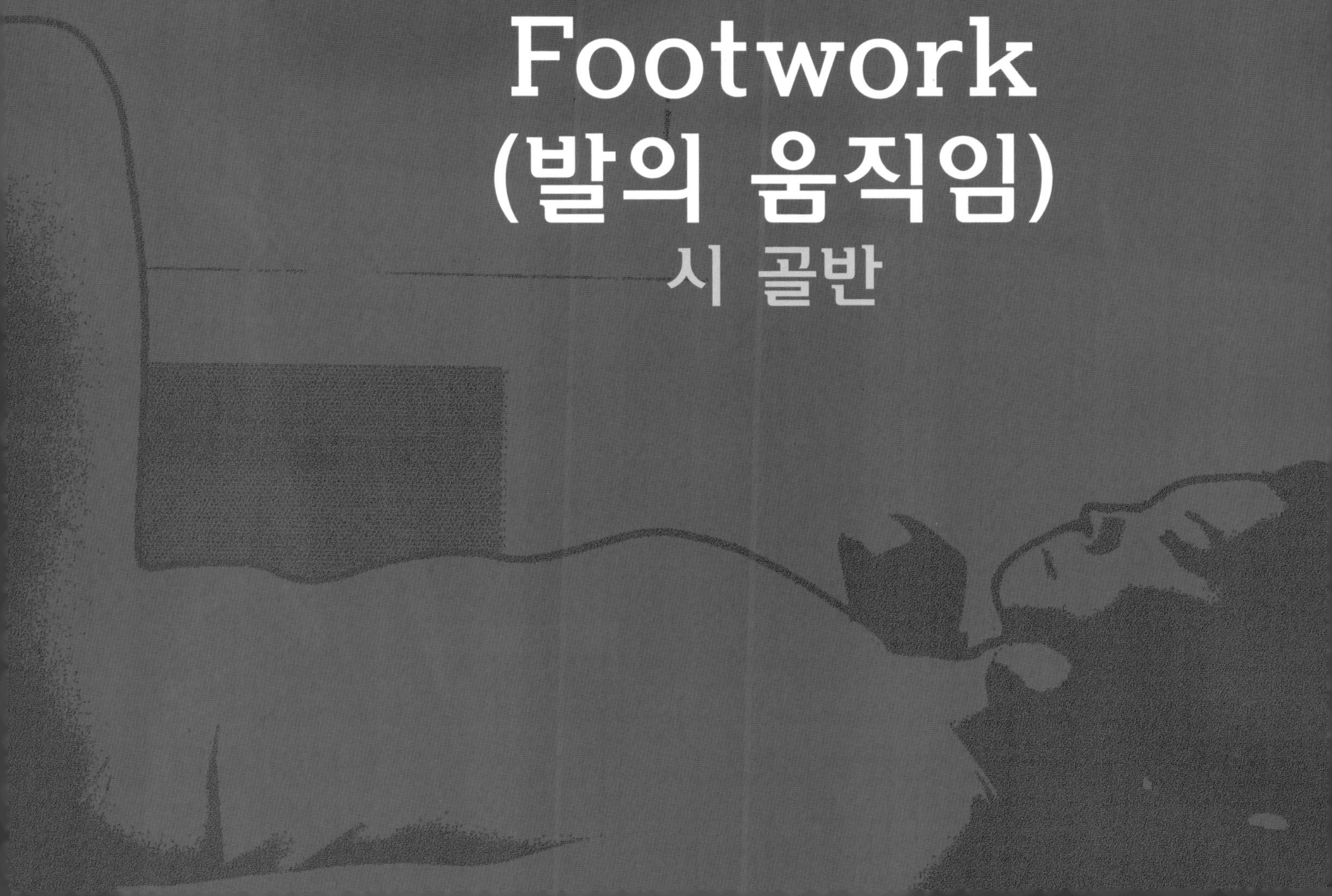

Footwork(발의 움직임)시 골반

이 운동을 올바르게 행하지 않으면,
반복적인 골반의 흔들림이 발생하고
척추사이원반(추간판, Intervertebral
disk)에 나쁜 영향을 주게 된다.

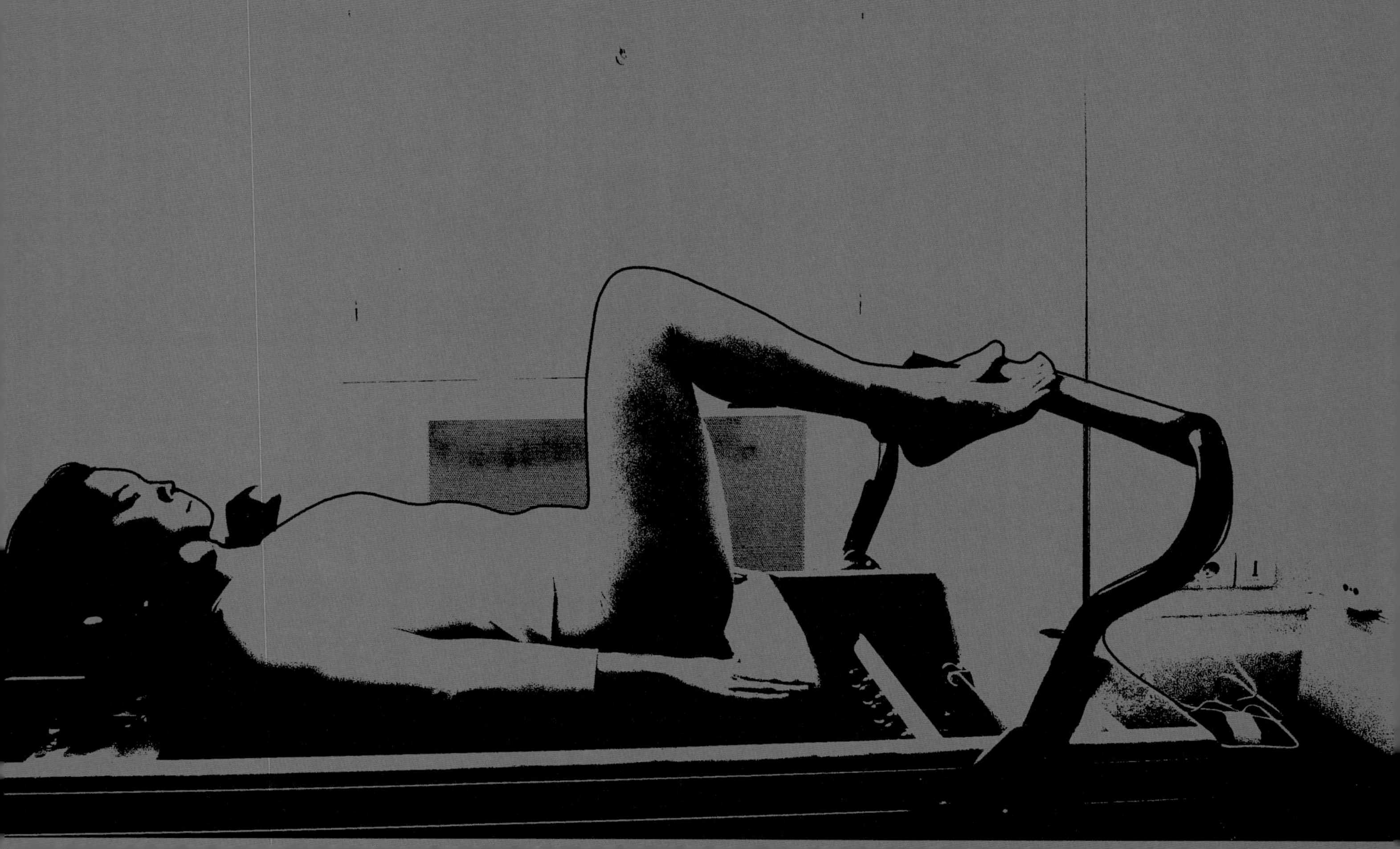

운동 원리

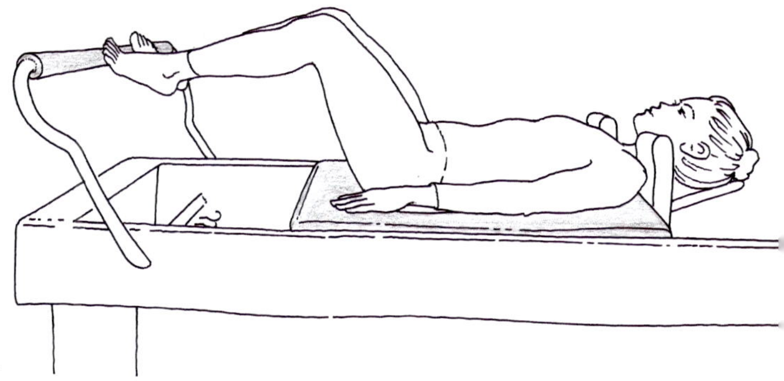

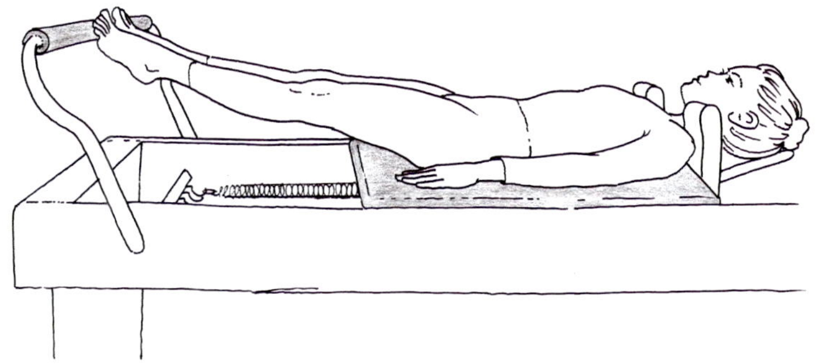

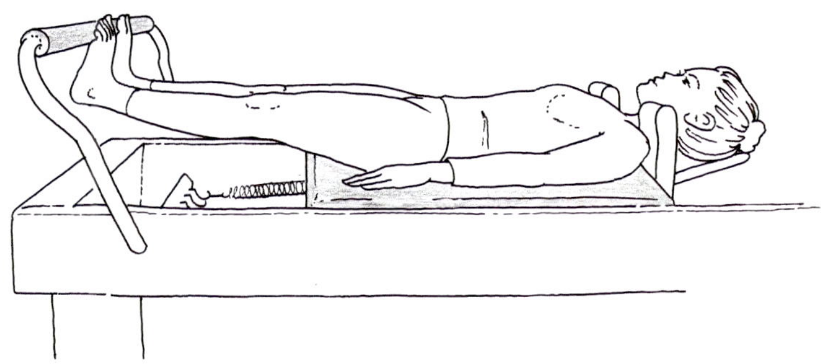

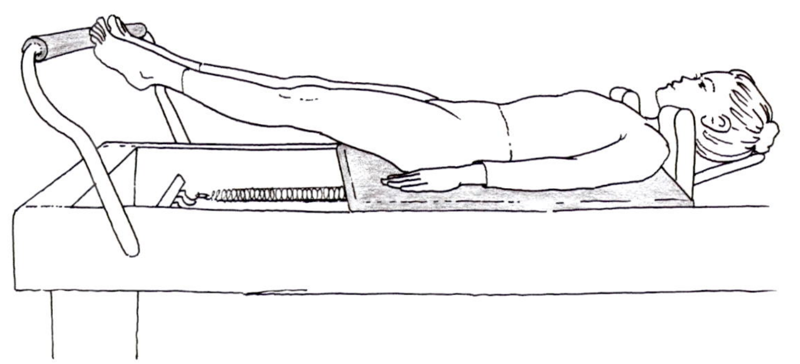

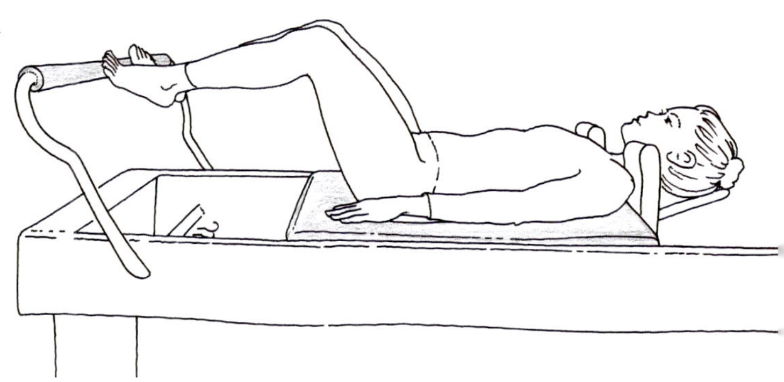

준비 자세

수레 위에 등(몸통)을 대고 눕는다. 어깨는 발받침대에 기대고, 양발과 두 다리가 평행이 되게 하고, 무릎은 약간 굽히고, 발가락 사이를 약간 벌려서 지지대 위에 놓는다.

이 자세는 지지대 위에 놓여 있는 발의 다른 부위(발두덩, 발뒤꿈치)들로 하여금 지지대를 연속적으로 밀 수 있도록 한다.

추가 정보

《필라테스》라고 불리는 자세는—여기에서 관찰할 수 있는 것과는 다르게—발을 약간 바깥쪽으로 벌린다. 발의 자세를(평행되게 혹은 바깥쪽으로) 교대로 바꾸는 것이 좋다. 이렇게 발의 자세를 바꾸면, 다리근육의 움직임을 변화시킨다.

몸의 움직임

무용에서 《쁠리에》 동작과 비교될 수 있는 이 운동은 엉덩이, 무릎, 발목 3부위의 관절을 움직인다. 발을 펴면 3부위의 관절이 3중으로 펴져서 수레를 민다.

용수철에 저항하여 발로 수레를 밀면 그 자세가 유지되는데, 발목, 무릎, 엉덩이를 굽히면 3부위의 관절이 3중으로 굽게 되어 수레는 원 위치로 돌아온다.

몸의 움직임에 대한 관찰

이 운동이 진행될 때, 몸통에 비해서 골반은 앞에서 뒤로 그리고 뒤에서 앞으로 움직이는 경향이 있다. 특히 이 Footwork(tendon stretch)의 변형동작에서 골반을 앞으로 움직이게 하는 작용이 강하게 나타난다(n°3자세). 그 이유는 무엇인가?

해부학적인 구조

다리로 지지대를 밀 때: 다리를 펴면 골반전경이 발생한다.

‘골반이 움직인다’ 라는 의미는 무엇인가?

여기서, 엉덩뼈능선(장골릉, iliac crest)이 수레 판에서 수직을 이루고 있고, 궁둥뼈(좌골, ischium)가 이 판에 닿지 않는 상태에서 골반이 움직인다고 말할 수 있다. 이때 척주는 생리적 만곡을 유지하고 있다.

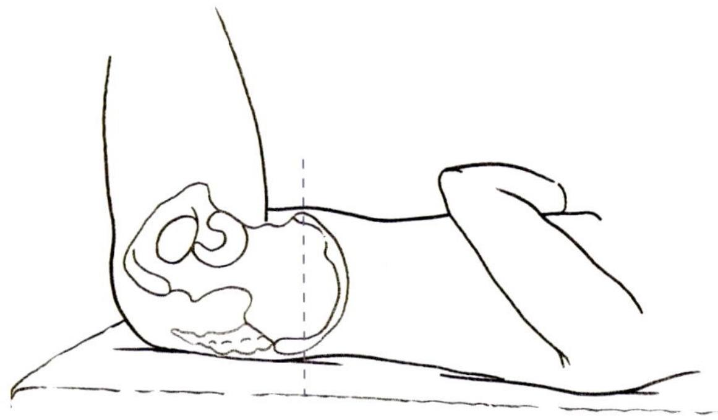

다리로 지지대를 미는 움직임에 대한 분석

처음에는, 발로 미는 것 보다 골반이 판의 바닥을 누르는 힘을 이용하여 미는 경향이 있다. 따라서 이 때 허리뼈가 수레에 닿으면서 엉덩뼈가시(장골극, iliac spine)를 수레 판 방향으로 내려가게 한다(골반후경).

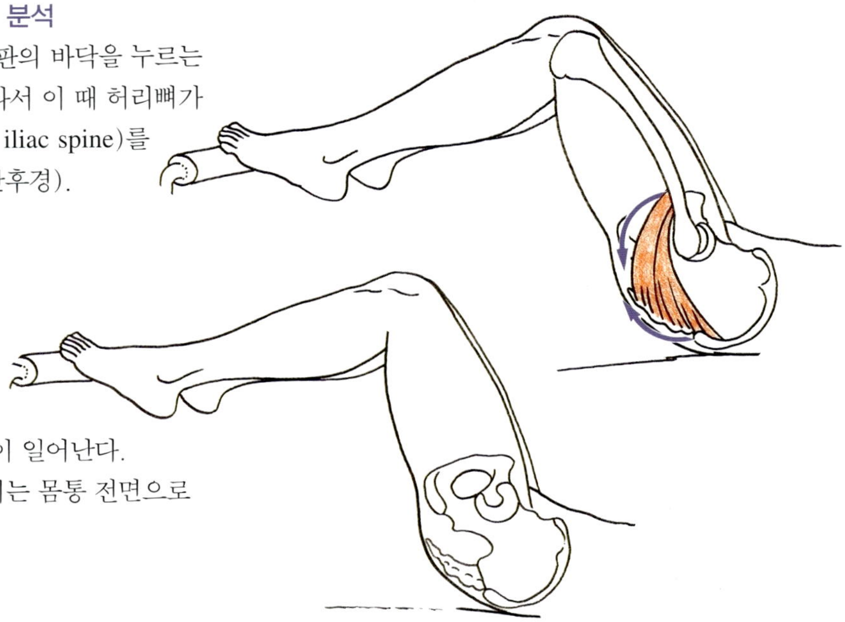

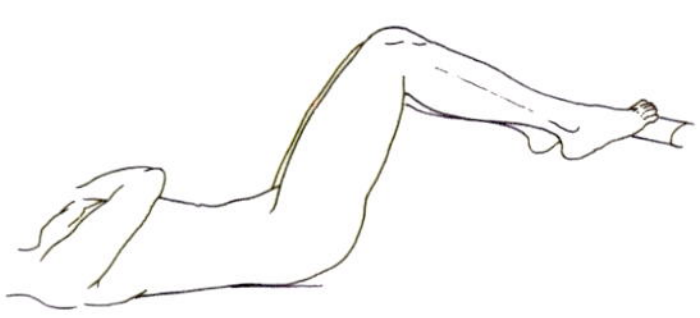

그 후 다리를 펴게 되면서, 반대현상이 일어난다. 허리뼈만곡이 증가하면서 엉덩뼈가시는 몸통 전면으로 향한다(골반전경).

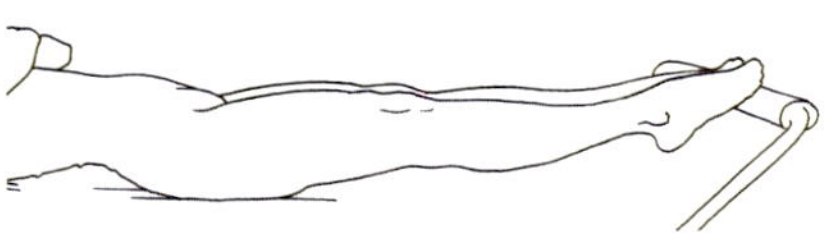

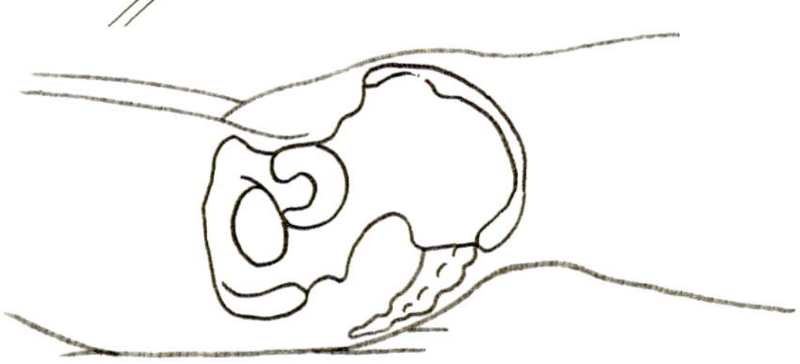

> **추가 정보**
> 엉덩뼈가시가 몸통 전면을 향해 움직이는 것을 골반전경이라고 한다.

그 이유는 무엇인가?

왜냐하면 엉덩이관절 전면부위에 위치한 인대들은 점진적으로 수축하게 된다. 엉덩뼈(장골, ilium)[1] 전면 부위에 연결되어 있는 중요한 엉덩이 굽힘근*도 함께 수축하게 되면서 골반전경을 유발시킨다. 수축된 이 요소들(근육+인대)이 골반전경을 유발시킨다. 지지대 아래로 발뒤꿈치가 통과하게 되면, 골반전경이 더욱 더 강하게 일어난다.

*허리근(요근, psoas), 엉덩근(장골근, iliac), 넙다리빗근(봉공근, sartorius), 넙다리곧은근(대퇴직근, rectus femoris), 넙다리근막긴장근(대퇴근막장근, tensor fasciae latae)

1. 허리뼈를 따라 부착된 허리근은 예외적이다. 이 근육이 늘어나면 허리뼈만곡을 강하게 유발시키면서 골반전경이 발생하도록 한다. 엉덩이 굽힘근은 골반 전면과 엉덩이 전면에 위치해 있다.

다리를 굽혀 원래 위치로 돌아오면: 다리를 굽히면 골반후경이 발생한다.

다리를 굴곡시키는 움직임의 분석

다리를 굽힐 때, 엉덩이 굽힘이 증가하는데 이 엉덩이가 굽혀질수록, 골반은 엉덩뼈가시를 후면으로 더 민다. 즉, 골반은 후경이 된다.

> **추가 정보**
> 골반후경은 엉덩뼈능선이 몸통 후면방향으로 이동하는 것이다. 이 움직임은 허리뼈 만곡을 줄인다.

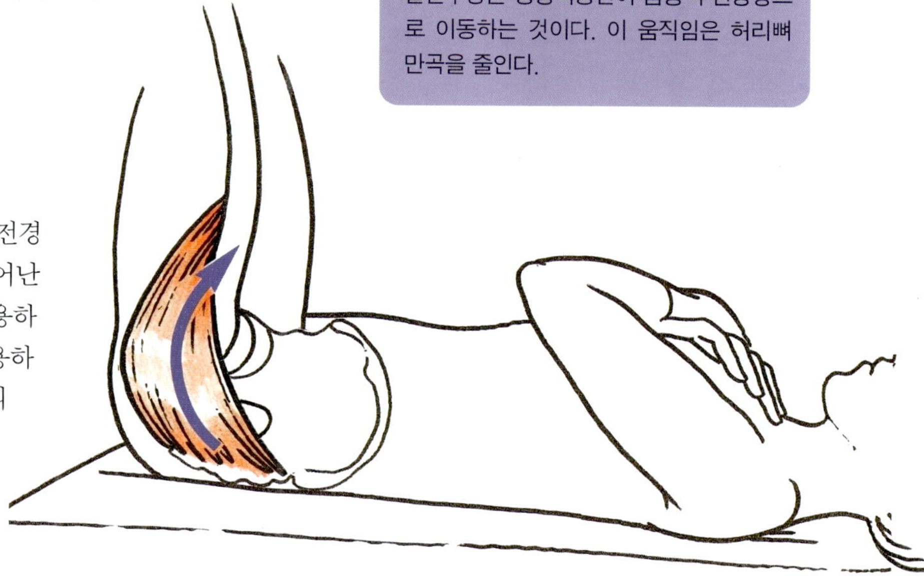

그 이유는 무엇인가?

이번에는 앞쪽에서 설명한 골반전경의 반대되는 움직임이 생긴다. 늘어난 엉덩이 전면 근육이 더 이상 작용하지 않고, 엉덩이 후면근육이 작용하는데, 골반 전경이 감소된다. 다리의 굽힘 각이 90°를 넘으면, 골반은 후경으로 변한다. 긴장된 이 근육들이 엉덩뼈능선을 몸통 후면방향으로 당긴다. 엉덩뼈능선은 수레쪽으로 움직이고 궁둥뼈는 수레판에서 멀어진다.

그 결과

골반자세의 변화는 척주하부부위(허리뼈부위)에 영향을 미치면서 (전만이라 부르는) 척주만곡의 상태를 변하게 한다.

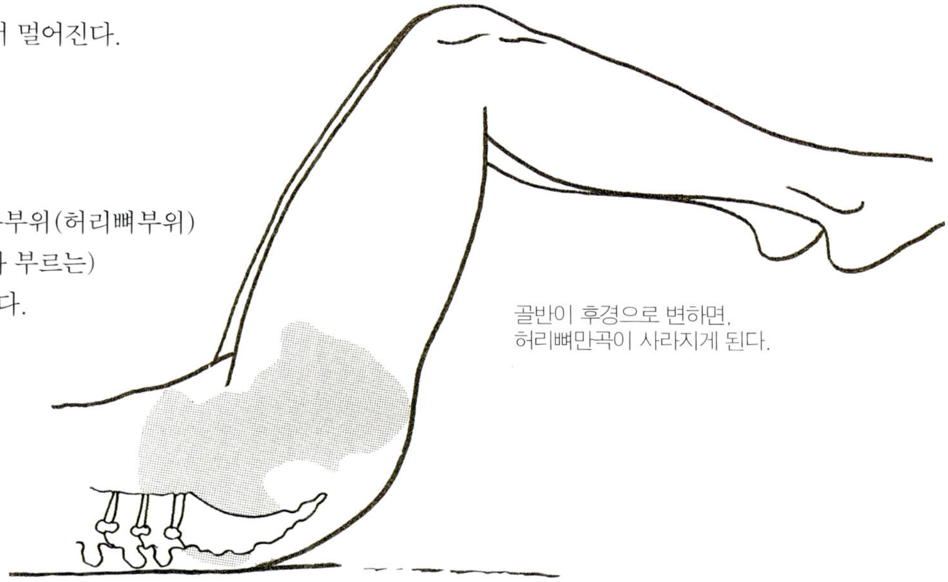

골반이 후경으로 변하면,
허리뼈만곡이 사라지게 된다.

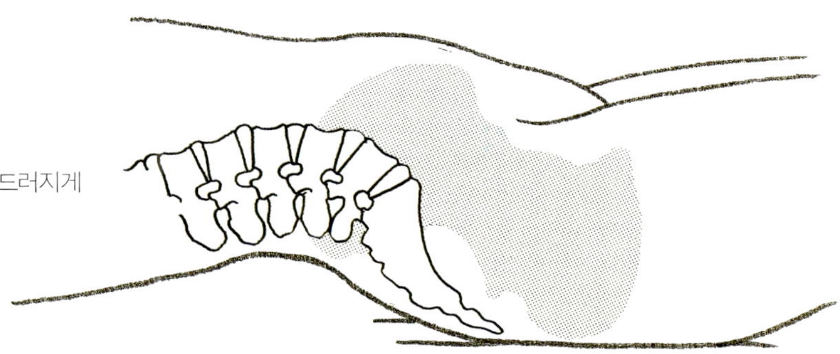

골반이 전경으로 변하면
허리뼈만곡의 모양이 두드러지게
나타난다.

왜 그리고 어떻게 이 운동이 위험한가?

요요결과

골반이 이렇게 움직이면 어떤 결과가 생길까?

골반의 왕복운동은 척주 하부의 척추사이원반을 반복적으로 전후로 누른다.

척주의 전면이 서로 가까워지게 하는 굽힘은, 척추사이원반의 앞부분은 얇아지고(집게) 뒷부분은 늘어난다.

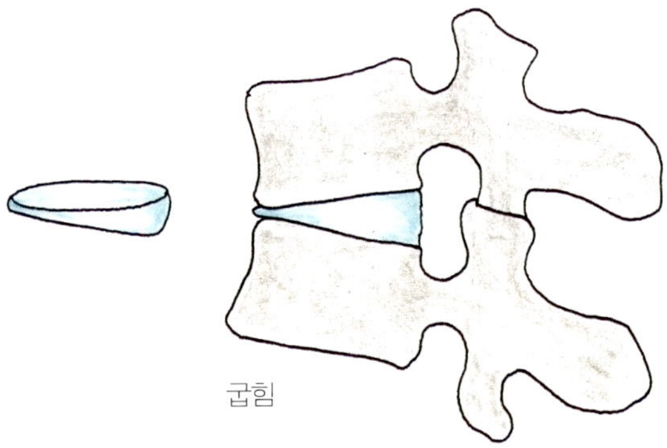

굽힘

폄 혹은 《만곡》은 척추의 뒤 부분이 서로 가까워진다. 이때 뒤 부분은 집게처럼 줄어들고 앞부분은 늘어나게 된다.

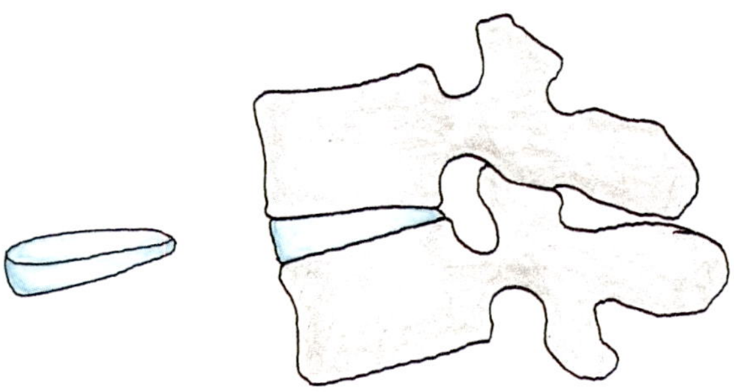

만곡

> **+ 추가 정보**
>
> **척추사이원반...**
> 작은 방석들처럼, 척추몸통 사이에 끼워진 **섬유연골들**이다. 척추몸통이라 부르는 앞 부분에 척추사이원반이 자리 잡고 있다. **척추사이원반**은 척추몸통이 모든 방향으로 움직일(폄, 굽힘, 가쪽굽힘...) 수 있게 한다. 또한 척주가 받는 충격이나 압력을 감소시킨다.
>
> 척추사이원반의 외곽부위는 양파 껍질 모양을 한 고리모양의 동심원인 섬유(섬유테, 역자)로 둘러싸여 있다. 이 동심원의 중앙에는 좀 더 액체 상태이고, 젤라틴으로 구성된 **속질핵**이 있다.
> 이 두 부위는, 척추몸통의 충격완화 기능에 필요하기 때문에 제자리에 위치해 있어야 한다. 하지만 척추사이원반이 닳으면 섬유테(anulus fibrosus)에 틈이 생길 수 있고 속질핵은 불안정하게 될 수 있다.
>
> 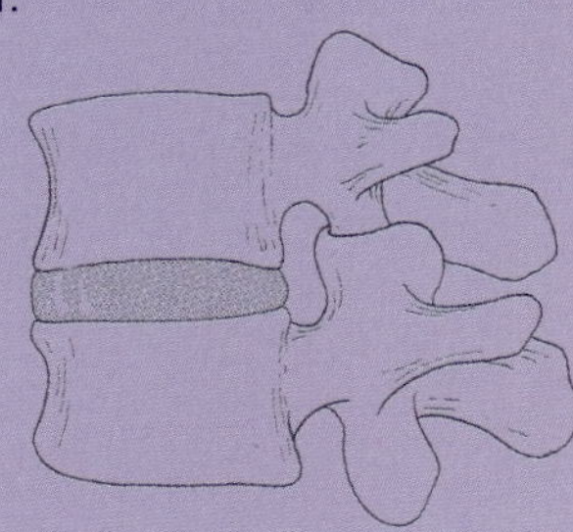

왜 이러한 움직임이 위험한 요인인가?

허리뼈의 폄과 굽힘 자체는 위험하지 않다. 하지만 통제되지 않은 상태에서 허리뼈를 펴거나 굽히면, 이 움직임은 때로는 지나치게 크고 섬유테(anulus fibrosus)의 전면과 후면 부위를 지나치게 누르거나 또한 지나치게 늘어나게 한다.

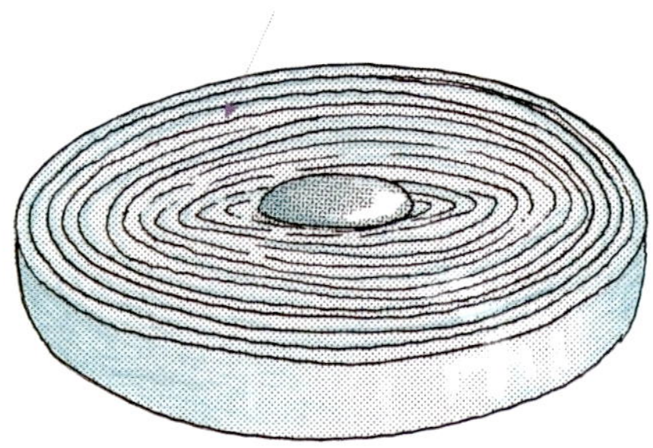

이 요요는 강하게 압박을 가함과 동시에 생기게 되는데, 이 압박의 *일부 요인은 용수철의 저항하기 위해 과도한 무게를 지탱하는데 있다. 이러한 여러 요인들은 척추사이원반에 과도한 무게를 실리게 하고, 특히 섬유테(anulus fibrosus)를 반복해서 번갈아 가면서 앞뒤로 누른다.*

가장 중요한 부위

척주하부에 위치한 척추사이원반 사이에서 생기는 요요현상은 L5/S1 엉치뼈(천골, sacrum)* 상부와 다섯째허리뼈(S1) 사이에서 발생한다.

이 부위의 척추사이원반은 척주에서 가장 하부에 위치해 있다. 따라서 이 척추사이원반은 가장 많은 무게를 받기 때문에, 자주 척추사이원반이 무리하게 눌려져서 약해지기 쉽다.

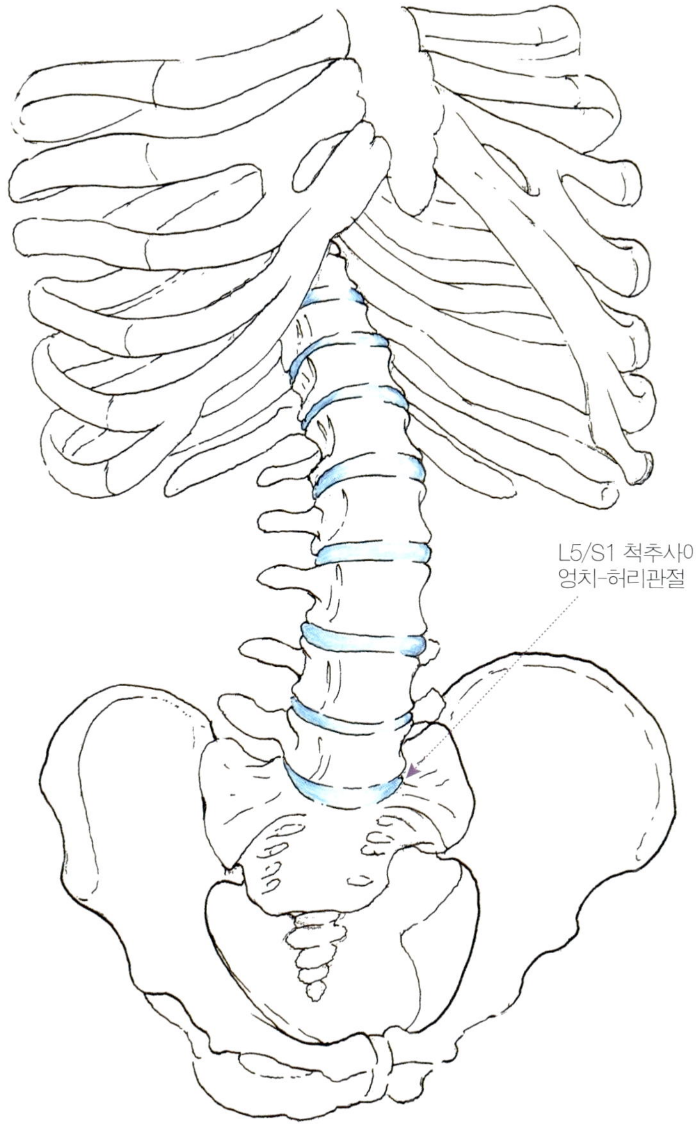

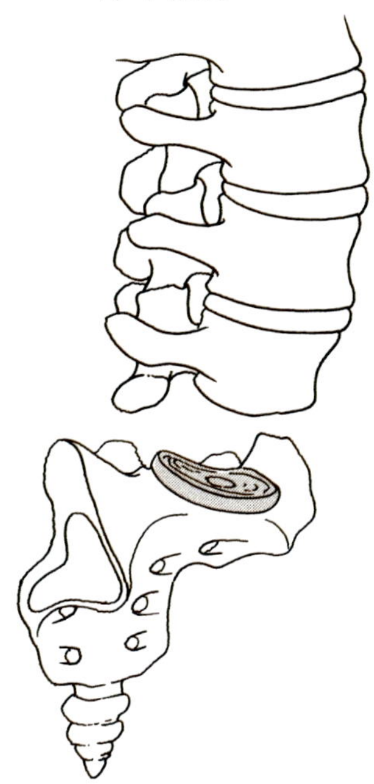

* 엉치뼈는 골반의 일부를 구성하고 엉덩이 뒤쪽에 위치한 뼈이다. 촘촘한 5개의 허리뼈와 함께 척주에서 가장 아래부위에 위치한 꼬리뼈와 함께 형성되어 있다. 후면 부위는 튀어나왔는데 손의 모양을 하고, 허리부위와 일치하기 때문에 찾기가 쉽다.

해결방안과 예방법

다리로 지지대를 밀 때 어떻게 골반을 안정시킬까?

1. 골반이 몸통전면으로 향하는 순간[2]을 찾아낸다.

Reformer 위에서나 매트위에서, 무릎을 약간 굽히고, 골반이 전경이나 후경이 되지 않는 중립자세에서 이 운동을 다시 실행한다. 그리고 다리를 펴면서(매트 위에서 지면을 발로 미끄러지듯 민다). 골반전경이 *어느 순간에* 발생하는지를 알아낸다.

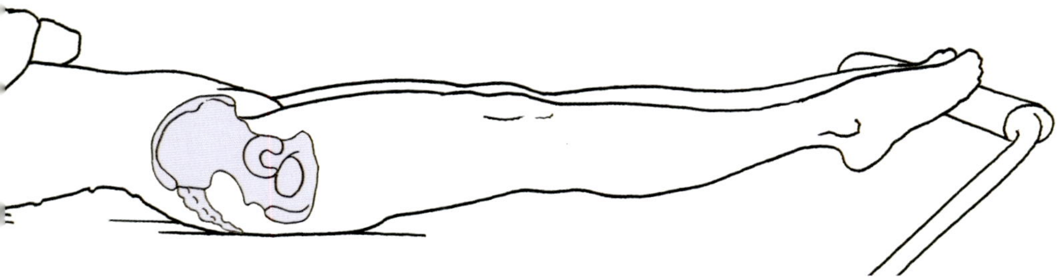

2. 골반이 전경되는 것을 어떻게 막을 수 있을까?

골반이 전경되는 순간을 알아내면, 배의 근육(abdominal muscles)을 수축시켜서, 특히 배곧은근(복직근, rectus abdominis)의 수축으로, 골반을 안정되게 할 수 있다. 배곧은근을 수축시키면, 골반이 후경이 되기 때문에 골반이 반대방향(골반전경)으로 가는 것을 막을 수 있다.

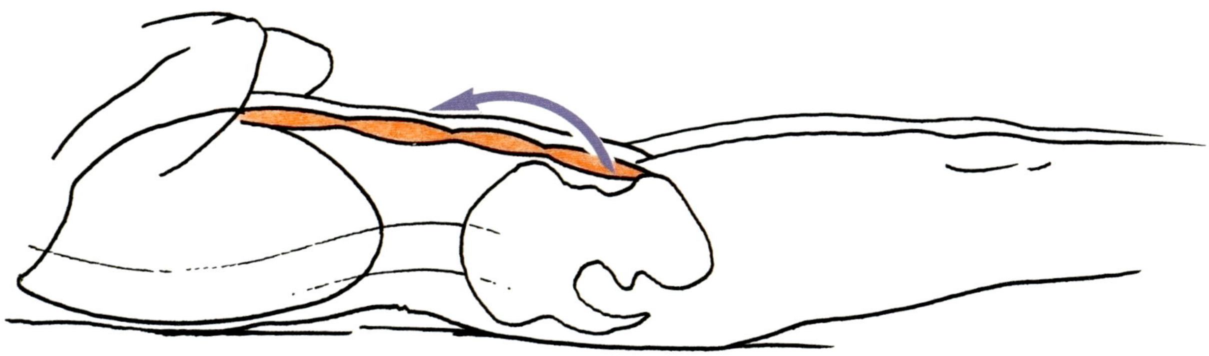

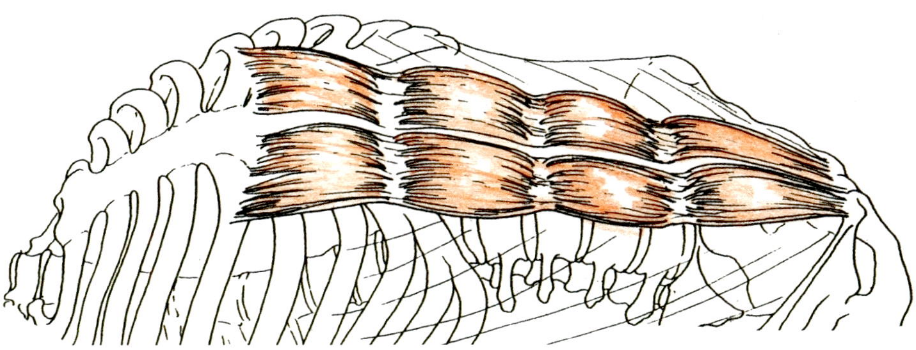

골반이 전경으로 변하는 순간을 미리 감지하게 되면, 골반위치가 변화하는 순간에 배곧은근을 바로 수축시킬 수 있고, 또한 운동 중에 배곧은근의 수축정도를 조절할 수 있다.

2. 안전하고 효과적인 배의 근육운동을 위한 방법과 해부학 94쪽 볼 것.

지지대가 제자리로 되돌아올 때, 어떻게 골반을 안정시킬까?

1. 골반이 몸통 *후면*으로 향하는 순간을 찾아낸다.

Reformer 위에서나 매트 위에서 무릎을 약간 굽히고 지지대에서 벗어나도록 발을 두고, 이 운동을 다시 실행한다. 골반을 중립(전경이나 후경이 되지 않는) 상태에 두고, 무릎을 복장뼈(흉골, sternum) 쪽으로 천천히 당긴다. 골반이 몸통 후면으로 향하는 순간을 찾아낸다. 그리고 이러한 움직임이 발생하지 않도록 막아야 한다.

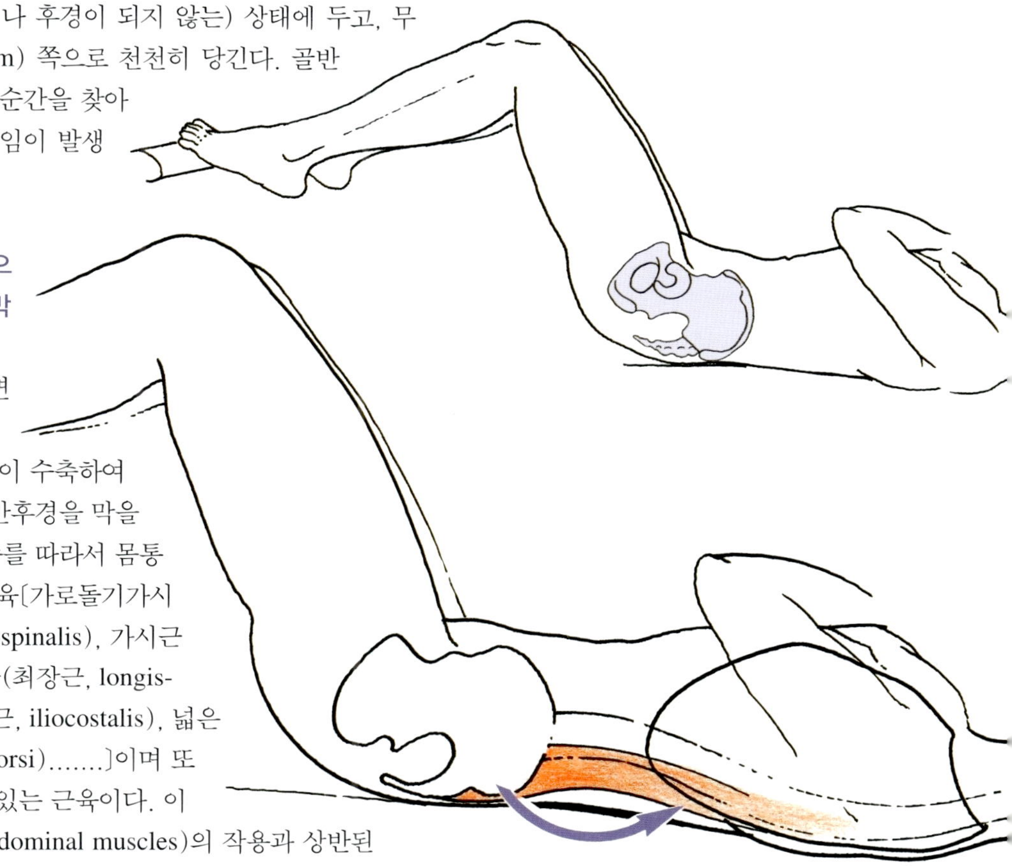

2. 골반의 위치가 후경으로 변하는 것을 어떻게 막을 수 있을까?

골반의 위치가 후경으로 변하는 순간을 알아내면, 등의 근육(muscles of back)이 수축하여 골반을 안정되게 하여 골반후경을 막을 수 있다. 등의 근육은 척주를 따라서 몸통 후면에 자리 잡고 있는 근육〔가로돌기가시근육(횡돌극근, transversospinalis), 가시근(극근, spinalis), 가장긴근(최장근, longissimus), 엉덩갈비근(장늑근, iliocostalis), 넓은등근(광배근, latissimus dorsi).......〕이며 또한 갈비뼈를 따라서 놓여 있는 근육이다. 이 모든 근육은 배의 근육(abdominal muscles)의 작용과 상반된다. 이 근육들 중 대부분은 골반이 전경될 수 있도록 수축한다.

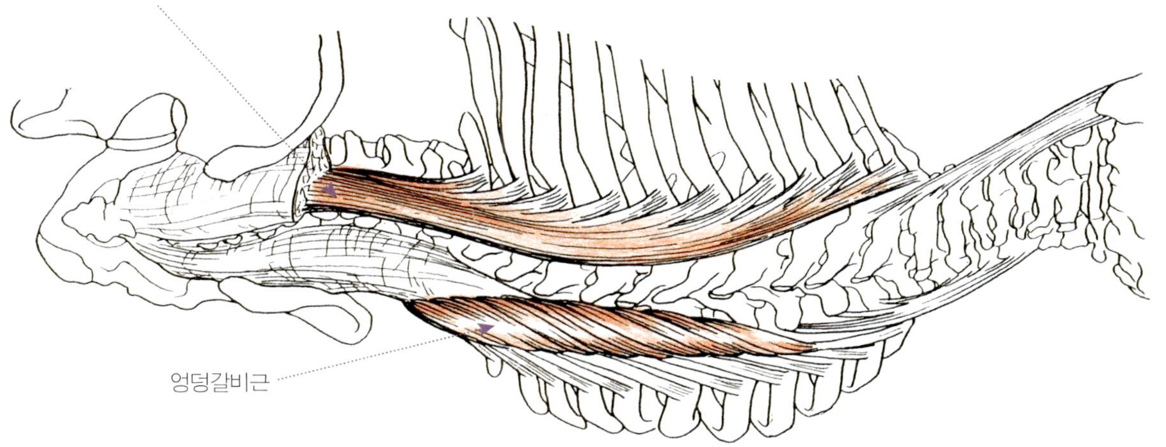

결론

배의 근육과 등의 근육을 교대로 수축하는 것은 골반의 위치가 변하는 것을 조절하는 좋은 방법이다. 골반의 위치가 언제 변하는지 정확하게 인식하면 필요한 순간에 이 근육군 중 한쪽을 수축시킬 수 있고 골반의 안정성을 유지할 수 있으며, 특히 L5/S1 척추사이원반을 안정되게 할 수 있다. 골반의 움직임을 좀 더 잘 조절하기 위해, 허리뼈 밑에 작은 방석을 둘 수 있는데, 이는 골반의 안정감을 개선할 수 있다. 골반이 이 방석을 짓누르지 않거나 골반이 이 방석에서 벗어나지 않는 것이 중요하다.

다른 예

골반의 위험이 있는 리포머 운동들

Hundred

들어 올린 다리를 유지하기 위해 지나치게 허리뼈를 지면에 밀착시키지 않도록 유의한다. 또한 다리를 너무 지나치게 지면 쪽으로 내려서 허리뼈전만을 증가시키지 않도록 유의한다.

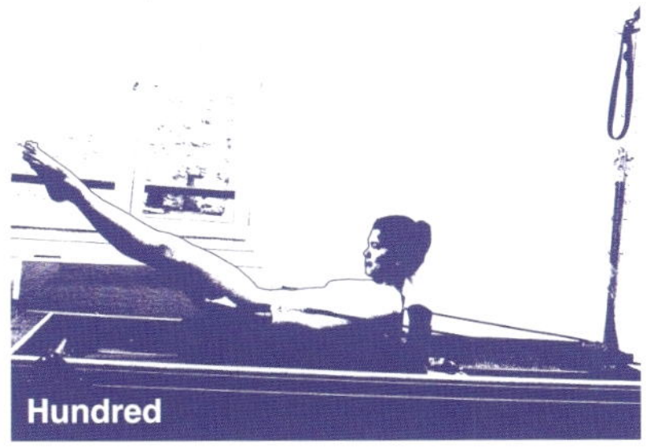
Hundred

Coordination

Hundred의 변형된 이 운동에서, Hundred운동에서처럼 골반자세가 불안정한 문제를 발견한다.

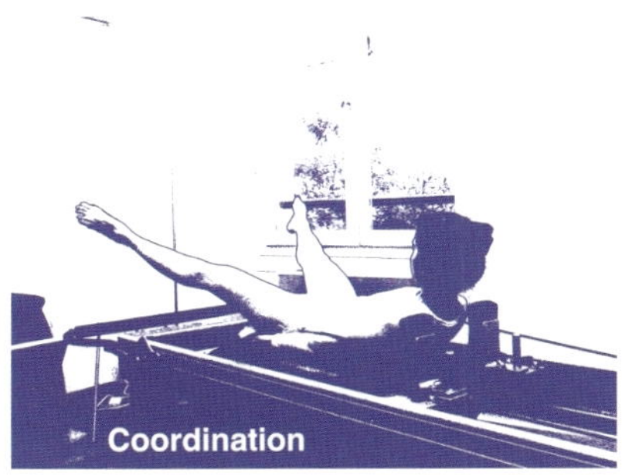
Coordination

Frog + legs circles

위의 운동과 같은 형태를 준수해야 한다.

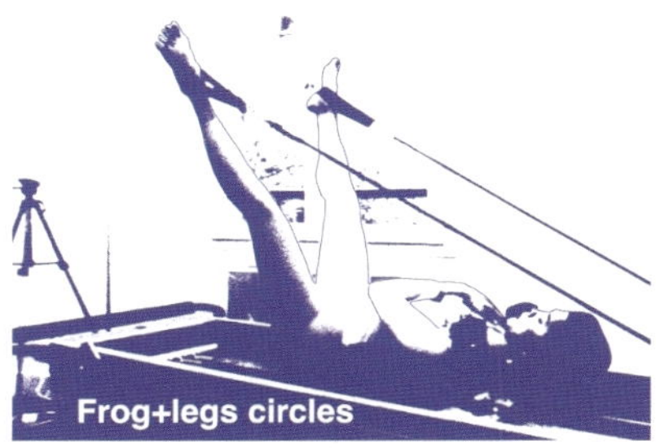
Frog+legs circles

Side splits

양옆으로 다리를 180° 벌리는 것과 같은 비슷한 동작을 하면서, 골반이 앞 혹은 뒤로 움직이는 모든 동작을 미리 알도록 한다. Footwork에서처럼, 다리를 벌리면 골반전경이 발생할 수 있고 다리를 붙이면 골반후경이 발생할 수 있다.

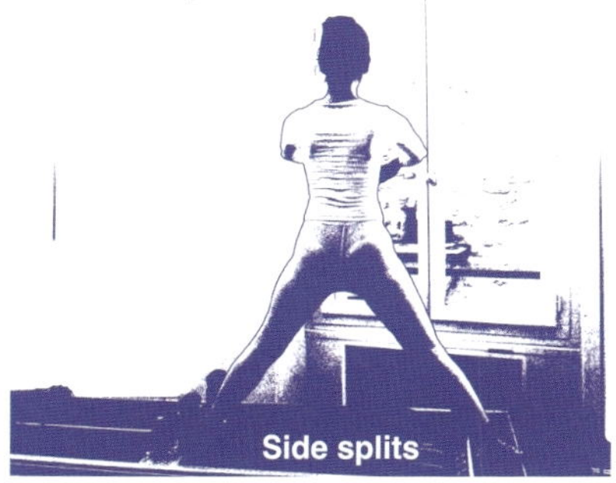
Side splits

Long stretch

이 운동을 행하는 동안 골반이 몸통과 직선이 되도록 유지한다. 발뒤꿈치-골반-어깨의 선을 유지하려면, 등의 근육과 배의 근육이 수축해야 한다.

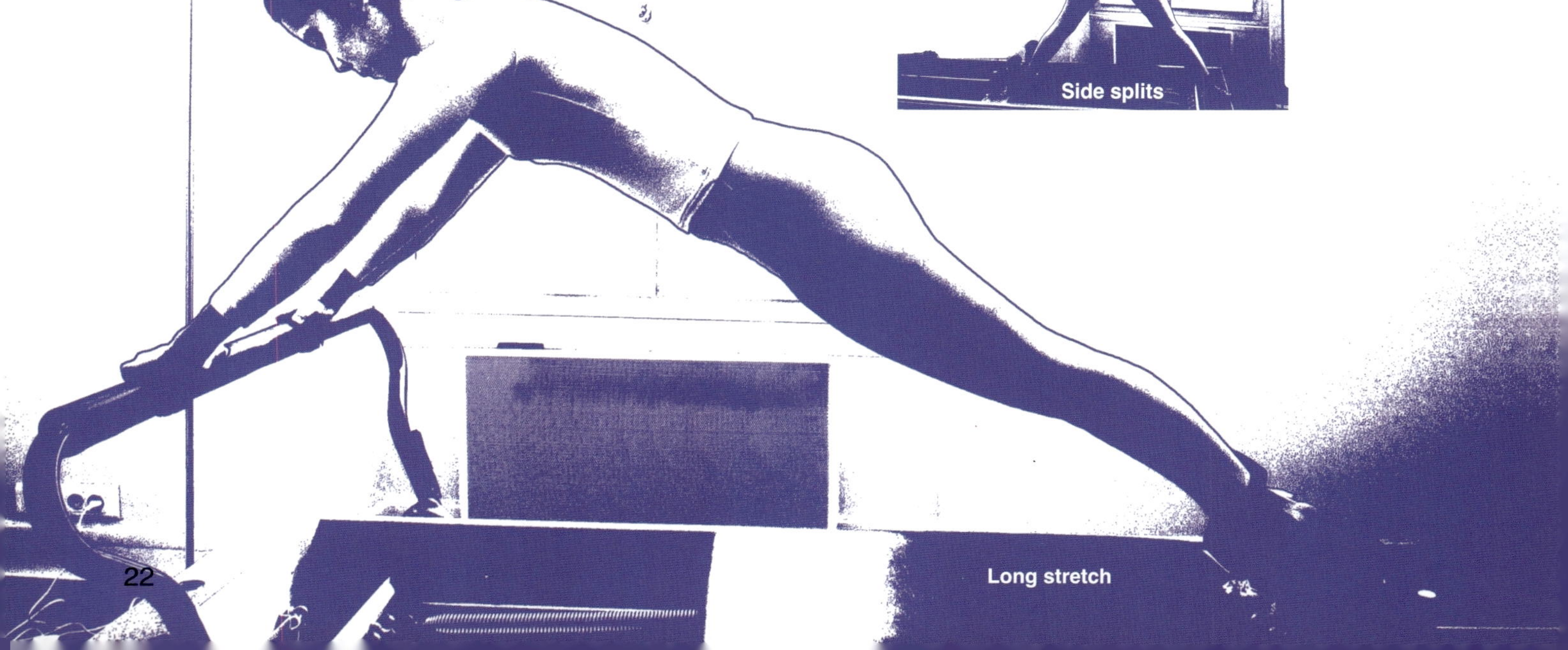
Long stretch

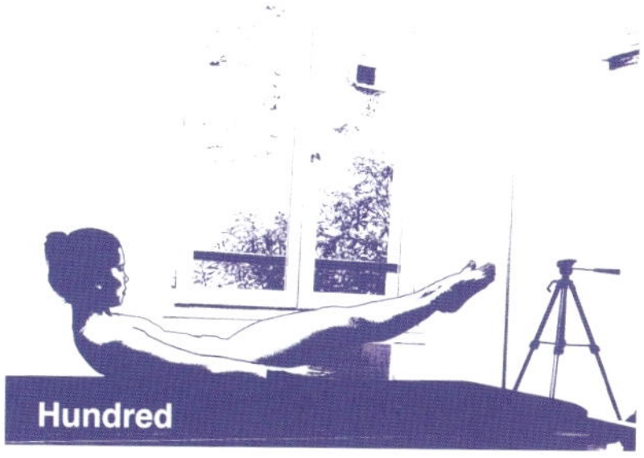
Hundred

골반의 위험이 있는 매트운동

Hundred

Reformer에서 행하는 Hundred 운동과 거의 동일한 운동이다. Reformer 운동과 다르게, 골반하부부위에 압력이 증가하게 하는 용수철이 없이 행하므로, 요요영향의 결과가 외형적으로 적게 나타나지만, 골반하부부위에 압력이 증가한다.

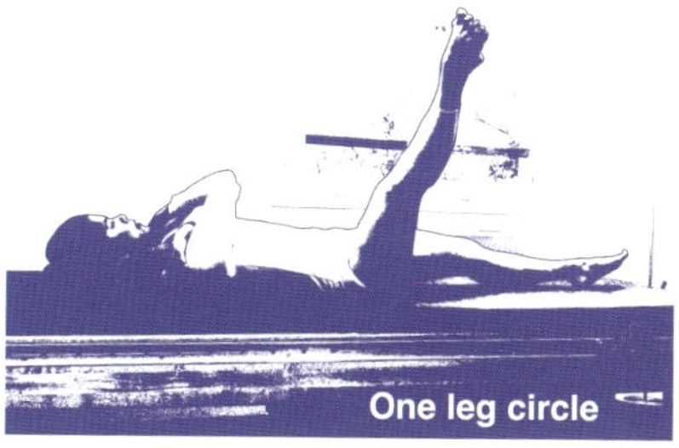
One leg circle

One leg circle, Single leg stretch, Double legs stretch, Scissors, Criss cross

배의 근육 운동이라 지칭되는 이런 모든 운동은 동일하게 골반의 자세를 불안정하게 만들고, 허리뼈척추사이원반을 약하게 할 수 있는 위험을 안고 있다.

Corkscrew

골반 축을 중심으로 다리를 돌리는 것은 직접적으로 골반의 안정성을 위험하게 한다. 골반에서 하체가 따로 독립적으로 움직일 때마다 이러한 불안정한 상태가 계속된다.

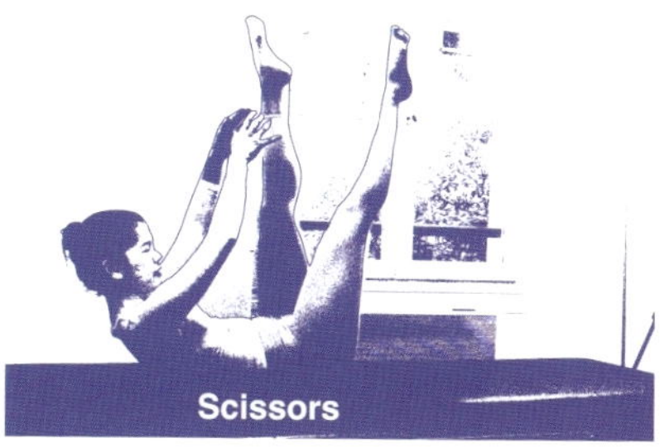
Scissors

Side kick series front and back, Bicycle, Rond de jambe

이런 모든 동작들은, 정확하게 말하자면, 다리가 뒤로 향할 때 골반이 뒤로 움직이지 않도록, 다리가 앞으로 향할 때 골반이 앞으로 움직이지 않도록 하기 위해서 골반의 안정된 자세를 유지하는 것이 필요하다. 이 운동들은 요요현상을 피하기 위해 배의 근육(abdominal muscles)–등의 근육(muscles of back)의 상호작용을 적용시킬 수 있는 아주 좋은 기회가 될 수 있다.

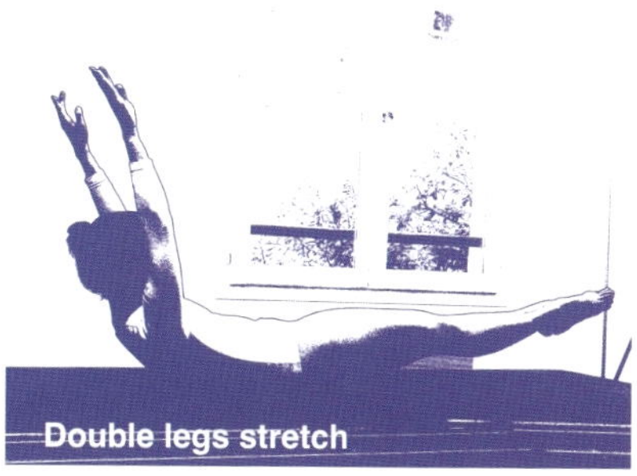
Double legs stretch

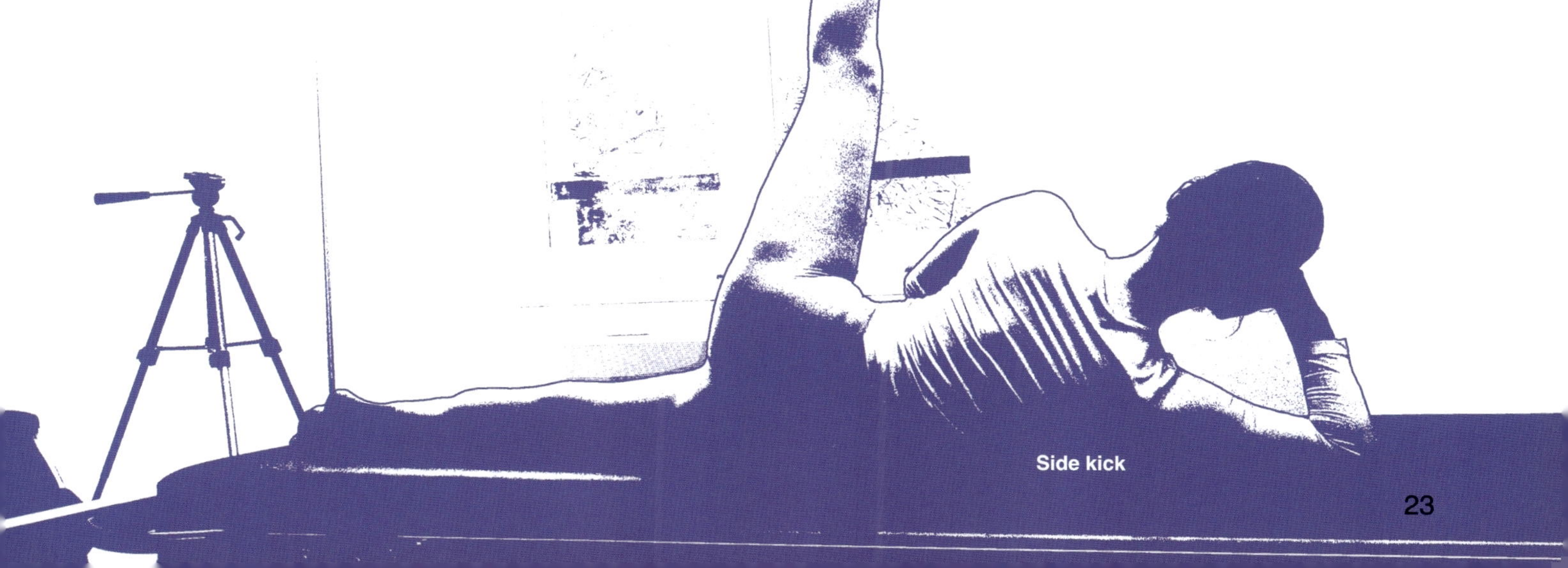
Side kick

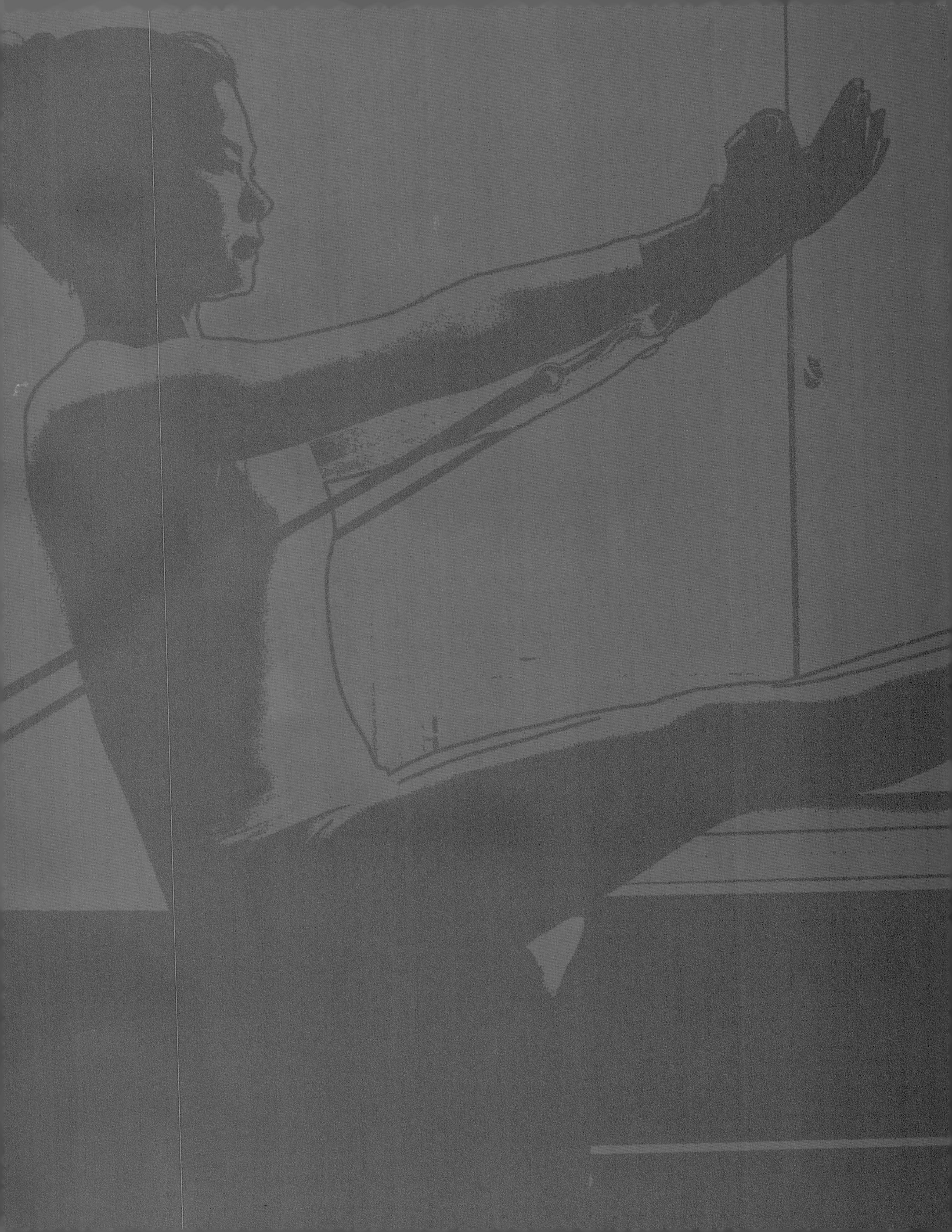

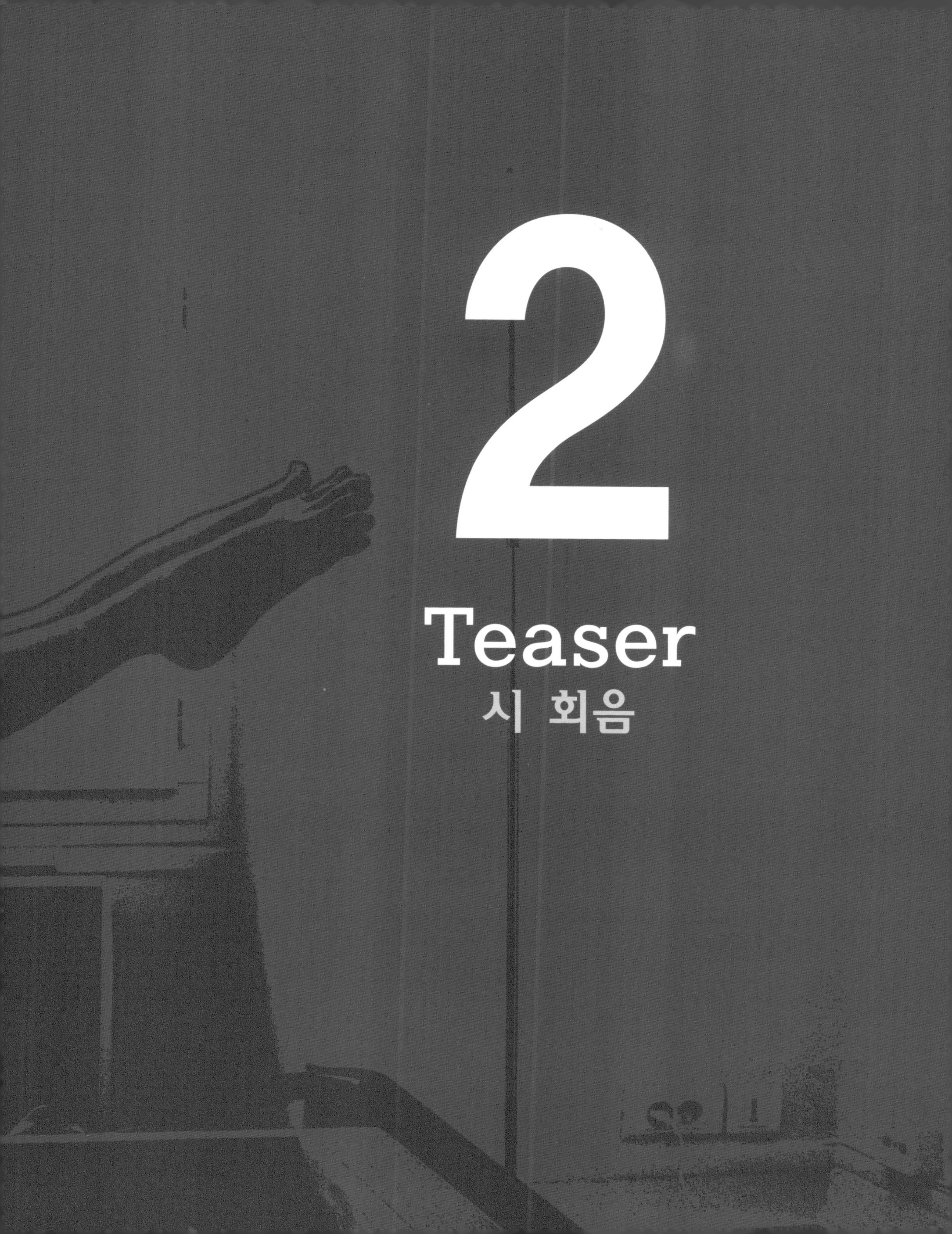

2

Teaser

시 회음

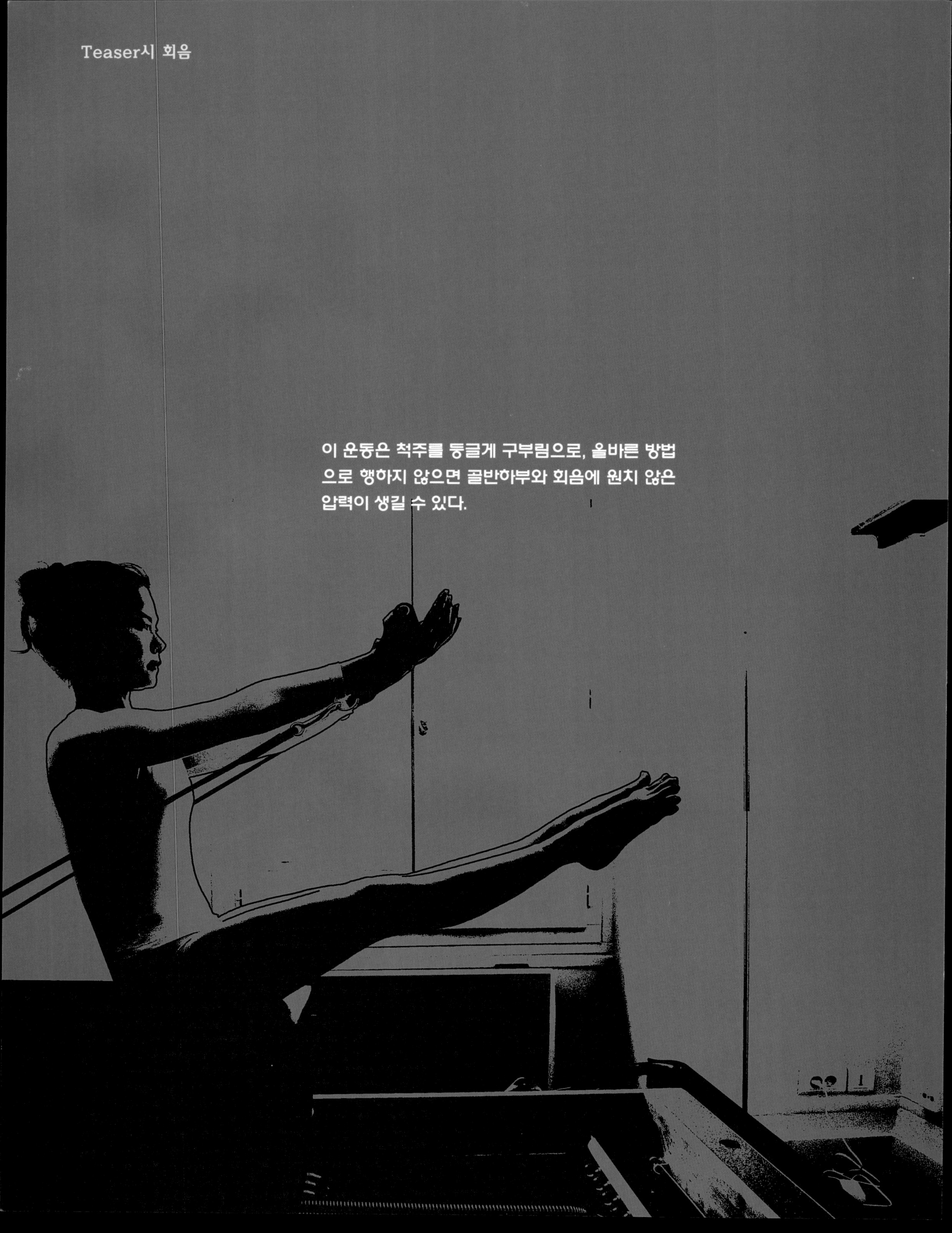

이 운동은 척주를 둥글게 구부림으로, 올바른 방법으로 행하지 않으면 골반하부와 회음에 원치 않은 압력이 생길 수 있다.

운동원리

준비 자세

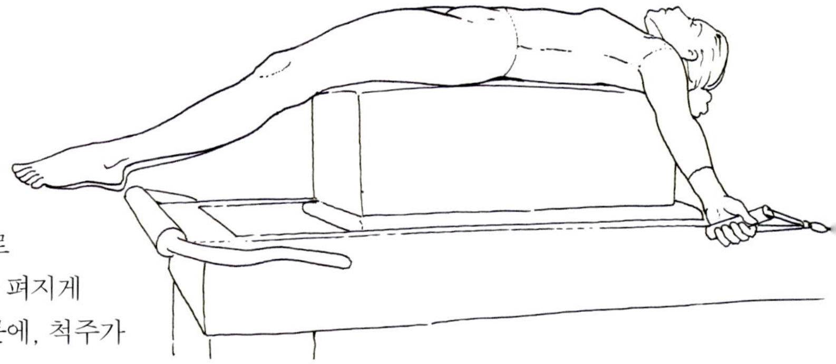

상자 위에 등을 대고 누워서 지지대 위에 발을 둔 채 양팔을 양옆에 두고 양손으로 손잡이를 잡는다. 몸통은 상자 위에 있으므로, 손발보다 더 높은 곳에 있다. 이 자세는 양팔을 뒤로 처지게 하면서(retropulsion), 동시에 엉덩이를 펴지게(여기서, 엉덩이 굽힘근이 늘어난다) 하기 때문에, 척주가 펴진다. 척추의 폄은 골반전경을 일으킨다.

몸의 움직임

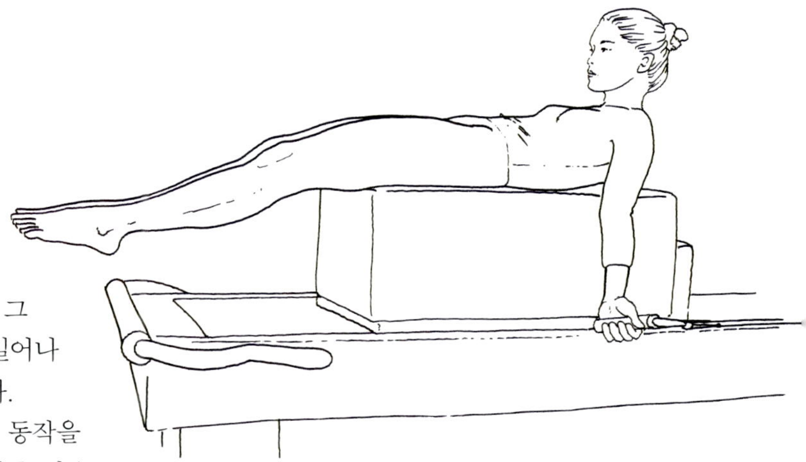

몸의 움직임은 왕복하는 두 단계 동작으로 이루어져 있다.

- 앞으로 나가는 동작은 척주 상부를 굽히고, 상자 위에서 몸통 전체를 들어올린다. 그리고 몸을 똑바로 세운 상태로 비스듬히 일어나면서 궁둥뼈(좌골, ischium) 후면을 누른다. 동시에, 무릎을 펴고 엉덩이를 굽힌다. 이 동작을 하는 동안 팔꿈치를 펴고, 양손은 손잡이를 잡은 상태로 앞으로 펴서 위로 향하게 한다.
- 되돌아오는 동작은 위에서 설명한 동작을 반대로 움직이면 된다. 다만 척주를 상자 위에 붙이기 위해서 척주를 점진적으로 굽히면서 시작한다.

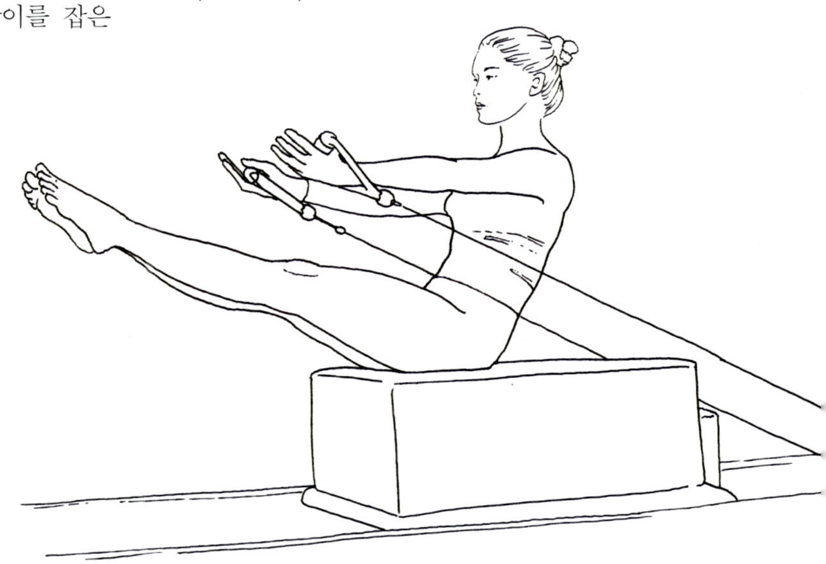

몸의 움직임에 대한 관찰

이 운동을 행하는 동안 자주 배가 앞으로 부풀어지는 경향이 있다는 것을 인지한다. 몸통상부가 몸통하부로 접근할 때 어떤 일이 일어나는지 알아본다.

3. 이 운동은 일단 앉은 자세가 되면 다리를 내리고 그리고 다시 다리를 올린다. 1장에서 설명한 것처럼, 다리가 올라갈 때처럼 다리가 내려가는 동작에서도 골반의 요요현상을 유발시킬 수 있다.

해부학적인 구조

척주의 굽힘, 배근육 작용

몸통상부가 굽힘하는 단계

안정적인 연속동작을 위해서 목의 굽힘근을 수축시켜야 한다. **이 움직임은 머리를 들면서 시작한다.**

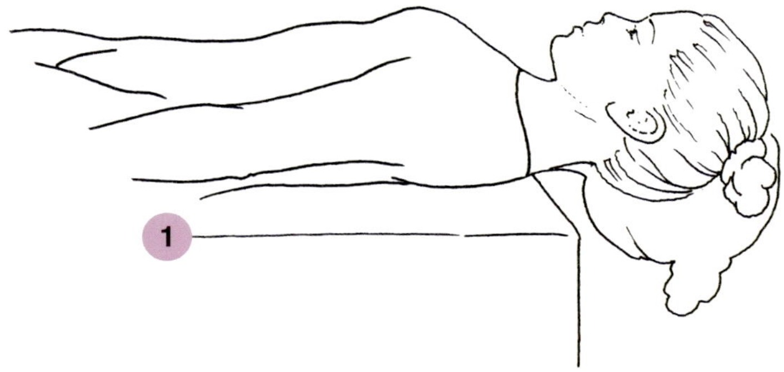

그 후 머리/목 어깨 부위 전체가 서로 접근한다.

이 연속동작을 안전하게 하려면 가슴근(흉근, pectoralis)을 수축해야 한다.

이 두 단계의 동작을 하는 동안에, 가슴우리(흉곽, thoracic)가 골반에 고정된 상태를 유지하기 위하여 배의 근육(abdominal muscles)이 수축한다. 이는 정적인 근육수축이다. 즉, 골격의 움직임이 작용하지 않는다. 이 상태에서는 강한 수축이 일어날 수 있다. 상자 위에 서나 혹은 어깨가 놓여 있는 어떤 지지대에서 어깨를 들려고 할 때, 강한 수축이 일어난다.

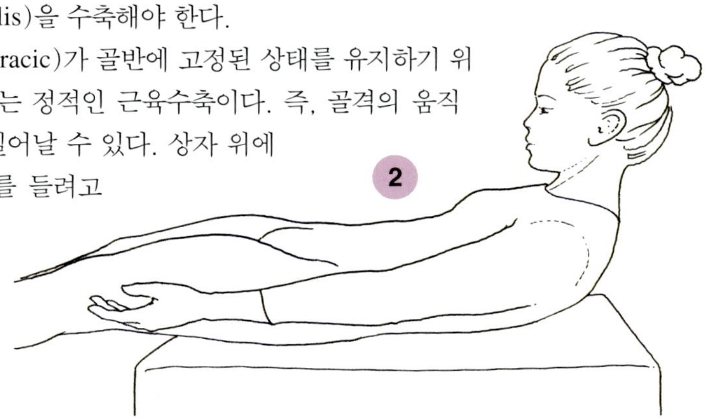

그 후 등뼈(흉추, thoracic vertebrae) **상부가 굽혀진다.** 이 부위는 거의 유동적이지 않기 때문에, 이 움직임은 제한적이고 등뼈중간부위에서 매우 빠르게 굽힘이 생기게 된다. 배의 근육이 수축하면서 몸통의 길이가 짧아지며 배의 근육의 수축이 연속적으로 진행된다. 몸통전면부위의 폭이 줄어들고 배 부위에 압박이 발생하게 된다.

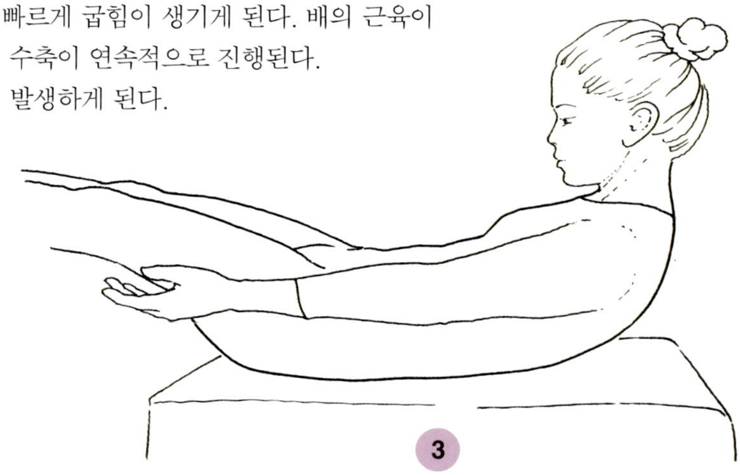

추가 정보

어떤 움직임이 없이, 수축된 근육이 근육의 부착점을 고정시키는 경우, 정적수축이라 말한다. 배의 근육의 경우, 정적수축을 할 때 배의 근육이 부착되어 있는 두 부위인 골반과 갈비뼈를 강화시킨다.

갈비뼈를 아래로 내리기

척주가 굽혀지는 움직임이 발생하는 동시에 가슴우리의 움직임이 일어난다.

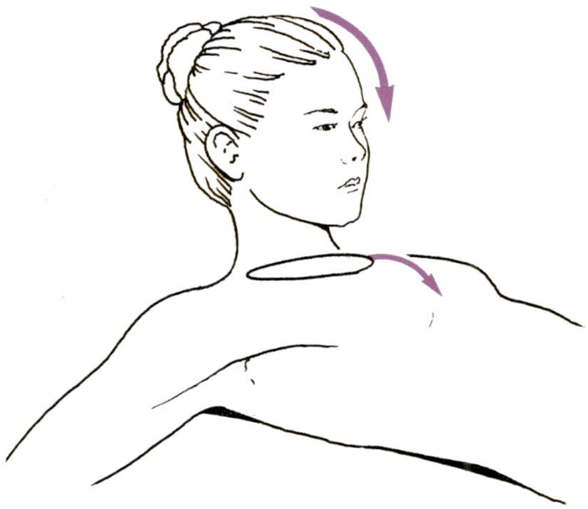

1

목을 몸통 쪽으로 굽히면 첫째 갈비뼈가 아래로 내려간다.

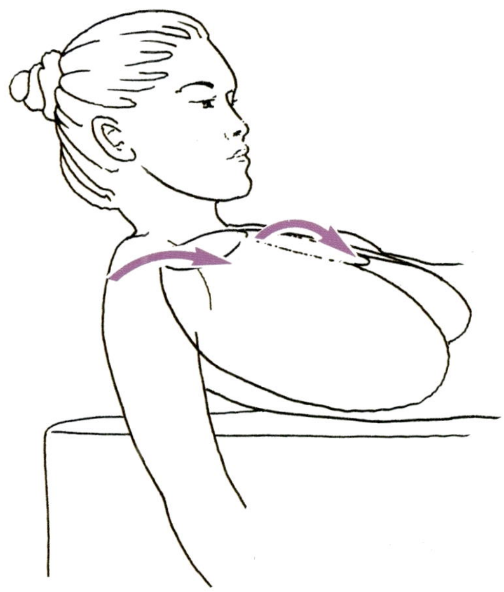

2

그 후 어깨뼈(견갑골, scapula)**가 수레 바닥에서 떨어진다.** 이 움직임은 상부 갈비뼈들을 아래로 내려가게 한다.

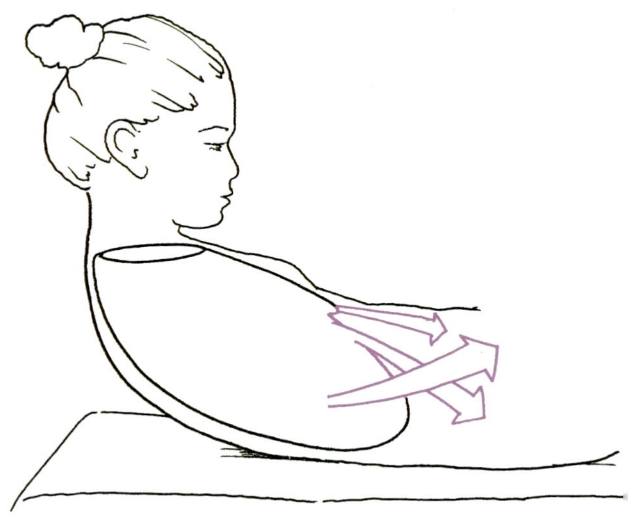

3

그 다음, **배의 근육**은 모든 갈비뼈를 아래로 내려가게 하므로, **가슴우리를 완전히 아래로 내려가게 한다.**

왜 그리고 어떻게 이 운동이 위험한가?

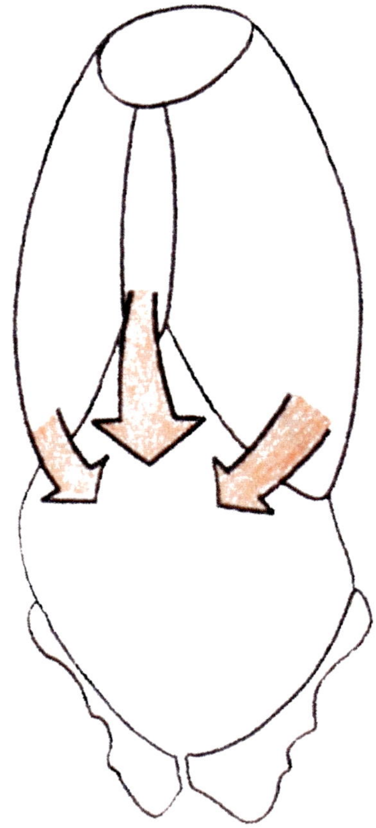

머리/골반을 둥글게 구부리면 배의 내장이 몸통 아래로 밀린다.

추가 정보

배 혹은 배벽은 배의 내장을 담고 있다. 배의 내장은 압축되지 않는 액체덩어리에 비교할 수 있다. 배의 내장은 용량이 결코 줄어들지 않는다. 반면에 배의 내장의 형태는 변형될 수 있고, 몸통[4]의 움직임에 따라 배안에서 분산된다.

척주를 골반 방향으로 둥글게 구부리면 몸통이 구부려지는 방향으로 배의 내장이 압축된다. 압축된 배의 내장은 배의 아래방향으로 더 몰린다. 이 운동이 진행되는 동안, 배의 근육은 수축하고 가슴우리(흉곽, thoracic)는 밀리기 때문에 종종 배가 앞으로 튀어나오는 것을 볼 수 있다.

어깨뼈가 지면에서 떨어질 때 (척주를 둥글게 구부리는) 동작을 《쉽게 하기 위해서》 강제적으로 날숨을 하게 되면 배의 압력이 증가한다.

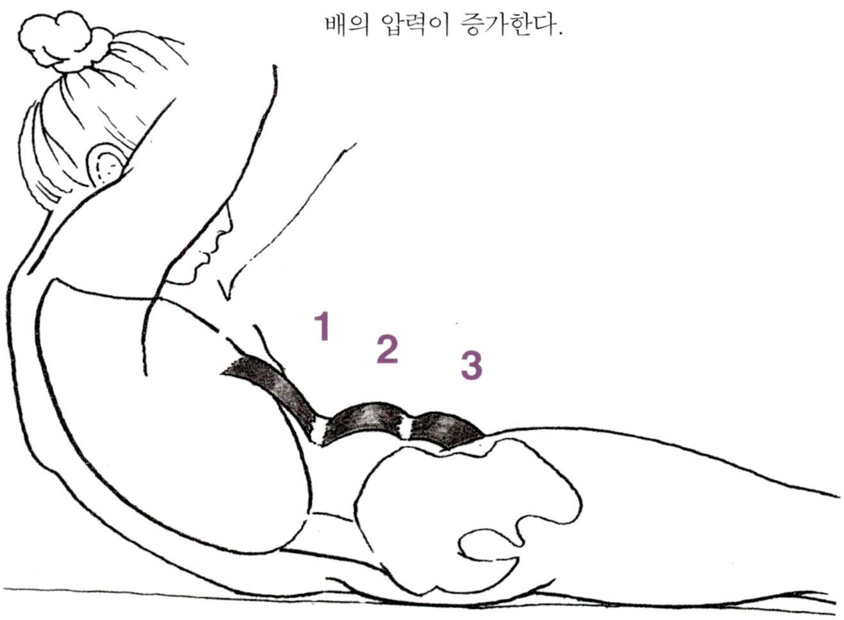

주의점

마찬가지로, 골반 방향으로 배를 미는 가로막 들숨은 배를 앞으로 튀어나오게 하는 역할을 한다.

Teaser 동작을 할 때 배를 앞으로 튀어나오게 하는 4가지 요인

- 척추를 둥글게 구부리는 것
- 갈비뼈의 내림(하강, depression)
- 배의 근육이 《아래로 내려가면서》 수축하는 것은, 배를 더 아래로 밀면서 머리/골반의 움직임의 방향을 강화시킨다.
- 갈비뼈 날숨(호기, exhalation)

4. 배의 근육이 배의 내장에 대한 작용 19, 25, 29, 33쪽의 안전하고 효과적인 배의 근육운동을 위한 방법과 해부학을 볼 것.

머리/골반을 둥글게 구부리면 회음을 압박한다.

회음이란 무엇인가?[5]

골반 내부는 깔때기(움푹 파인 구멍)가 2겹으로 겹쳐진 형태를 하고 있다. 2개의 깔때기 중 가장 크고 상부에 위치한 것은 대골반이고, 그 밑에 가장 협소하게 생긴 소골반이 있다. 이 소골반의 가장 아래부위에 회음이 위치해 있다. 즉, 몸통 최하부에 회음이 있다.

이 부위는 매우 다양한 구조들이 있는데 피부, 근육. 내장(방광, 직장, 남성은 전립선, 여성은 자궁과 질)이 있다. 근육은 해먹(매달아 놓은 그물침대) 형태를 지니는데 골반가로막(골반격막, pelvic diaphragm)이 내장을 받치고 있다.

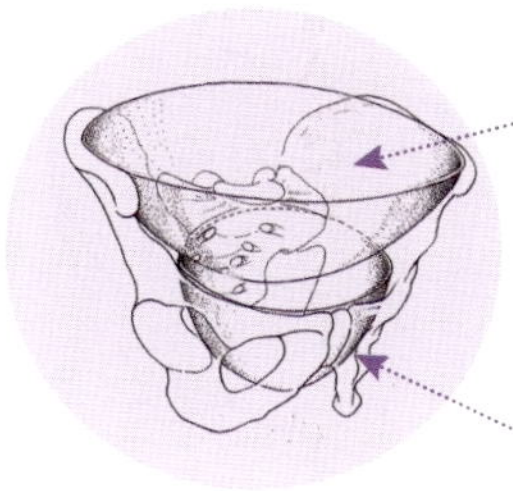

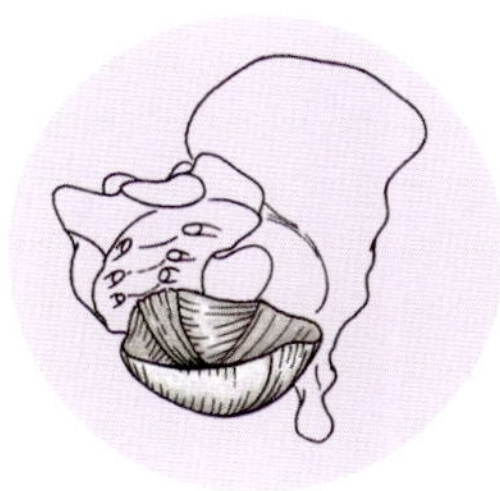

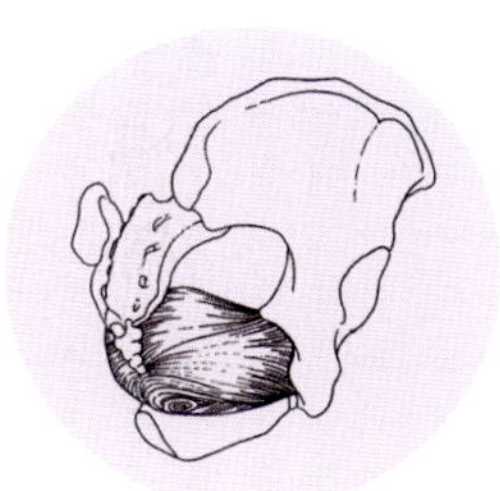

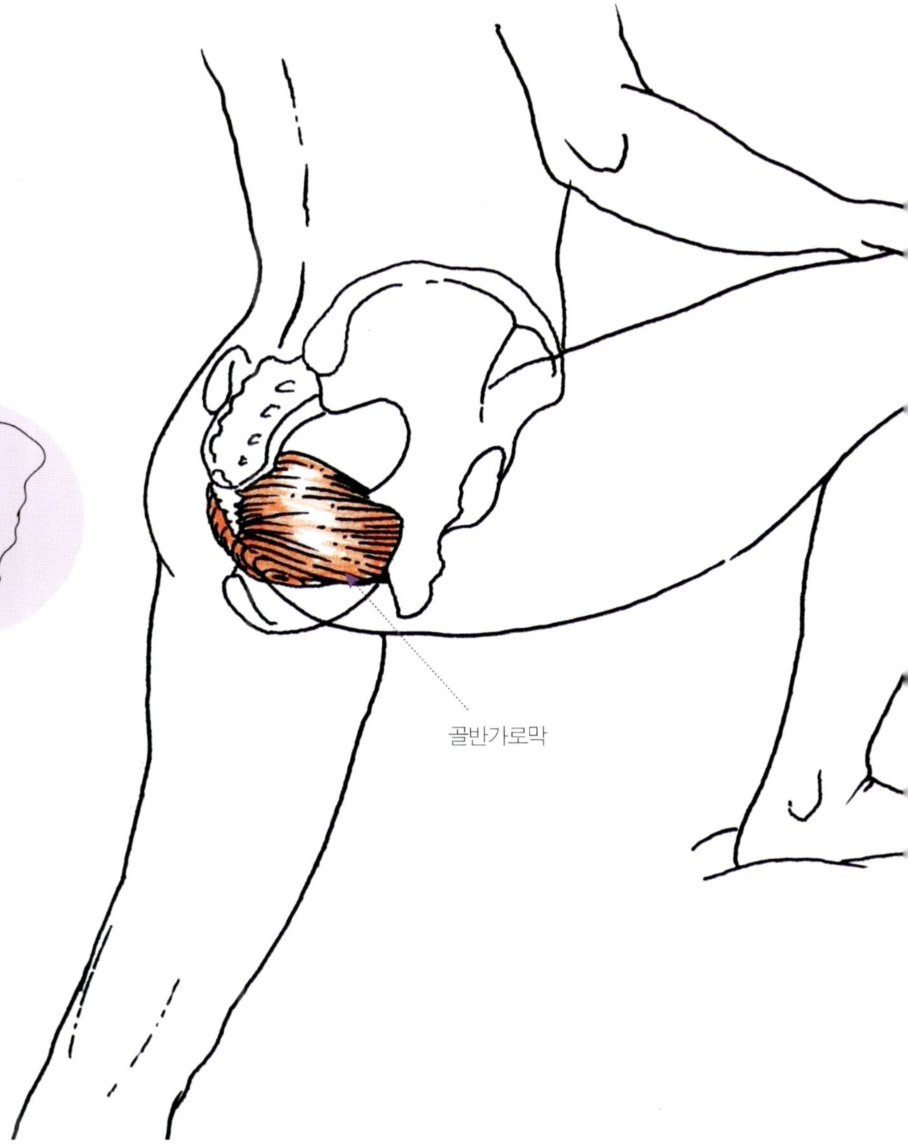

회음에 가해지는 압력

낮은 곳에 위치한 이 부위는 끊임없이 내장의 무게를 받치고 있다. 그런데 Teaser운동을 하면 내장이 골반 쪽으로 밀린다. 즉, 이 운동으로 회음은 이중으로 압력을 받게 된다.

회음이 반복적으로 이 과도한 압력을 받게 되면 여러 가지 증세들이 나타나는데, 그 중에서 여성들은 실금과 탈출이 생길 수 있고, 남성들은 전립선에 압박을 받을 수 있다.

---

5. 여성의 회음, Balandine Calais-Germain, Désirs, 2006 볼 것.

해결방안과 예방법

회음에 부과되는 압력을 어떻게 경감시키는가?

1. 앞으로 튀어나오는 윗배를 안으로 들어가게 하기 위해 갈비뼈를 확장시킨다.[6]

수레나 매트위에서 골반을 중립상태에 두고 무릎을 약간 굽힌 상태에서 다리를 펴면서 (매트위에서 발을 미끄러지듯 민다) 이 운동을 다시 한다.

가슴우리(흉곽, thorax)를 아래로 내리면서 배 쪽으로 내장을 밀면서, 반대되는 움직임을 추구한다. 즉, 척주를 둥글게 구부리는 동안 가슴우리를 확장한다.

갈비뼈를 확장하면서 가슴우리가 환기구처럼 배의 내장을 흡입하는 것처럼 빨아들인다.

배는 위로 올라오고 평편해진다.

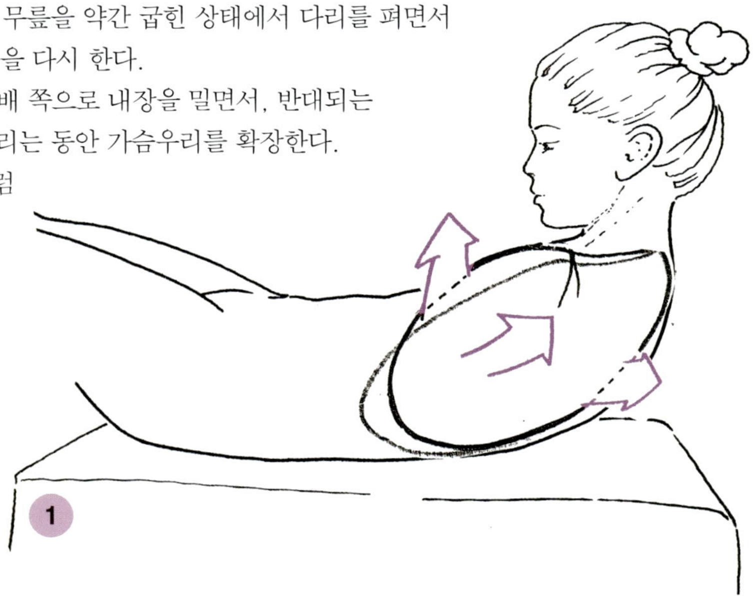

1

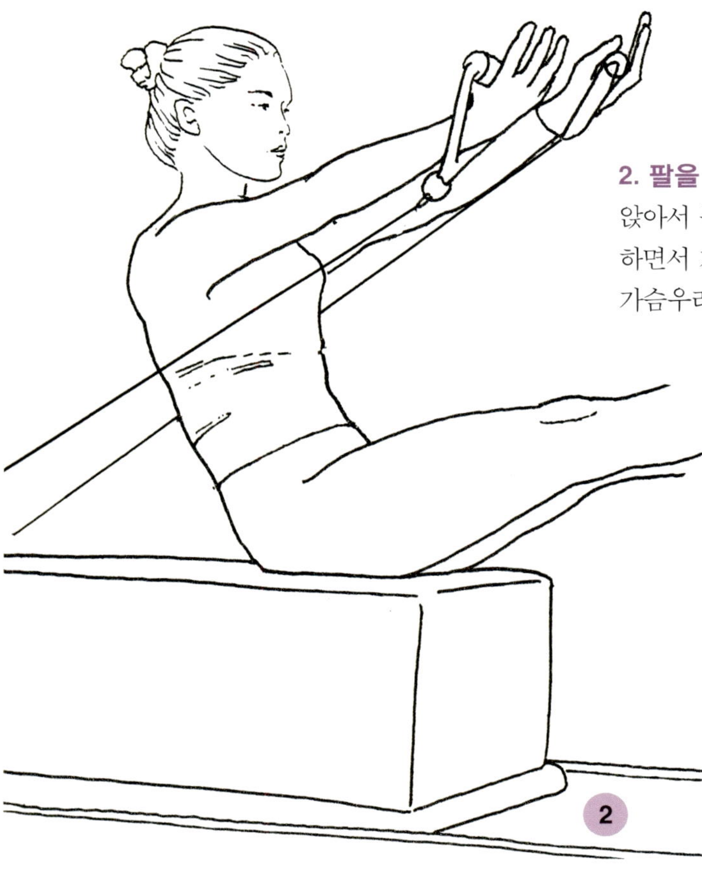

2

2. 팔을 사용한다.

앉아서 몸의 균형을 잡는 순간에 팔이 너무 내려가지 않도록 하면서 가능한 최대로 팔을 올린다. 사실, 팔이 올라가면 가슴우리 확장이 유지된다.

6. 안전하고 효과적인 배의 근육운동을 위한 방법과 해부학, 54쪽 볼 것

3. 몸통을 들면서 배를 안으로 들어가게 하기 위해 복근을 수축한다.

배의 근육이 수축하면 배를 안으로 들어가게 할 수 있다. 척주를 위에서 아래로 둥글게 구부리는 방향으로 배의 근육을 수축하는 대신에, 아랫배에서부터 윗배 방향으로 배의 근육을 수축할 수 있다. 이러한 배의 근육수축은 배의 내장을 반대방향(아랫배에서부터 윗배 방향으로)으로 이동시킬 수 있고 윗배 방향으로 배의 내장을 밀 수 있다.

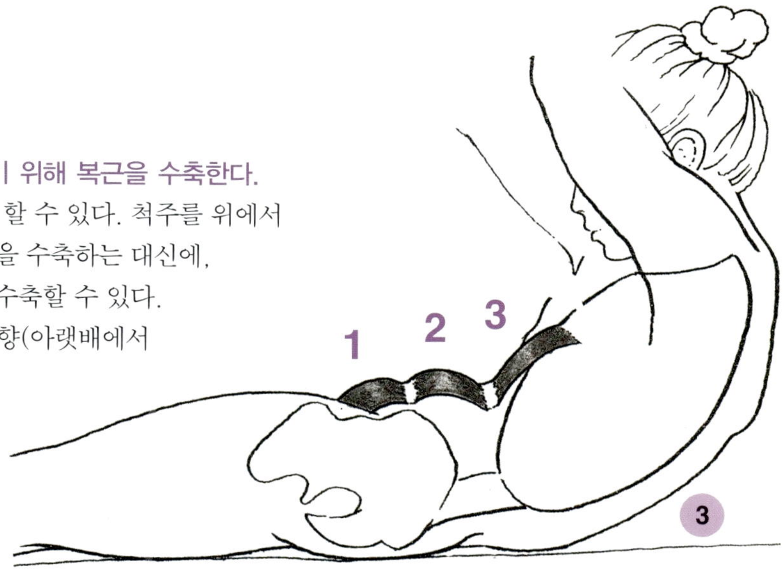

4. Teaser 운동을 시작할 때 숨을 내쉬지 말고 들이 마신다.

일반적으로 Teaser운동은 숨을 내쉬면서 시작한다. 이 호흡은 배의 내장을 소골반 방향으로 밀고 몸통을 둥글게 구부리는 동작으로 발생된 압력이 배의 아랫방향으로 더 강하게 가해진다. 하지만 반대로, 몸통을 둥글게 구부리면서 갈비뼈를 확장시키면서 숨을 들이마실 수 있다. 이러한 동작은 가슴우리의 흡인력을 증가시키면서 회음을 누르는 압력을 감소시킬 수 있다.

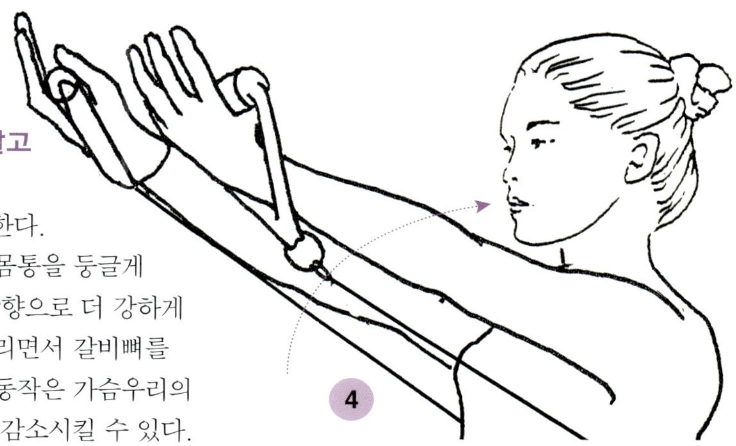

5. 허리를 확장시킨 자세를 유지한다.

소골반으로 배의 내장을 미는 압력을 줄이기 위해, 또한 가슴우리 무게로 좁혀지는 경향이 있는 허리를 확장시켜 그 자세를 유지할 수 있다. 그러므로 이 허리부위는 몸무게와 중력에 의해 《자체적으로 이미 내려앉아》 있기 때문에 골반과 갈비뼈사이의 공간인 허리를 크게 만드는 움직임을 실행해야 한다.

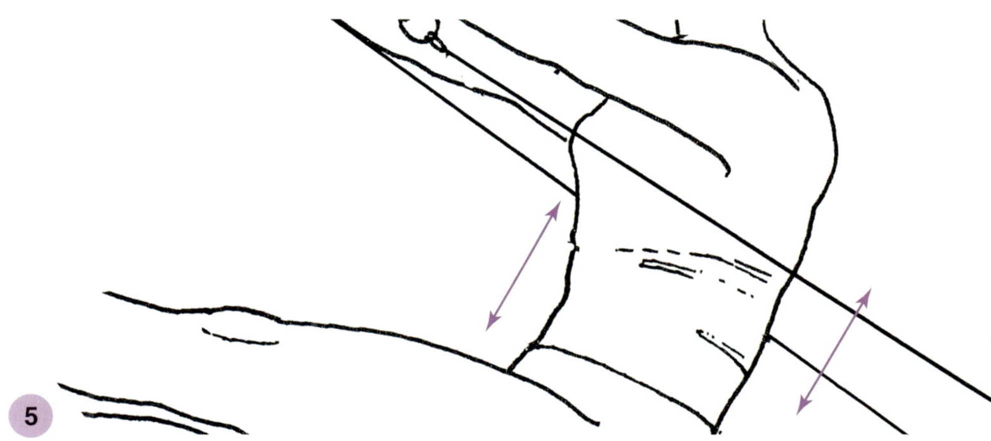

다른 운동들의 예

회음에 위험을 줄 수 있는 리포머운동들

일반적으로, 척주를 둥글게 구부리는 모든 움직임은 몸통 아래쪽으로 배(배의 내장)를 미는 움직임이 될 수 있다.

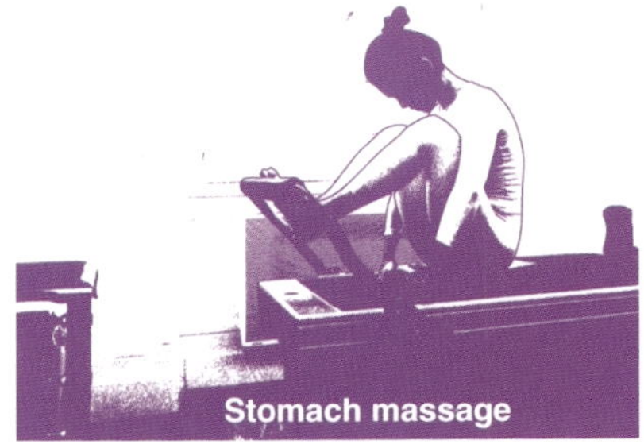
Stomach massage

Stomach massage

이 일련의 움직임(위장마사지 라운드, stomach massage round)은 특히 가슴우리를 둥글게 말도록 하는데, 이 움직임은 소골반에 강한 압력을 부과한다.

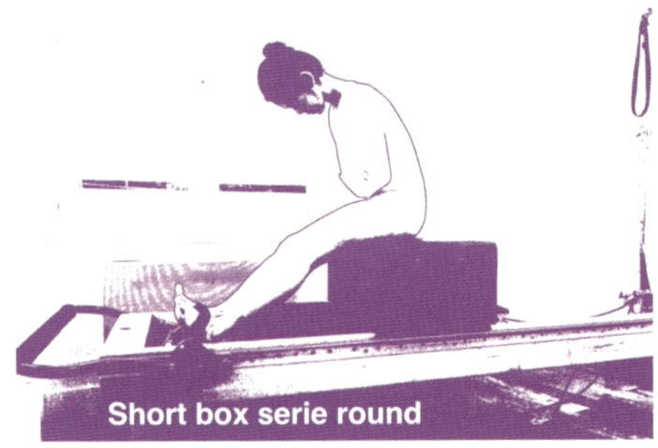
Short box serie round

Short box serie round

상자 위에 앉아서 하는 운동으로 이 움직임은 매트운동에서 볼 수 있는 Crunch운동[7]의 변형으로, Crunch운동에서 생기는 동일한 압박을 회음에 부과한다.

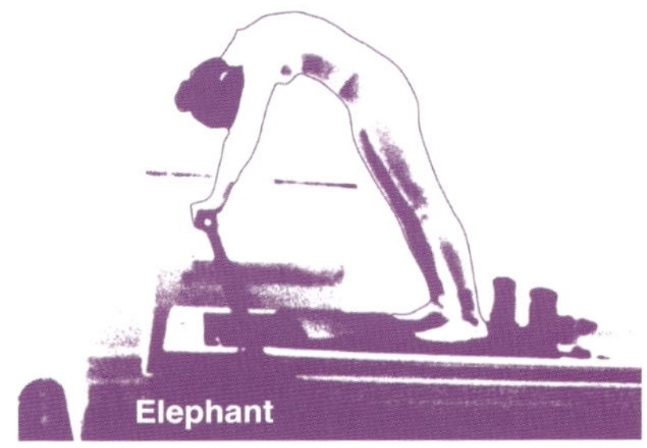
Elephant

Elephant

몸통을 엉덩이에 접근시키는 이 움직임은 배의 내장을 아랫배 방향으로 미는 경향이 있다.

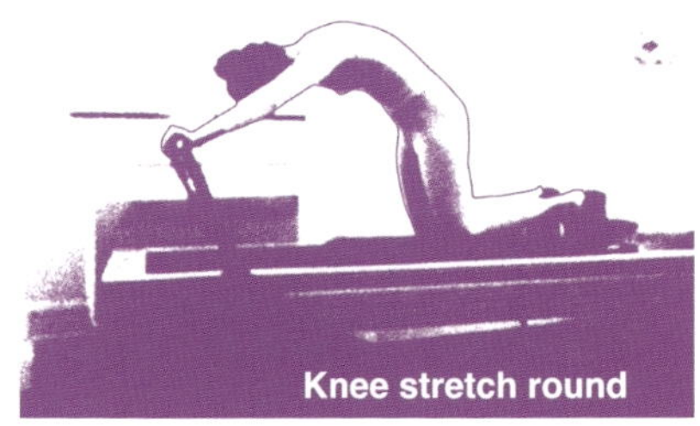
Knee stretch round

Knee stretch round

앞장에서 보았듯이, 이 운동은 골반 요요를 유발시킬 수 있다. 가슴우리를 둥글게 구부리는 것은 골반 방향으로 과도한 압력을 발생시킬 수 있다.

Rowing series: into the sternum

이 운동은 역동적인 Crunch운동에서 발생하는 동일한 압박을 아랫배에 부과한다.

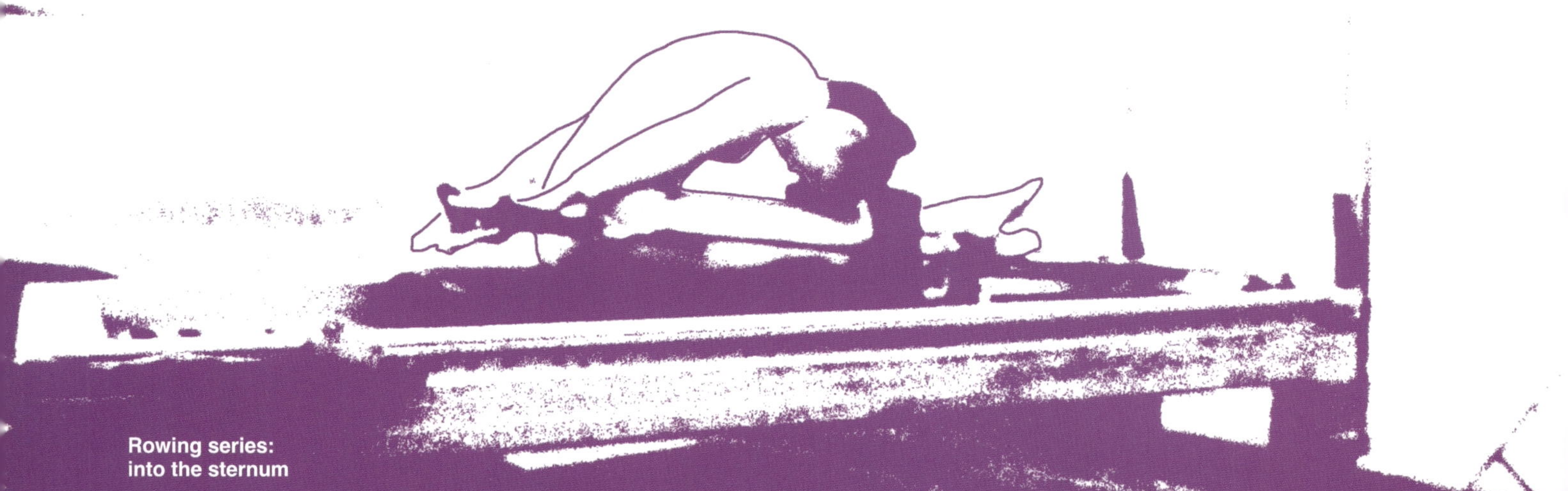
Rowing series: into the sternum

7. 안전하고 효과적인 배의 근육운동을 위한 방법과 해부학에서 이 움직임을 분석한 것을 볼 것 82쪽.

회음에 위험을 줄 수 있는 매트운동[8]

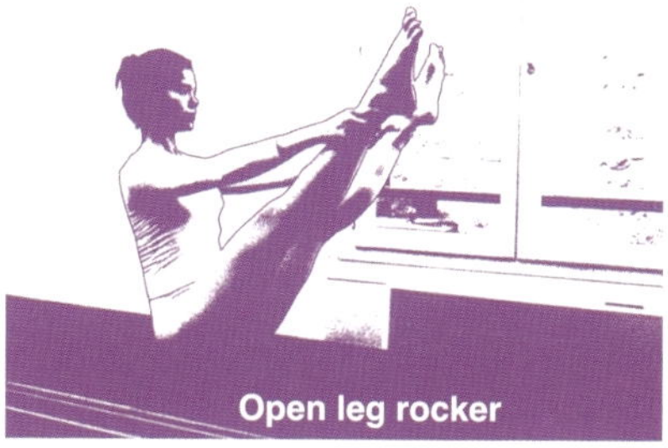
Open leg rocker

몸통을 위에서 아래로 둥글게 구부리는 움직임과 그 결과는 리포머에서 지적하였는데, 이 동작들을 매트운동으로 다시 재현하여도 그 결과는 반복된다.

Roll up (spine stretch forward)

집게처럼 몸통 아랫부분과 엉덩이가 접히게 되는 이 움직임은 모든 배의 내장을 아래로 민다.

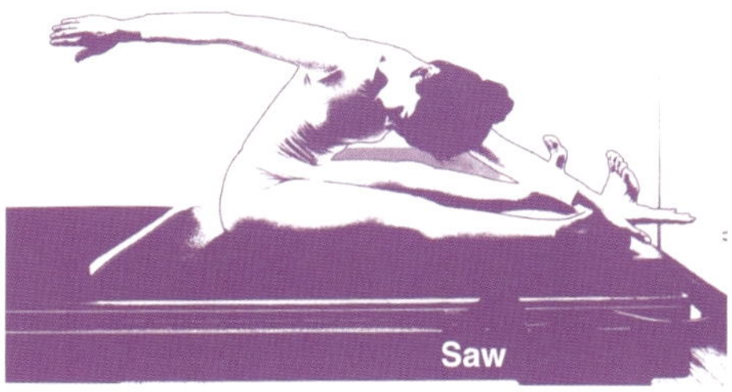
Saw

Open leg rocker

이 자세로 균형을 유지하려면 아랫배 방향으로 압력이 높아진다.

Saw

몸통이 엉덩이 방향으로 강하게 접혀지면서 아랫배를 더 많이 누른다.

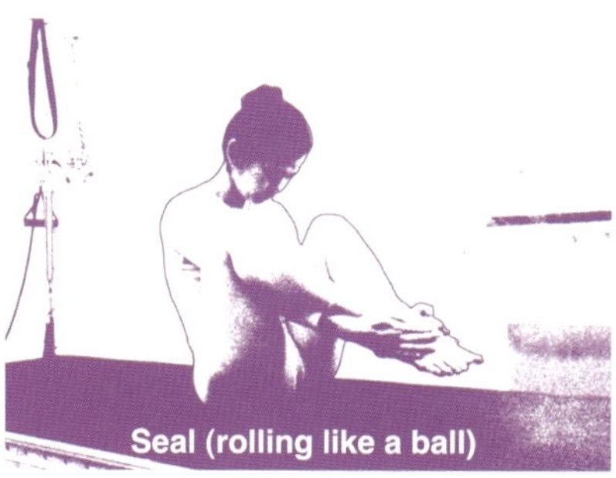
Seal (rolling like a ball)

Seal (rolling like a ball)

이러한 형태의 구르기는, 특히 구르고 난 후 원위치로 돌아올 때 다리가 들리고 몸통은 엉덩이 쪽으로 향하도록 하고, 내장이 유일하게 이동할 수 있는 회음 방향으로 밀리게 된다.

Neck pull

Roll up이 극단적으로 변형된 운동인 Neck pull은 몸통을 엉덩이 쪽으로 완전히 붙이면서 배의 내장을 더욱 더 아랫배 방향으로 민다.

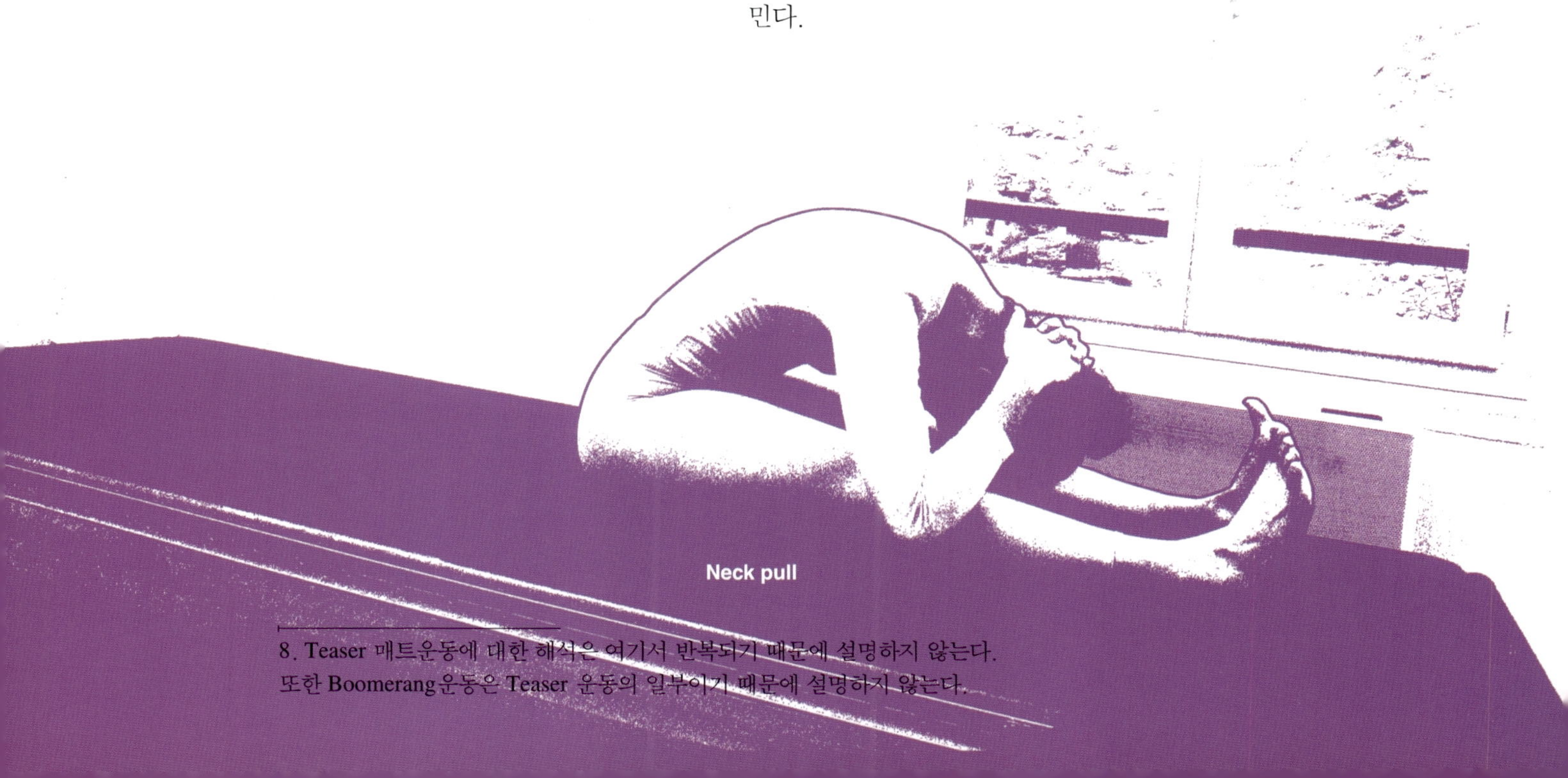
Neck pull

8. Teaser 매트운동에 대한 해석은 여기서 반복되기 때문에 설명하지 않는다. 또한 Boomerang운동은 Teaser 운동의 일부이기 때문에 설명하지 않는다.

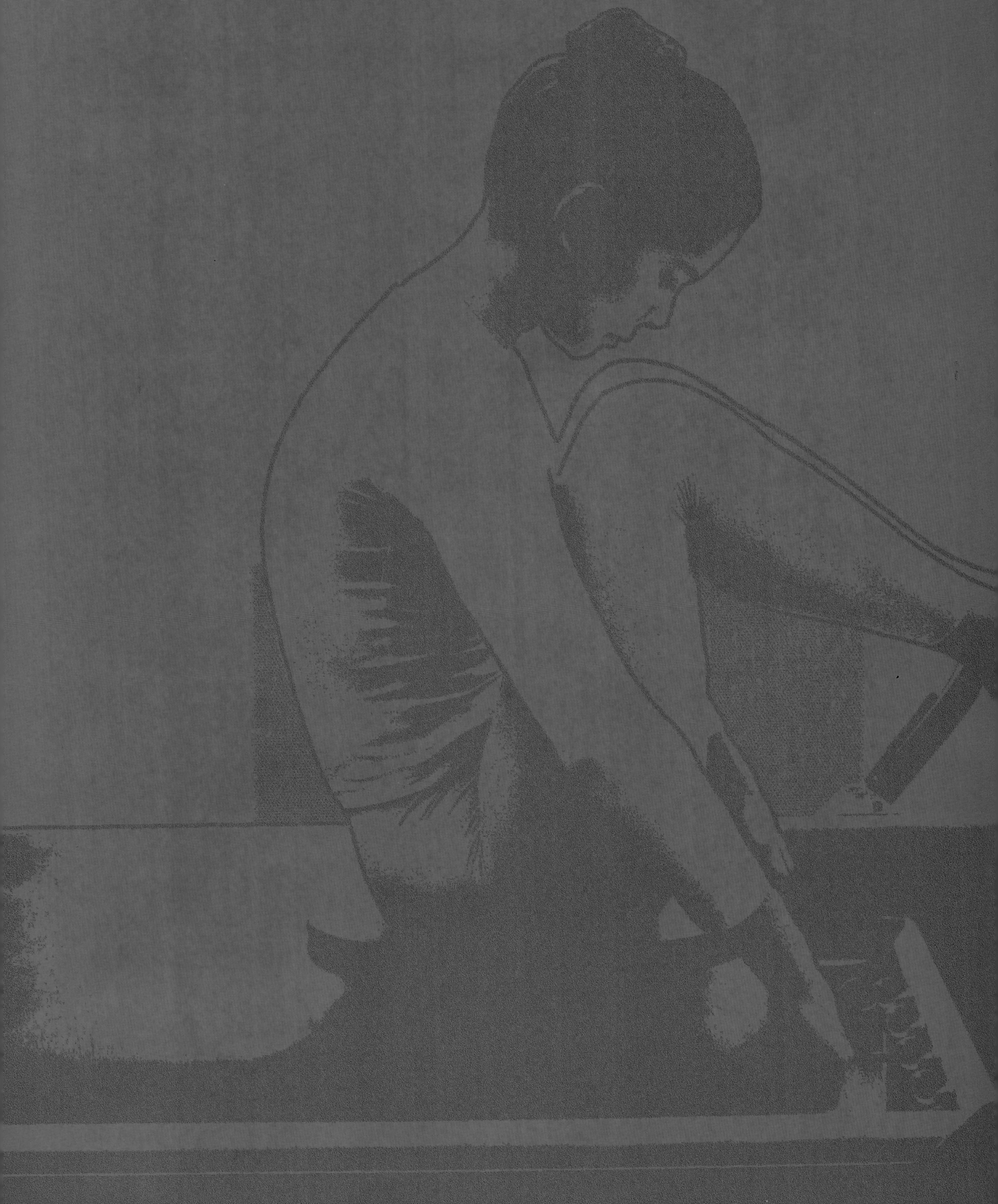

3

Stomach massage

시 허리뼈만곡의 안쪽번짐

몸을 둥글게 구부리는 자세를 취하면 머리는 골반 쪽으로 향하기 때문에, 이 운동을 하면 몸통이 굽혀지면서 압력이 몸통의 하부 쪽으로 생기게 된다. 특히 이러한 운동 중에서 몸통을 《둥글게》 하는 동작은 여러 가지 다른 동작으로 변형시킬 수 있다.

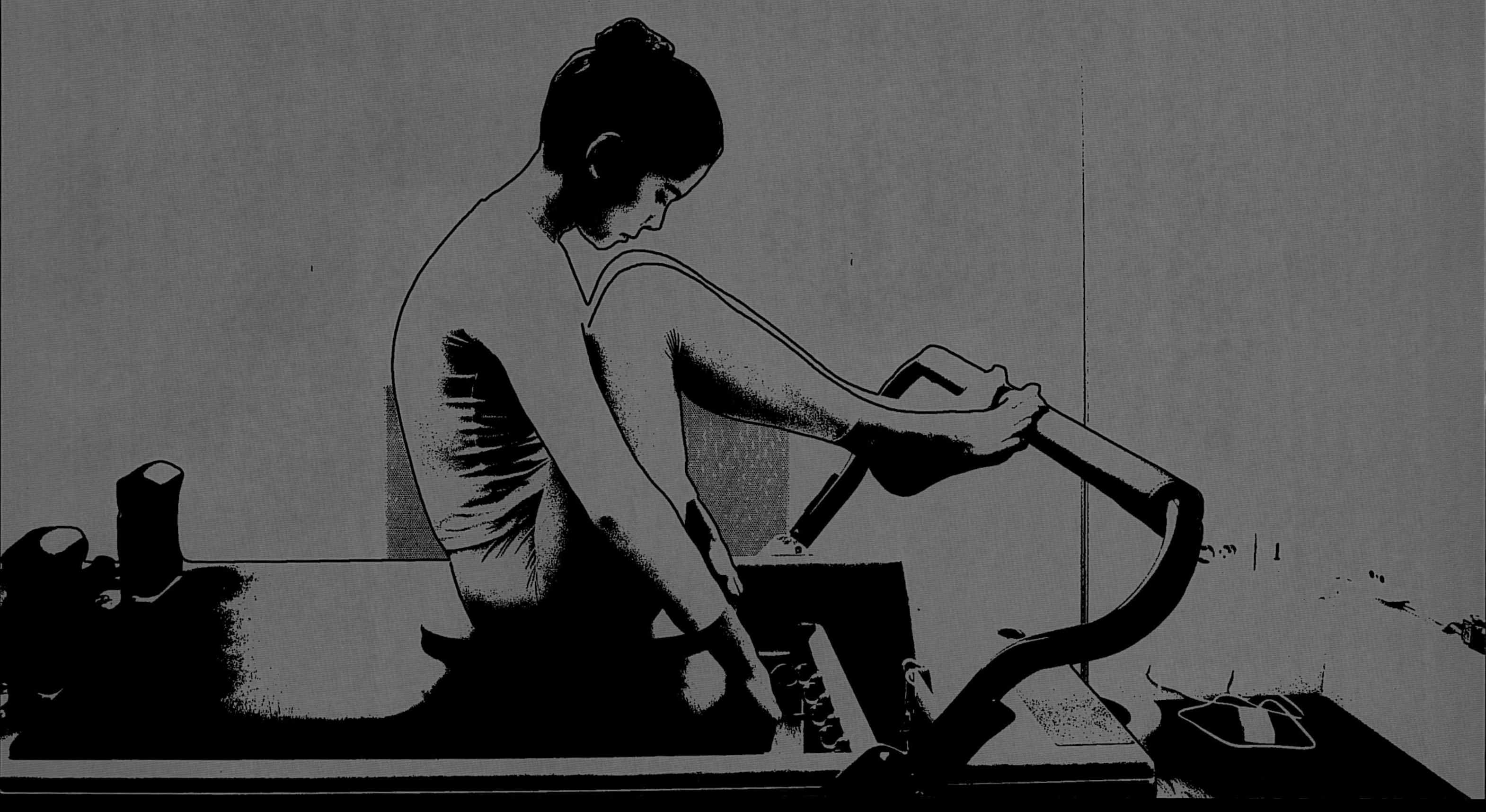

운동원리

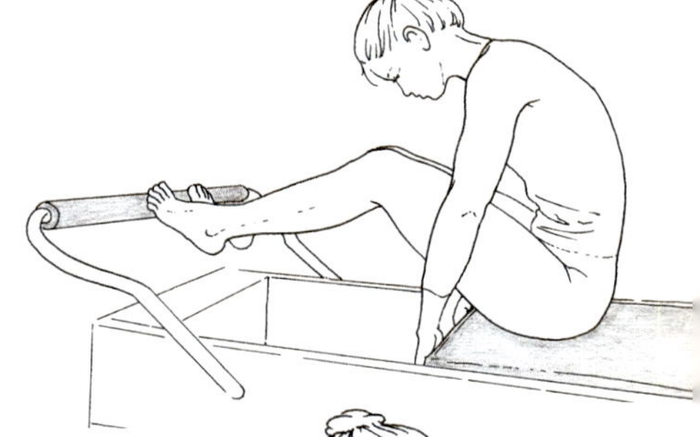

준비 자세

수레 위에 앉아 몸통의 상부부위를 약간 굽히고 손가락은 수레의 가장자리에 놓는다. 다리는 약간 구부리고 발가락은 지지대 위에 놓는다. 이 운동은 두 다리가 평행되게 혹은 (엉덩이로부터 약간 가쪽돌림) 필라테스 자세로 행할 수 있다.

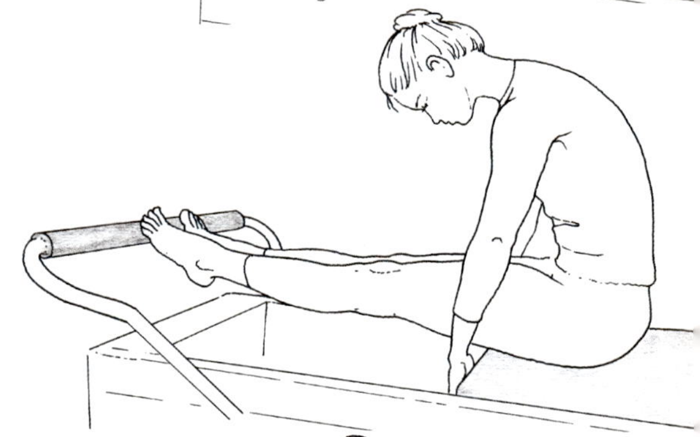

몸의 움직임

4가지 움직임으로 이루어진다.

1) 수레를 뒤로 밀기 위해서, 발로 지지대를 밀고 무릎과 엉덩이를 편다. 발목은 앞으로 편다(발목이 펴지고 《발바닥굽힘(저측굴곡, plantar flexion)》이 생긴다).
2) 그 후 무릎을 펴고 발목을 굽힌다(발목이 접히고 《발등굽힘(배측굴곡, dorsiflexion)》이 생긴다). 이 동작은 발뒤꿈치를 지지대 밑으로 내려가게 한다. 이 동작의 정도에 따라 그 만큼 수레가 앞으로 가게 된다.
3) 발목을 다시 앞으로 편다. 수레는 약간 뒤로 후진한다.
4) 무릎과 엉덩이를 굽힌다. 이 동작은 운동 시작의 위치로 수레가 되돌아가게 한다.

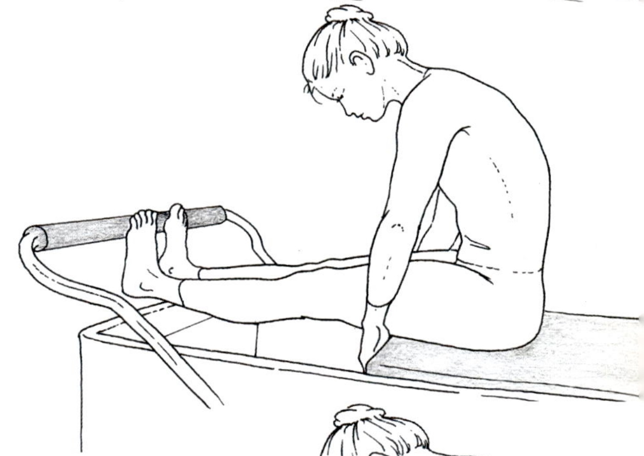

이 운동을 정확하게 행하면, 허리뼈는 스스로 안정적으로 되고 생리적 만곡(약간의 만곡)을 유지하게 된다.

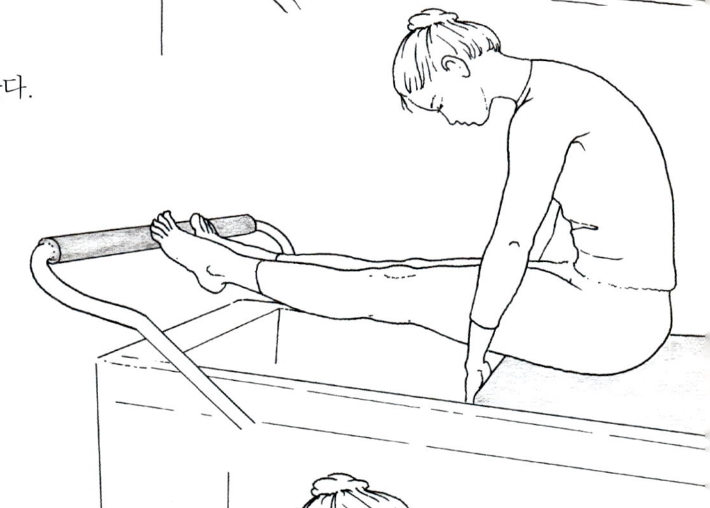

몸의 움직임에 대한 관찰

이 운동을 할 때, 심지어는 이 운동을 시작하려고 할 때 조차도, 종종 허리뼈 만곡은 사라지고 허리뼈가 굽어지면서 골반후경이 생기게 된다. 그 이유는 무엇인가? 그 이유는 엉덩이 후면에 있는 3개의 뒤넙다리근 (슬괵근, hamstrings)이 긴장되기 때문이다.

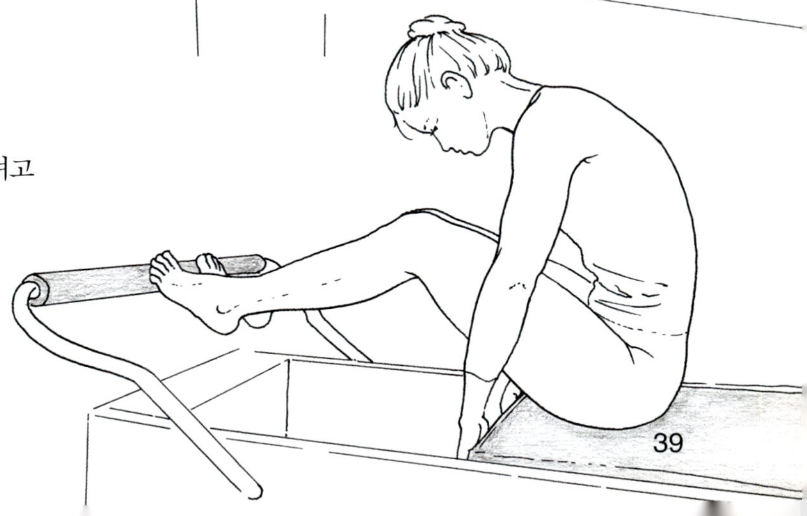

해부학적인 구조

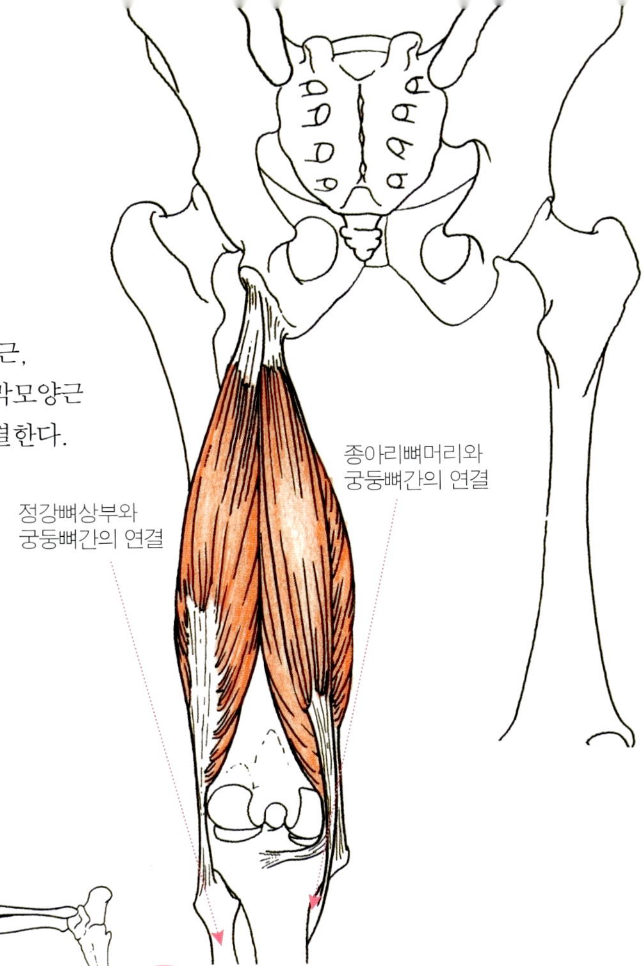

뒤넙다리근, 골반의 주요 근육

뒤넙다리근(슬괵근, hamstrings), 즉, 넙다리두갈래근(대퇴이두근, biceps femoris), 반힘줄모양근(반막양근, semitendinosus), 반막모양근(반건양근, semimembranosus)은 궁둥뼈(좌골)를 다리뼈에 연결한다.

... 정강뼈(경골, tibia) 상부에는 반힘줄모양근과 반막모양근이 연결되어 있고,

... 그리고 종아리뼈머리(비골두, fibula head)에는 넙다리두갈래근이 연결되어 있다.

만약 발이 고정되어 있지 않으면, 뒤넙다리근은 연결되어 있지 않은 두 관절에 영향을 준다.
이 근육들은 엉덩이를 펴게 하고 무릎을 굽게 한다.

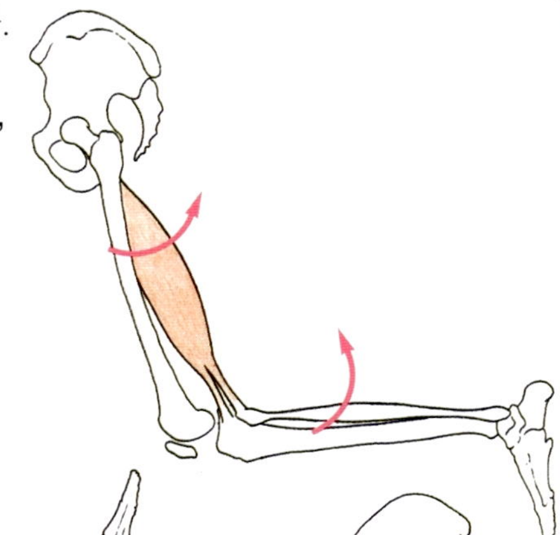

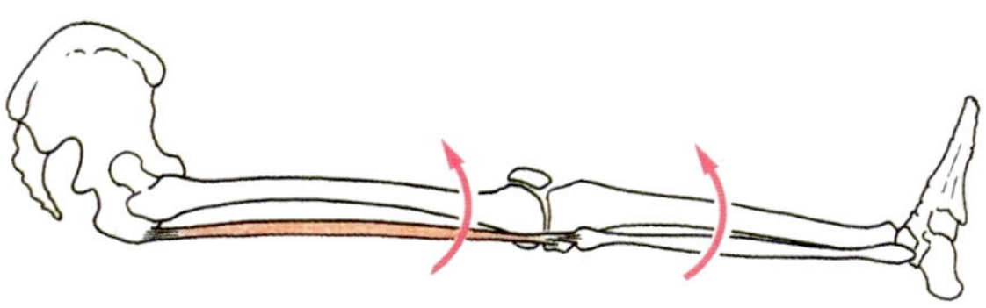

두 개의 관절이 반대로 움직이면 뒤넙다리근은 늘어난다. 즉, 엉덩이가 굽혀지고 무릎이 펴지는 경우이다.

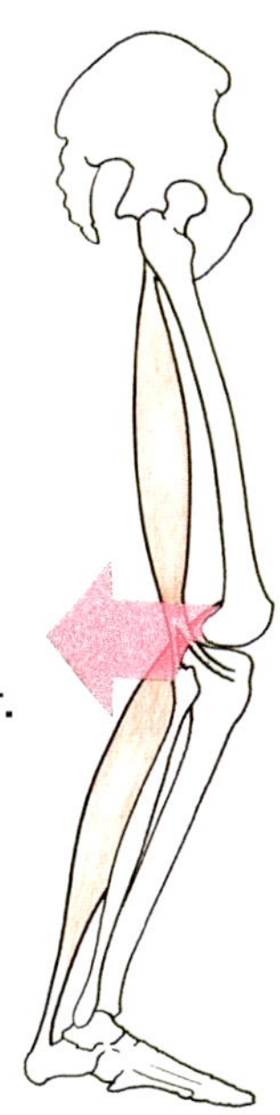

추가 정보

두 가지 관찰

- 뒤넙다리근은 자주 짧아지는 근육이다.
- 뒤넙다리근의 길이는 사람마다 매우 다르다.

엉덩이 외에 이 근육들은 **무릎관절을 통과한다.** 뒤넙다리근이 짧아지면, 무릎은 더 펴진다. 뒤넙다리근이 더 긴장할수록 골반을 뒤쪽으로 움직이게 하면서 골반을 당기는 경향이 있다.

만약 발을 고정시키면, 뒤넙다리근은 무릎 폄근이 된다.
이 경우, 뒤넙다리근은 정강뼈상부부위를 항상 뒤로 당긴다. 하지만 정강뼈하부부위는 발에 의해 고정되어 있기 때문에 정강뼈윗부분만 움직인다. 이 움직임은 무릎을 펴게 한다.

Stomach massage에서 양발을 지지대에 고정시키면, 뒤넙다리근은 더 세게 무릎을 펴게 한다*.
용수철의 저항을 받으면서 무릎을 펴게 하는 경우에는 이러한 폄이 더욱 더 활발하게 이루어진다. 뒤넙다리근은 움직임에 주된 작용을 하면서 동시에 어떤 움직임에 의해서 늘어난다.

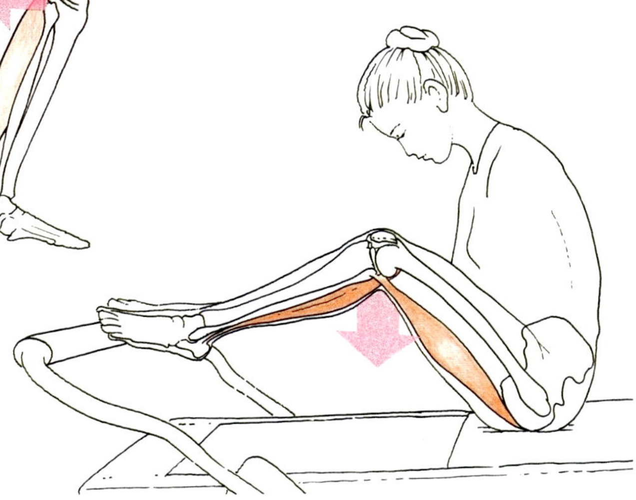

* 이 움직임은 가장 흔히 장딴지근(비복근, gastrocnemius)(무릎굽힘근)과 함께 작용한다. 여기서 이 움직임에 대해서 자세히 설명하지 않을 것이다(움직임의 해부학 Ⅰ, Balandine Calais-Germain, 292쪽 볼 것).

Stomach massage 움직임에서의 뒤넙다리근

뒤넙다리근이 *수축함*과 동시에 점진적으로 *긴장*하기 때문에 골반을 당기게 되는 것을 관찰한다.

무릎을 펴고 앉은 자세에서, 약간의 허리뼈만곡을 유지하는 것은 대부분의 사람들에게는 어렵고 게다가 불가능하다. 여기서 뒤넙다리근 때문에 허리아래 부위가《압박을 받아서는》안된다.

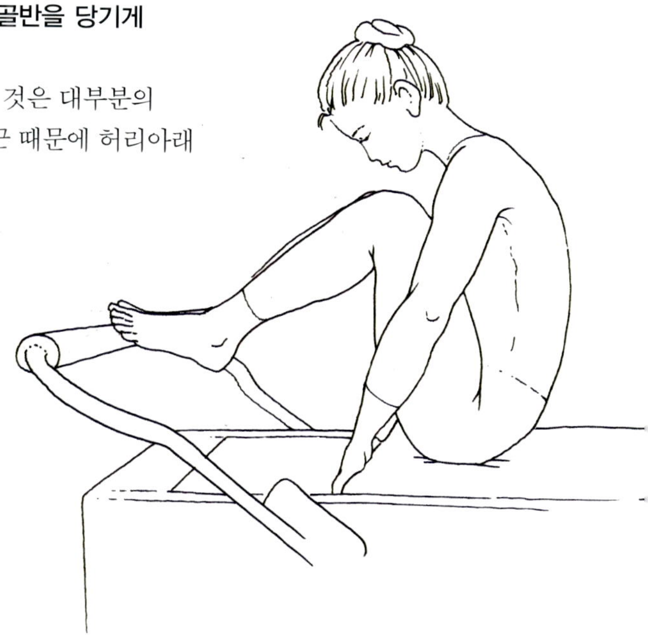

- 지지대 위에(지지대 보다 약간 높게) 양발을 놓는 것은 *엉덩이의 굽힘*을 증가시킨다. 이 자세는 뒤넙다리근을 더욱 더 긴장상태로 만든다. 이 자세는 골반을 뒤로 (골반후경) 움직이게 하는 경향이 있다.

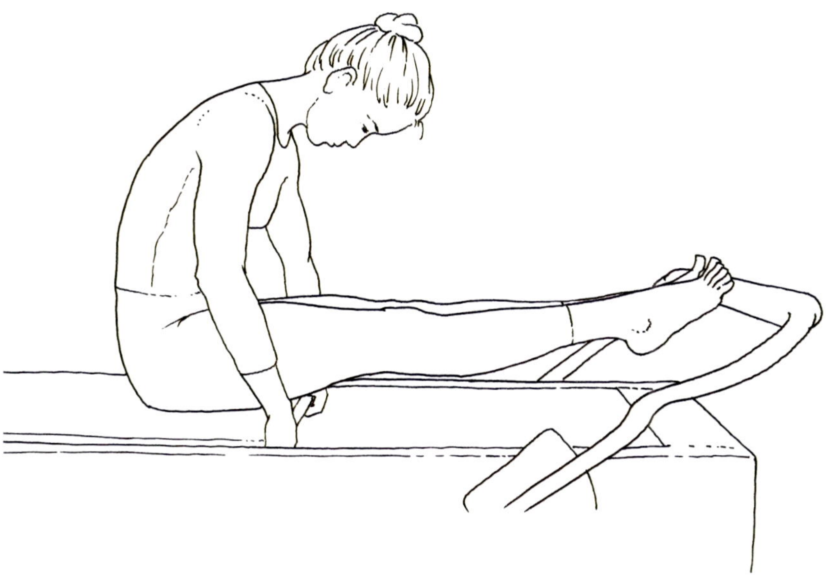

- 무릎을 펴는 동안, 뒤넙다리근이 더 늘어난다. 골반은 후경이 되는 경향이 더 강해진다. 이러한 골반후경을 억제하기 위해, *등의 근육*을 강하게 수축시켜야 한다.[9]

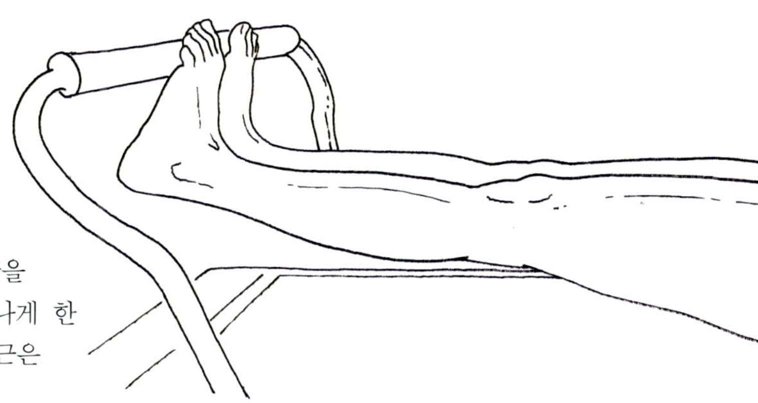

- 끝으로, 발목을 굽히는 움직임에서, 뒤넙다리근이 최대로 늘어난다. 이 순간에 이 운동은 위험하다. 즉, 이 움직임은 장딴지(장딴지근)만을 늘이는 느낌을 주지만 뒤넙다리근 또한 늘어나게 한다. 뒤넙다리근의 길이가 짧은 경우 뒤넙다리근은 골반후경을 유발한다.

9. 1장 12쪽에서 보았듯이 등의 근육은 골반을 전경시키는 근육이다. 이러한 역할로 골반후경을 유발하는 배의 근육(특히, 배곧은근)은 등의 근육과 반대로 작용한다.

왜 그리고 어떻게 이 운동이 위험한가?

허리뼈에 미치는 결과

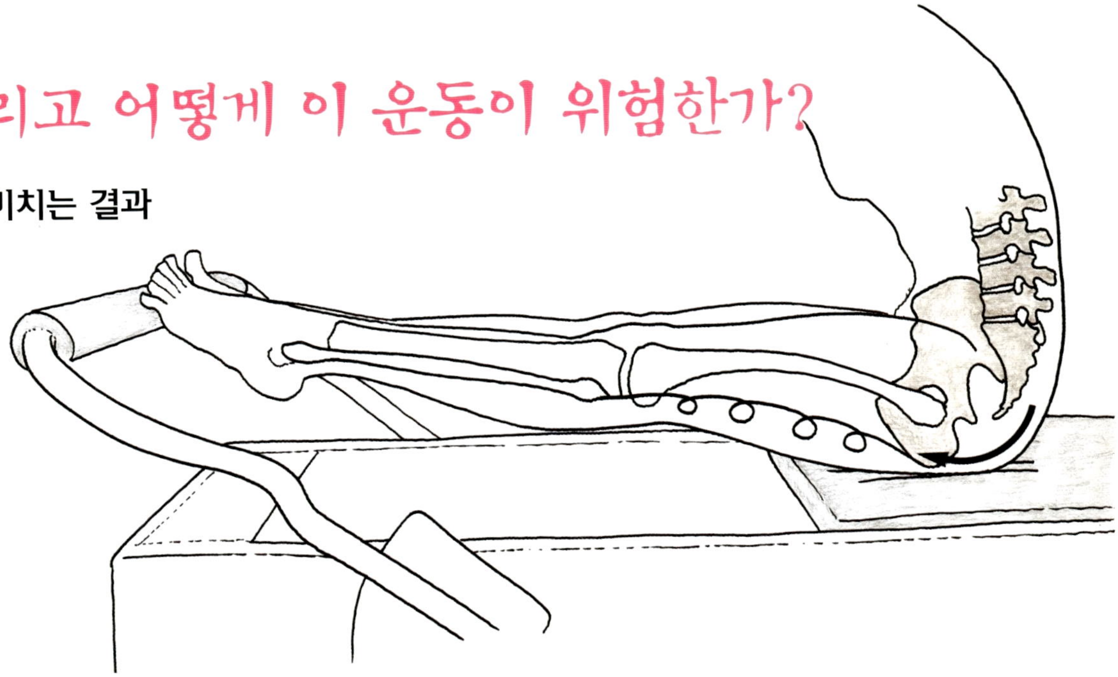

뒤넙다리근을 당겨서 생기는 골반후경은 *허리뼈의 굽힘*이 일어나도록 한다. 이 굽힘은 그 자체로는 해롭지는 않지만, 압력을 받게 한다. **왜 이러한 압력이 발생하는가?**

- **일부는 몸무게 때문이다**(왜냐하면 몸통상부의 무게가 허리뼈에 실리기 때문에). 주의할 점은 몸통을 앞으로 숙일 때, 척추상부가 앞쪽으로 이동하는데 이때 자세가 불안정해지면서 무게가 더 허리뼈에 실리게 된다.

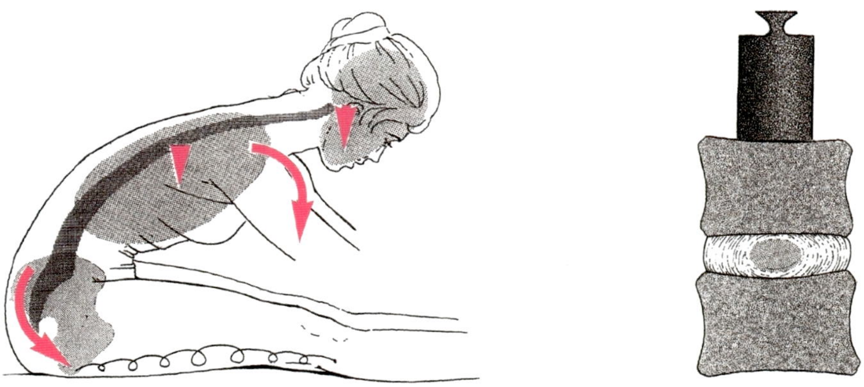

- **또 다른 일부는 뒤넙다리근의 지속적인 긴장으로 인해 골반후경이 발생하기 때문이다.** 뒤넙다리근의 긴장은 독특한 상황에서 발생한다. 40쪽에서 보았듯이 뒤넙다리근은 늘어나지만 또한 수축된다. 뒤넙다리근은 용수철의 힘에 저항하여 왕복운동을 할 때 더 수축된다.
  척추는 굽혀질 때, 척추를 당기는 힘과 척추사이원반을 압박하는 힘, 이러한 서로 상반되는 두 가지 힘 사이에 척추가 놓이게 된다.

척추사이원반에 대한 압박

척추굽힘으로 인해 발생되는 압박은 척추사이원반(추간판, intervertebral disk)에 영향을 미치고, 여기서 이 압박이 속질핵(수핵, nucleus pulposus)에 대해 특별한 작용을 하는 것을 관찰할 수 있다.

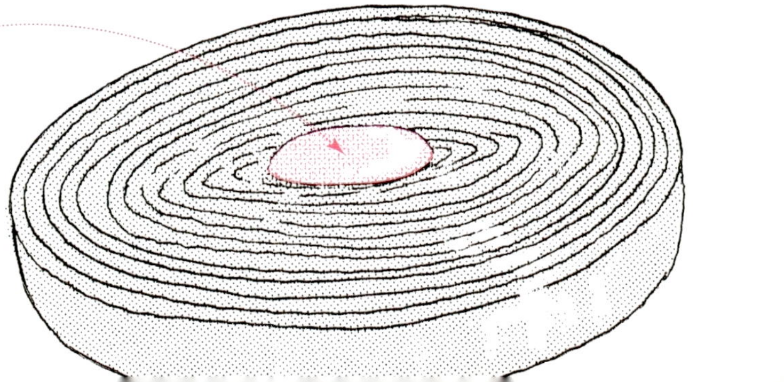

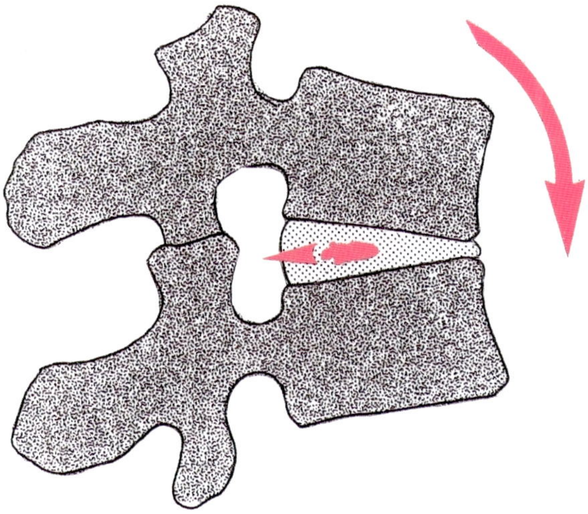

척추굽힘은 속질핵을 뒤로 밀어낸다.

골반요요로 인해 섬유테가 조여지고, 허리뼈의 굽힘/누르기로 인해 척추사이원반에 압박이 지속되면, 속질핵은 뒤로 밀린다.

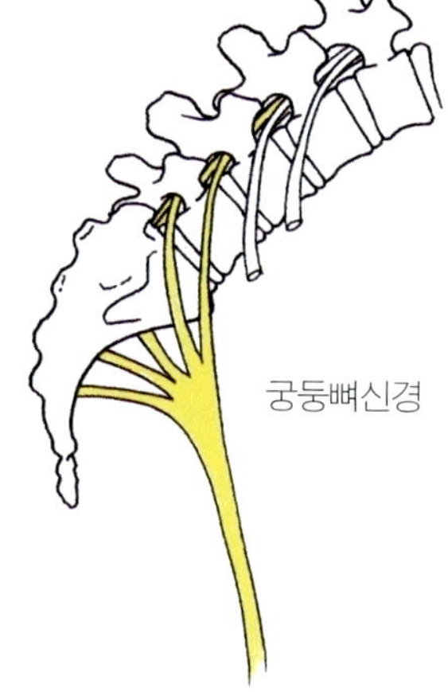

궁둥뼈신경

적주인대와 궁둥뼈신경

속질핵이 뒤로 밀리는 것은 앞으로 이동하는 것보다 더 위험하다. 특히, 척추사이원반이 이미 약해진 상태인 경우에는 더욱 더 위험하다. 왜냐하면 〔*척추관*(vertebral canal)이라 불리는〕이 부위에는 인대와 여러 신경들이 있는데 특히 *궁둥뼈신경*이 위치해 있다.

- 수핵이 추간원판으로 부터 (특히, 뒤로) 빠져나오면, 이를 추간판 헤르니아(disc herniation)라고 부른다.
- 척추사이원반이나 속질핵의 압박으로 후면인대 전체가 긴장되면, 후면인대는 과도한 힘을 받게 되고 통증을 유발시킬 수 있다. 이를 *허리신경통*이라 한다.
- 척추사이원반이나 속질핵의 압박이 디스크 바로 뒤에 있는 후면인대를 긴장시키면, 찌르는 것 같은 통증이 유발된다. 이를 *요통*이라 한다.
- 이 압박은 신경에 염증을 일으킬 수 있는데 이를 *신경통*이라 부른다.

이 모든 현상들을 서로 겹칠 수 있다.

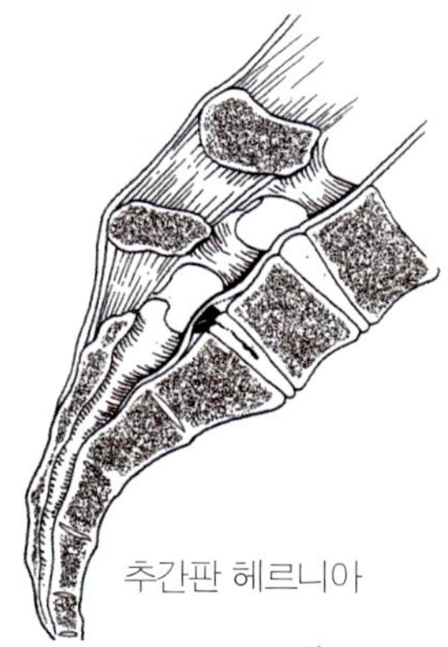

추간판 헤르니아

추가 정보

(등을 펼 때) 척추사이원반이 뒤에서 조여지고 앞으로 늘어나면, 속질핵은 배의 내장이 있는 앞으로 밀린다. 이 경우는 그리 심하지 않다. 반면에 (등을 굽힐 때) 척추사이원반이 앞에서 조여지고 뒤로 늘어나면, 속질핵은 뒤로 밀리고 위에서 설명한 증상들이 발생할 수 있다.

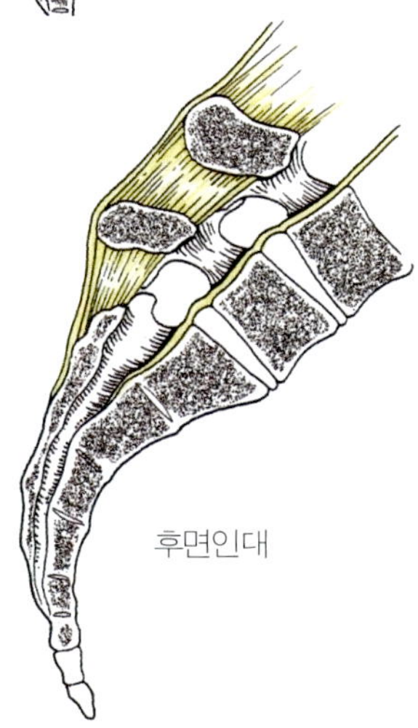

후면인대

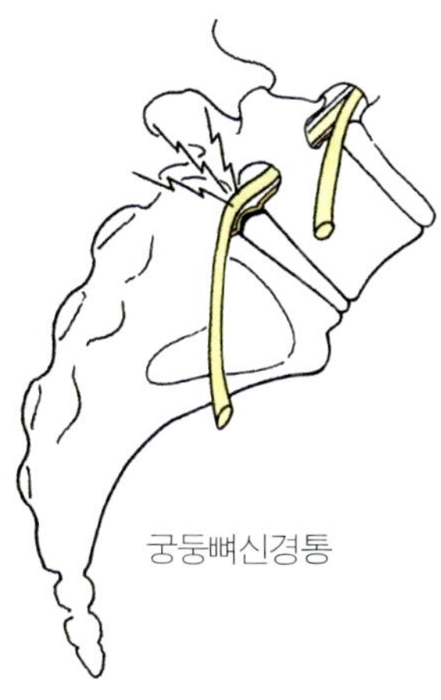

궁둥뼈신경통

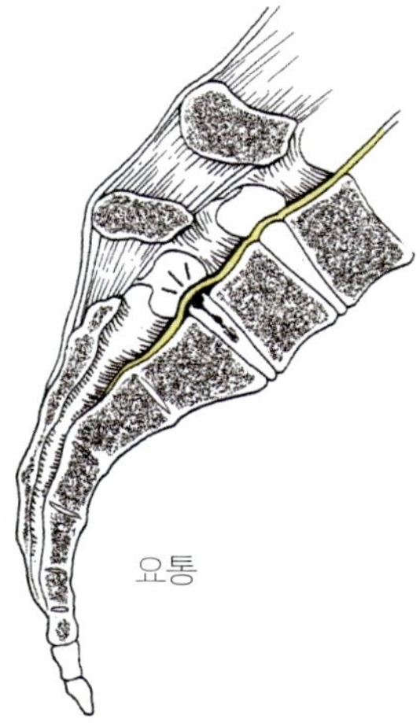

요통

해결방안과 예방법

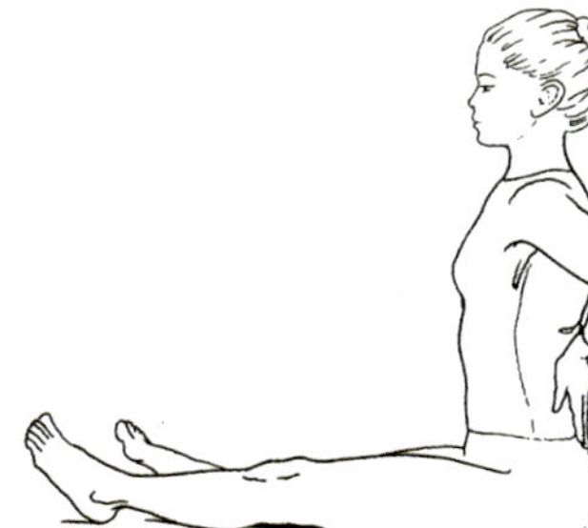

척추사이원반을 어떻게 온전한 상태로 보호하는가?

1. 뒤넙다리근의 상태를 점검하고 유연성운동을 한다.

복부마사지 운동을 하기 위한 최상의 준비 방법은 바닥에 다리를 펴고 앉아서 뒤넙다리근의 유연성 정도를 아는 것이다. 무릎을 펴는데도 허리뼈의 만곡을 유지할 수 있으면 이 운동을 별다른 어려움 없이 할 수 있다. 대부분의 경우, 뒤넙다리근이 지나치게 짧아서 다리를 펴면 등이 둥글게 굽어진다. 이런 경우 복부마사지(stomach massage) 운동과는 별도로 뒤넙다리근을 펴는 운동을 하는 것이 바람직하다. 이 운동은 또한 복부마사지운동의 준비운동으로 적합하다.

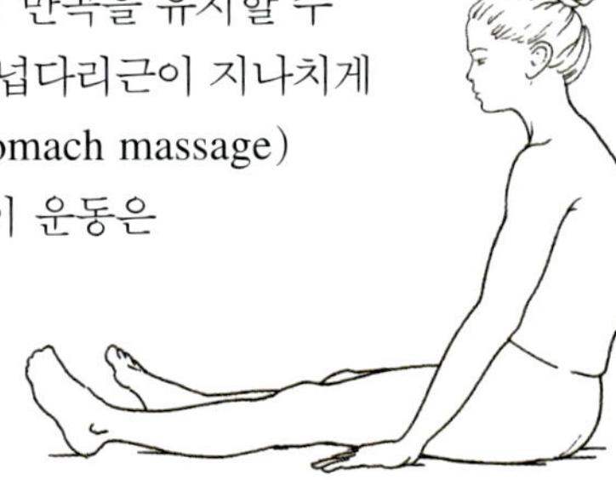

등을 바닥에 대고 누워서 뒤넙다리근을 늘여 유연성을 증가시킬 수 있다. 한 쪽 다리는 무릎을 굽혀 지면에 대고, 다른 쪽 다리는 지면과 수직으로 두는데 경우에 따라서는 무릎을 굽힐 수 있다. 위로 올린 발에 가죽 끈을 대고 꼬리뼈(미골, coccyx)가 지면에 닿도록 하면서 발뒤꿈치는 천장을 향하게 하여 발을 밀면서 천천히 무릎을 편다.

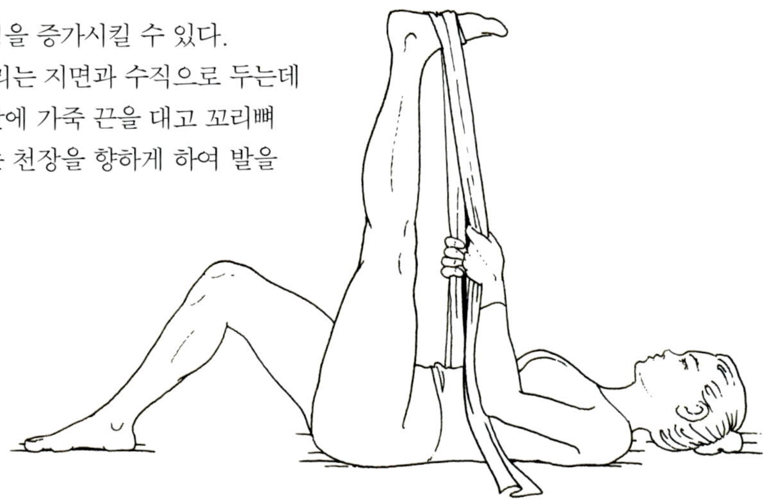

2. 리포머를 이용하여 뒤넙다리근을 늘인다.

수레 위에 등을 대고 누워서 발을 가죽 끈 손잡이에 넣는다. 이 때 양다리 사이를 약간 벌리고 양다리를 펴서 45° 정도 높이가 되게 하고, 발뒤꿈치는 서로 맞닿게 한다. 골반의 안정성을 유지하면서 양다리를 수직으로 당기고 양쪽 궁둥뼈가 바닥과 수평이 되도록 한다. Frog의 변형동작인 이 동작은 뒤넙다리근이 유연하지 않는 경우, 뒤넙다리근이 늘어나는 한계성을 측정할 수 있다. 그래서 천천히 단계적으로 양발을 수직으로 당겨야 한다. 하지만 이 운동의 목적은 다리를 90°로 만드는 것이 아니라, 가장 적당한 각도를 유지하는데 있다. 또한 Roller나 작은 공들을 사용하여 근육과 근막을 늘일 수 있다.

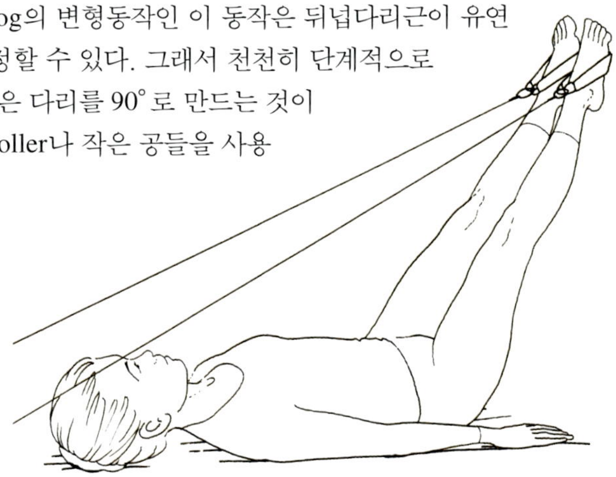

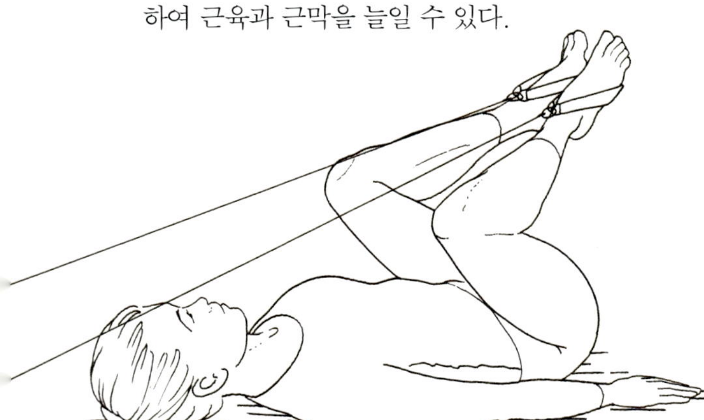

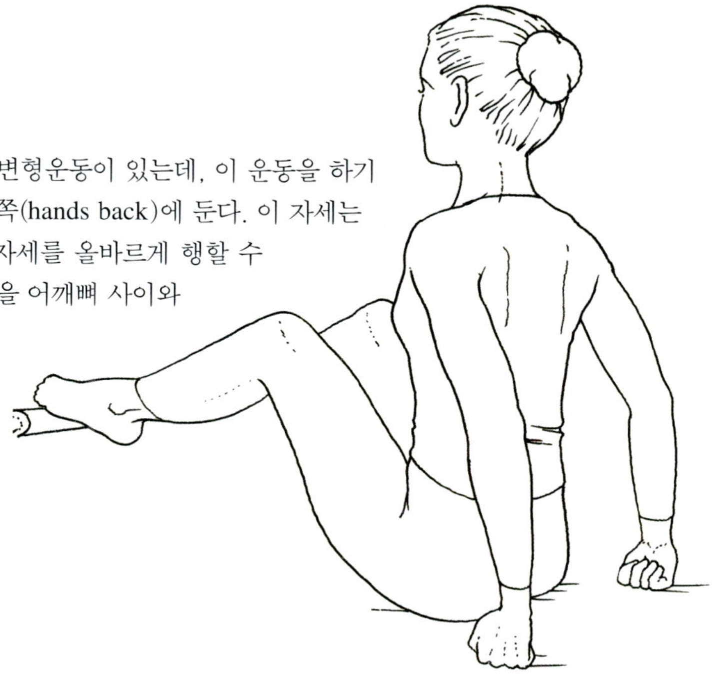

3. 이 운동의 변형

복부마사지운동의 변형운동 중에서 몸통을 굽히는 변형운동이 있는데, 이 운동을 하기 전에 먼저 몸통을 편 상태에서 양팔과 양손을 등 뒤쪽(hands back)에 둔다. 이 자세는 양손이 지면을 눌러 척추를 바로 세우게 한다. 이 자세를 올바르게 행할 수 있으면 복부마사지운동을 할 수 있다. 또한 타월 등을 어깨뼈 사이와 허리 아래에 놓아 허리뼈를 받치게 할 수 있다.

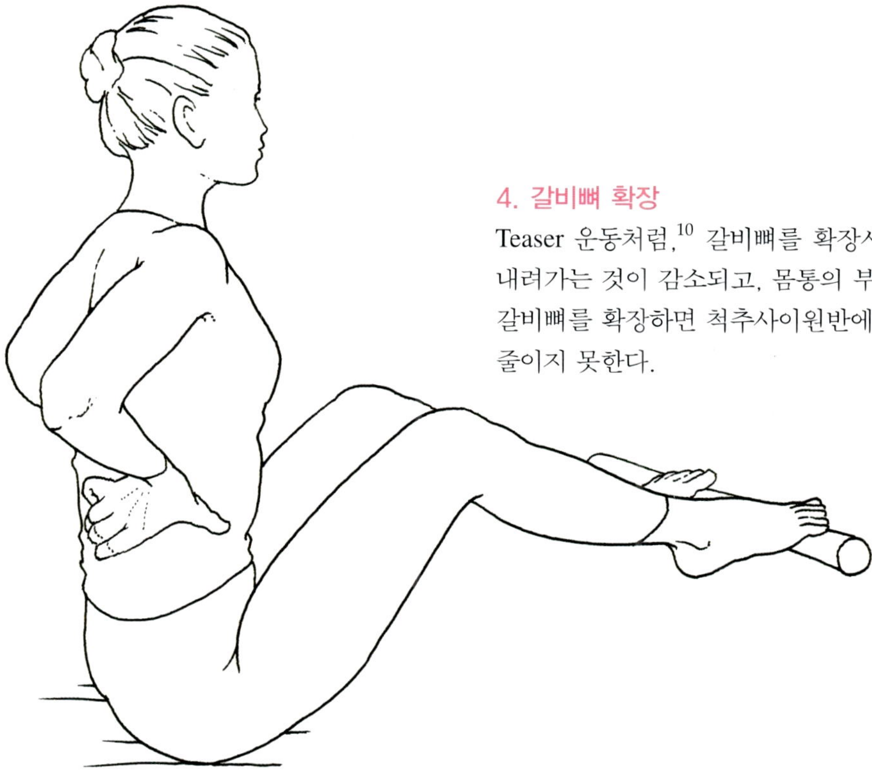

4. 갈비뼈 확장

Teaser 운동처럼,[10] 갈비뼈를 확장시키면, 배의 내장이 아래로 내려가는 것이 감소되고, 몸통의 부담을 《경감》시킨다. 하지만 갈비뼈를 확장하면 척추사이원반에 부과되는 압력은 조금밖에 줄이지 못한다.

5. 용수철의 개수나 용수철의 저항력 줄이기

이 운동을 하려면 최소한의 용수철의 저항력이 있어야 한다. 왜냐하면 이 운동은 저항력이 없으면 행하기 어렵기 때문이다. 이 점을 유의하면서 용수철의 저항력을 줄일 수 있다. 다른 선택은 지지대의 높이를 아래로 내리고, 너무 힘이 들면 이 운동을 행하지 않는 것이다.

10. 2장 30쪽 볼 것.

다른 운동들의 예

허리뼈척추사이원반에 위험을 줄 수 있는 리포머운동들

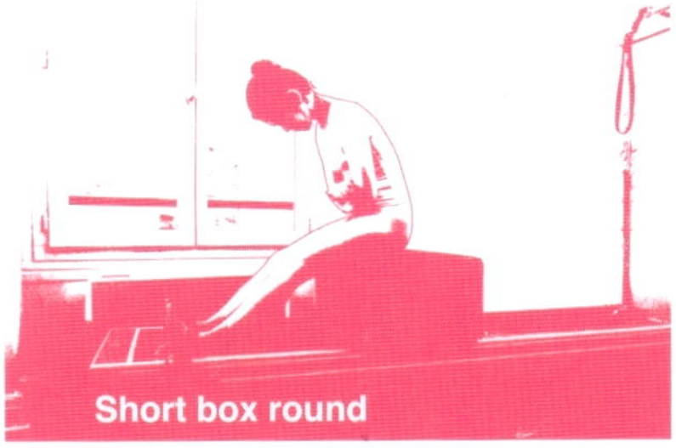
Short box round

추가 정보

부하를 이용하여 구르는 모든 운동은 허리뼈에 위험하고 척추사이원반을 손상시킬 수 있다. 그런데 골반요요는 섬유테를 앞뒤로 교대로 누른다. Stomach massage와 비슷한 유형의 운동은 속질핵에 원하지 않는 결과를 발생시킬 수 있다. 또한 Teaser 운동처럼 허리뼈를 굽히는 운동들이 위험한 운동의 범주에 들어가는 것은 놀랄 일이 아니다. 속질핵에 부과되는 압력과 회음방향으로 향한 압력이 더해지기 때문이다.

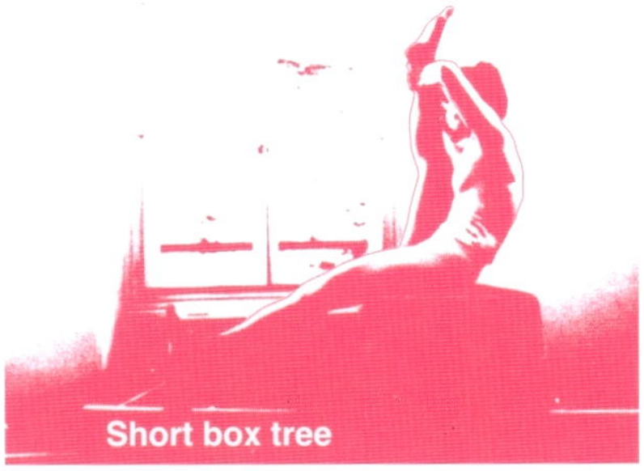
Short box tree

Short box, tree

궁둥뼈(좌골, ischium) 뒤쪽으로 걸터앉은 상태에서 다리를 수직으로 들어 올리면 매우 직접적으로 허리뼈아래부위가 굽혀진다.

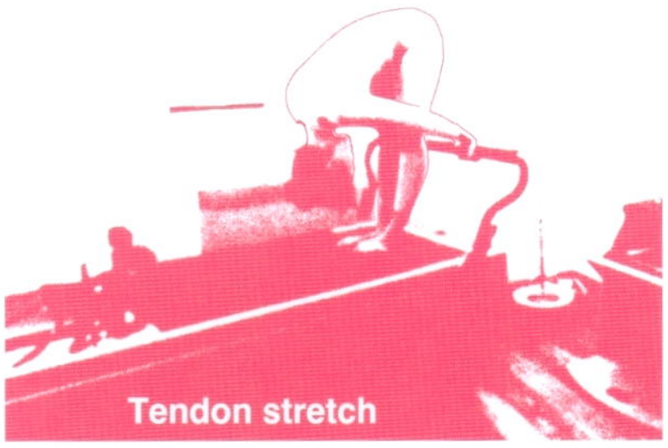
Tendon stretch

Tendon stretch

집게자세는 단번에 척추몸통 뒤로 척추사이원반을 밀어낸다.

Rowing series: from the hip

여기서, Crunch와 같이, 운동 중에 허리뼈를 굽히면 속질핵이 뒤로 밀린다.

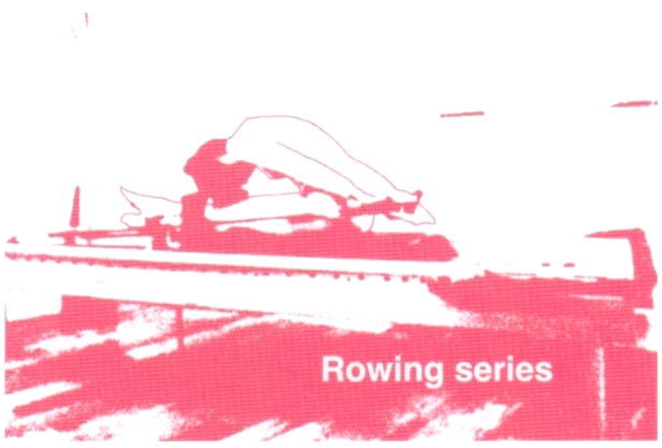
Rowing series

Stork

몸통을 엉덩이 쪽으로 잘못 접근시키면, 허리뼈아래 부위가 불필요할 정도로 과도하게 굽혀질 수 있다.

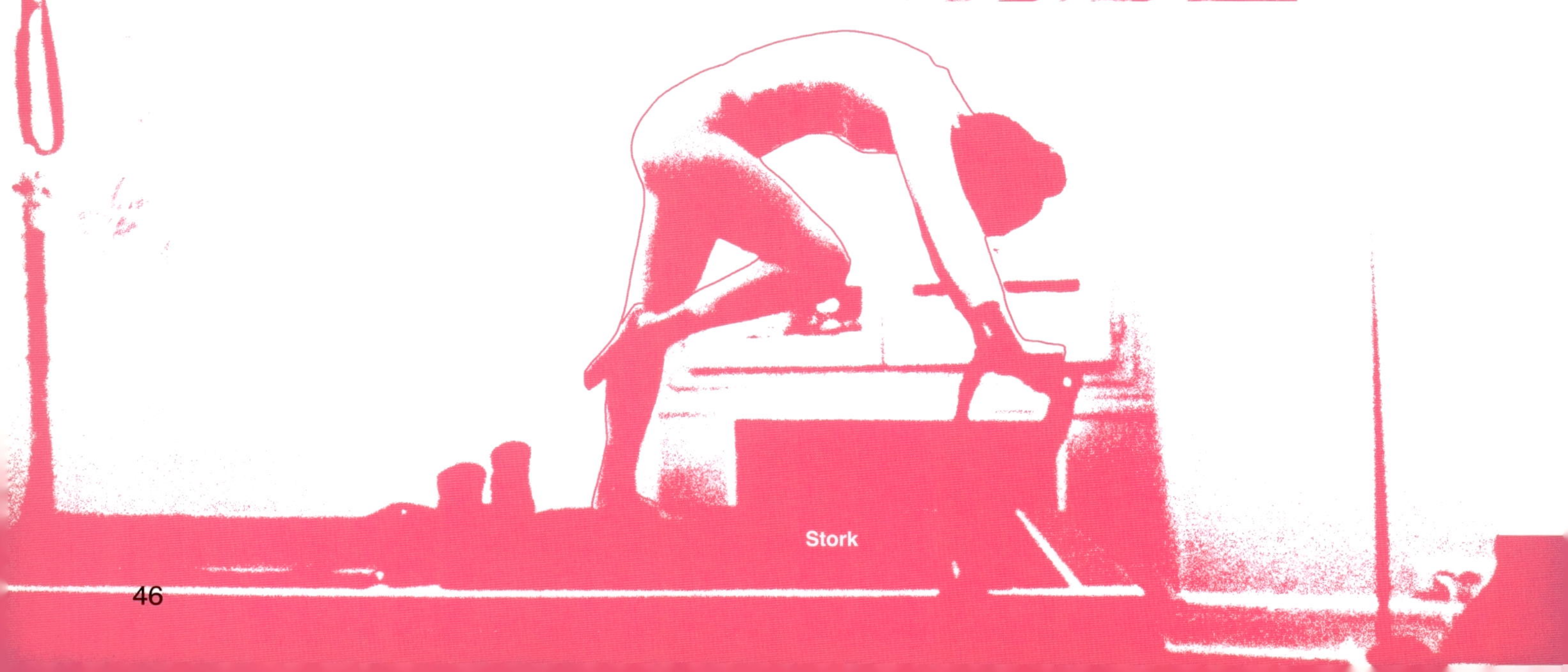
Stork

허리뼈 안쪽번짐에 발생하는 위험과 유사한 위험을 유발할 수 있는 매트운동

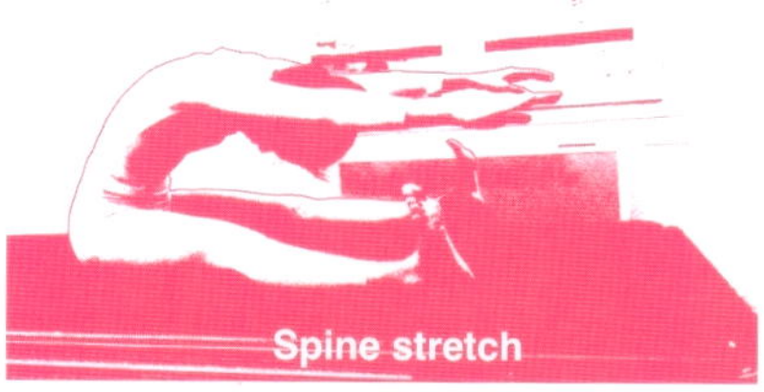
Spine stretch

추가 정보

몸통을 위에서 아래로 둥글게 구부리는 움직임의 결과와 **리포머**에서 관찰할 수 있는 결과는 이 동작을 재현하면서 일련의 **매트**운동에서 계속 나타난다. 회음에 압력을 주는 요인들은 속질핵을 척추몸통 후면으로 미는 요인들과 결합된다. 따라서 허리뼈를 뒤로 제치는 운동과 그 결과를 고려하면서 2장에서 기술한 모든 운동들을 할 수 있다.

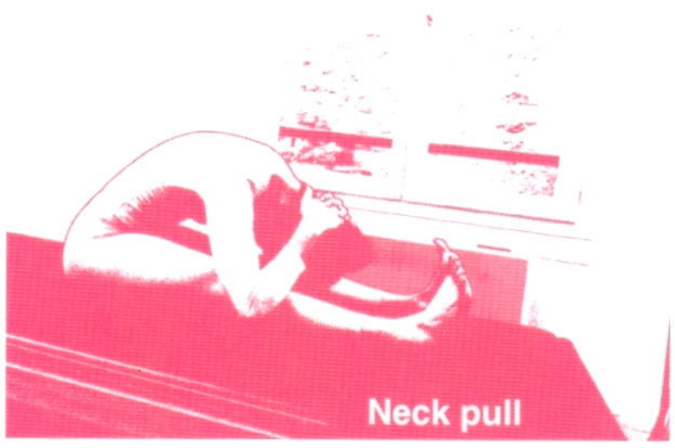
Neck pull

Roll up (spine stretch forward)

여기서 척추사이원반을 집게로《집는》것처럼 조이는 이 움직임은, 이와 비슷한 움직임으로 이미 거의 고정되어 있는 다섯째 허리뼈를 강제로 굽히게 한다.

Neck pull

몸통을 앞으로 숙일 때 움직이는 폭이 커지는 Roll up의 변형된 운동인데, 이 운동은 무게중심을 더 많이 한쪽으로 이동시킨다. 따라서 이 움직임에서 척추사이원반에 가중된 압박을 동반하여 무게중심을 뒤로 밀어내는 결과가 된다.

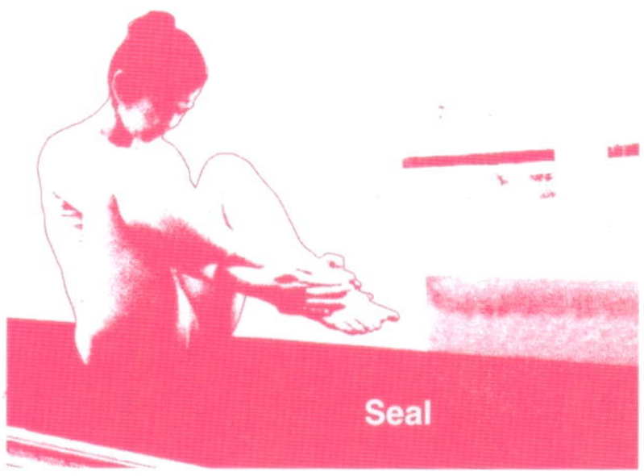
Seal

Seal(rolling like a ball)

다리를 들고 구르는 이 유형의 운동은 Stomach massage를 시작하는 동작과 유사하고 거의 비슷한 영향을 준다. 머리 쪽으로 구르는 것에 대해서는 언급하지 않을 것이고, 단지 골반 쪽으로 돌아오는 것에 대해서만 언급할 것이다.

Open leg rocker

균형을 유지하기 위해 거의 필수적으로 골반이 두덩뼈(치골, pubis) 뒤쪽에 놓이는 이 자세는 허리뼈가 단숨에 굽어지기 시작하고, 이 부위에 무게가 실리게 된다.

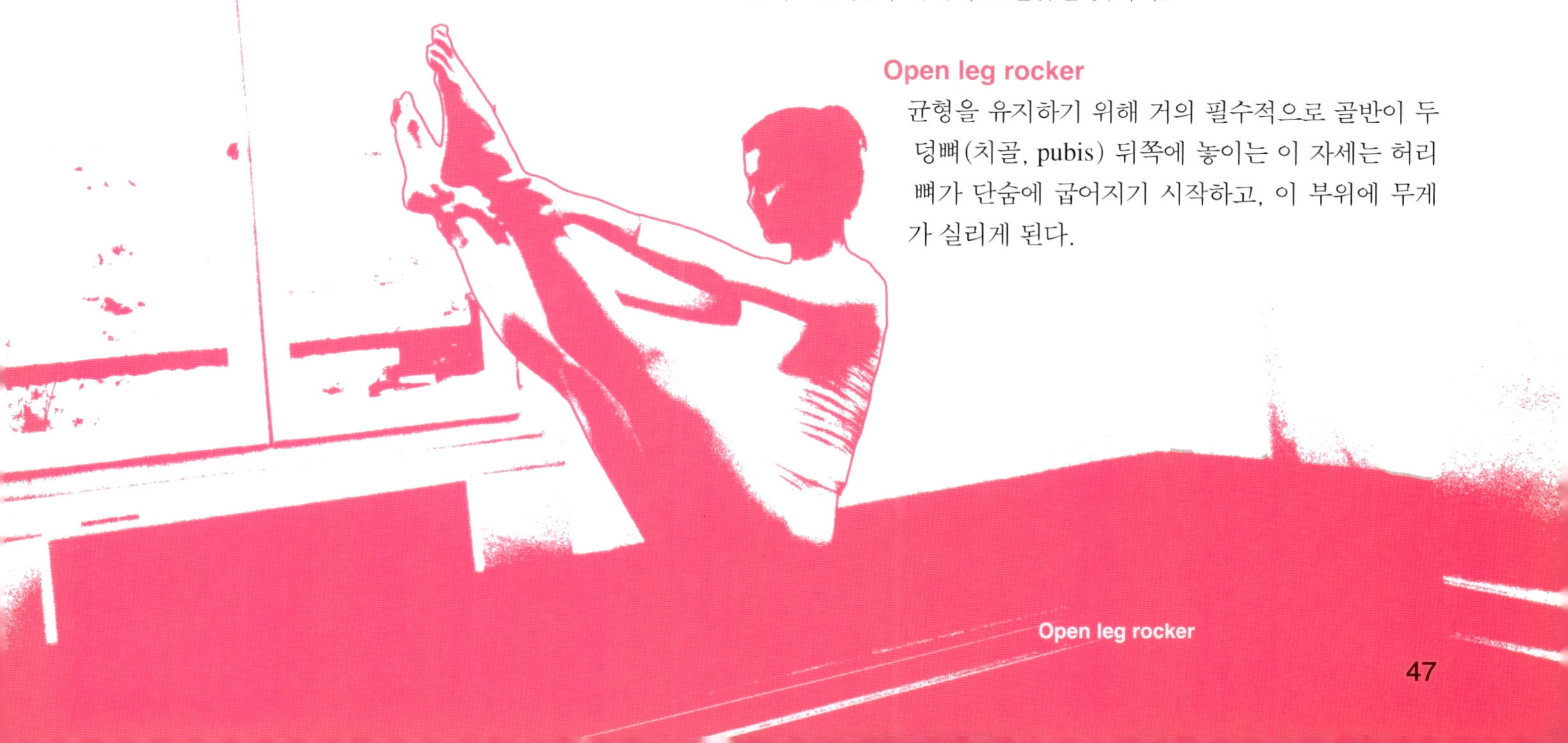
Open leg rocker

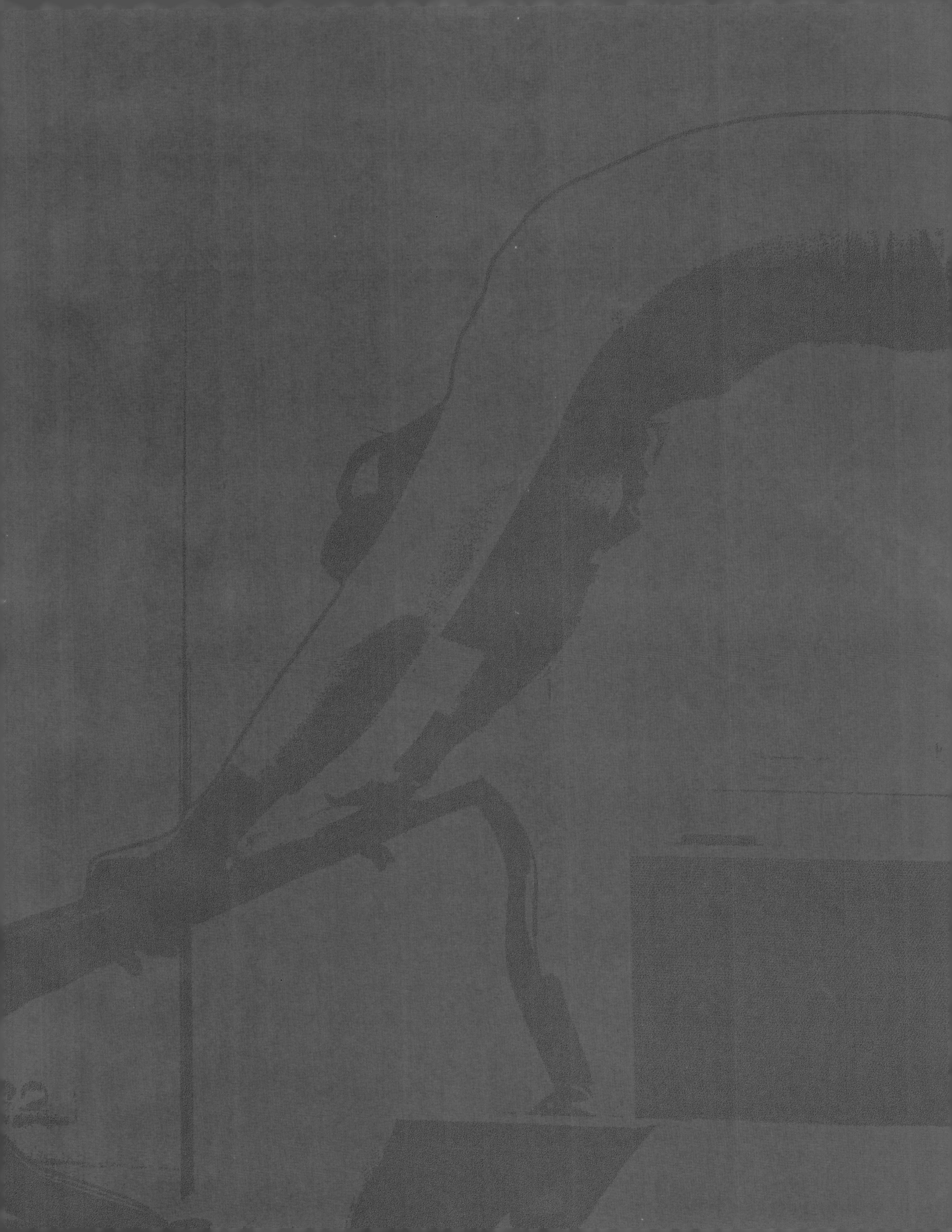

4

Elephant (코끼리 자세 동작) 시 손목을 지나치게 누름

Elephant(코끼리 자세 동작)시 손목을 지나치게 누름

이 운동은 필라테스의 기본 운동에 해당된다. 하지만
이 운동은 반복적으로 부과되는 압력을 견디는데
거의 적합하지 않는 신체부위에 반복적인 압력을
가하게 된다.

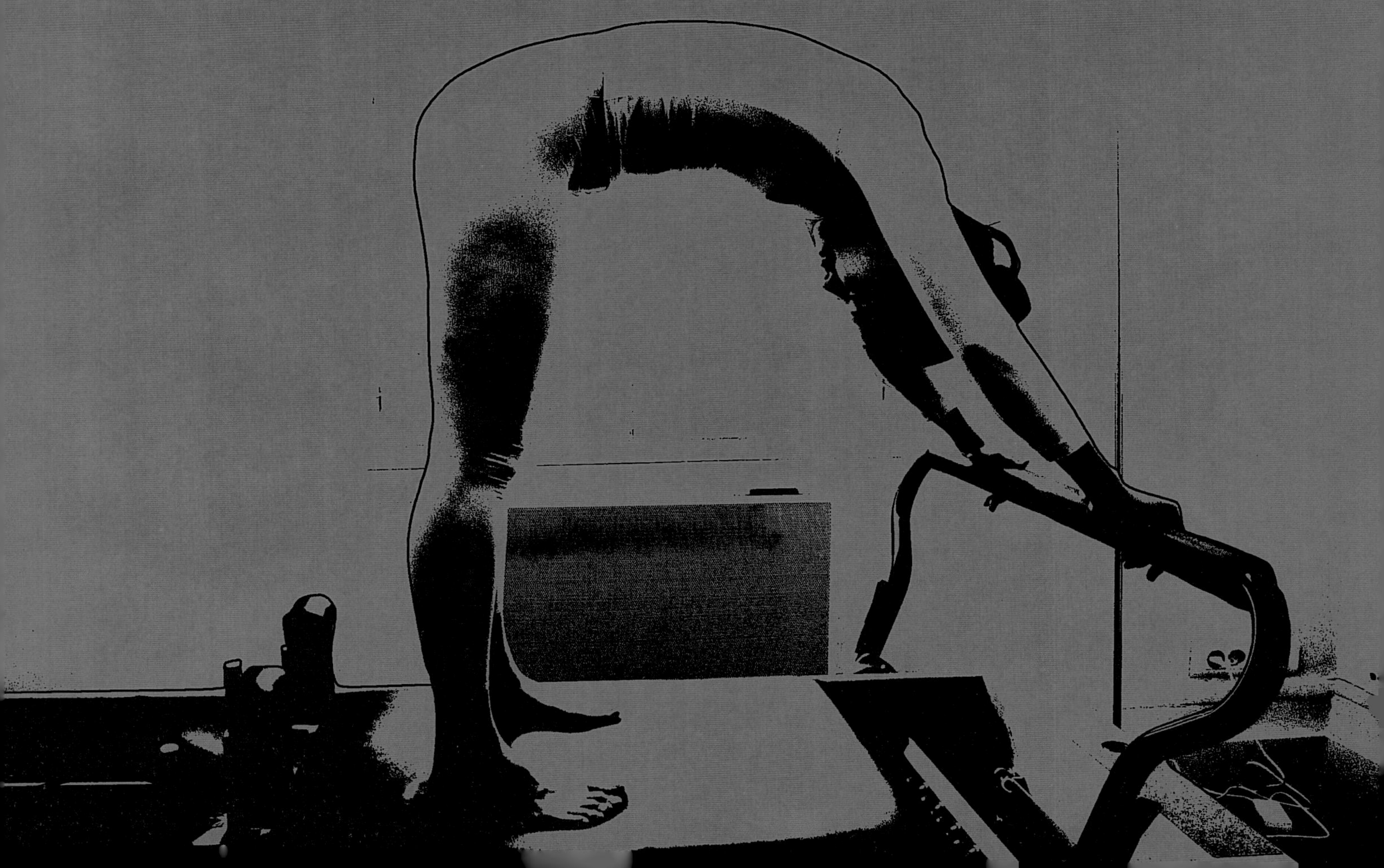

운동원리

준비 자세

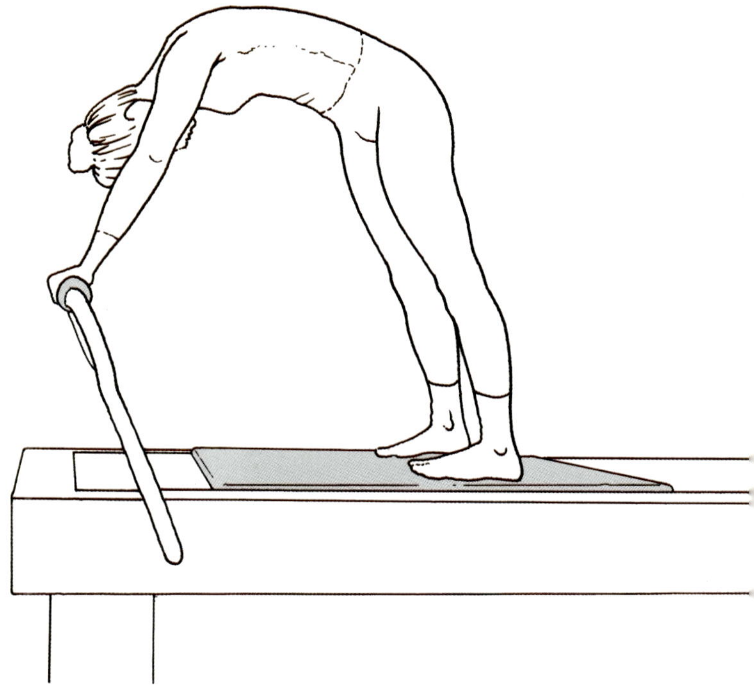

발을 수레위의 발 받침대에 올려 둔다. 때에 따라서 발 받침대에서 조금 앞으로 다가가서 발을 둔다(이는 발목의 유연성에 따라 발을 대는 위치가 달라진다).
양손은 지지대를 잡고, 지지대에 의지한다.
몸통 상부는 아래로 향하고 엉덩이와 몸통 하부는 크게 숙인다.

몸의 움직임

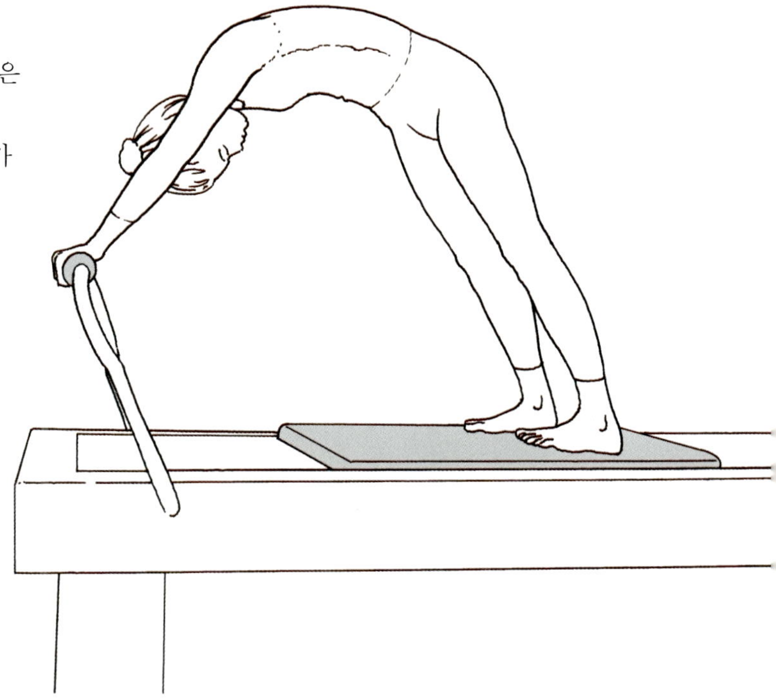

왕복운동을 하는 중에, 가는 움직임에서는 손과 발이 조금 멀어진다. 엉덩이와 몸통의 굽힘은 줄어든다. 이 움직임은 수레의 저항을 받으면서 행해진다. 돌아오는 운동에서는 손과 발의 거리가 가까워진다. 엉덩이와 몸통의 굽힘이 커진다.
왕복움직임의 폭은 크지 않는데, 이는 뒤넙다리근이 늘어날 수 있는 한계 내에서 움직임이 일어나기 때문이다.

몸의 움직임에 대한 관찰

이 운동은 손목의 앞부분을 지속적으로 누른다. 이 자세는 때로는 손목뼈를 압박하는 느낌이나 손가락이 저리는 것 같은 느낌을 유발한다.
그 이유는 무엇인가?

해부학적인 구조

손목, 다양한 뼈로 구성된 관절

손목은 (예를 들어, 엉덩이처럼) 두 개의 뼈로 구성된 관절이 아니다. 손목은 매우 다른 14개의 뼈로 구성된 관절부위이다.

- 아래팔의 2개의 뼈, 노뼈(요골, radius)와 자뼈(척골, ulna),
- 2열로 배치된 8개의 손목뼈(수근골, carpal bones),
- 5개의 손허리뼈(중수골, metacarpals)

추가 정보

2열로 배치된 8개의 손목뼈는 1열은 아래팔과 일치하는 《노뼈 하단》열이고, 2열은 손허리뼈 아래 부위(base)와 연결(관절)되는 《손허리뼈》열이다.

압력을 받는 손목의 첫 번째 부위, 아래팔에 더 가깝다

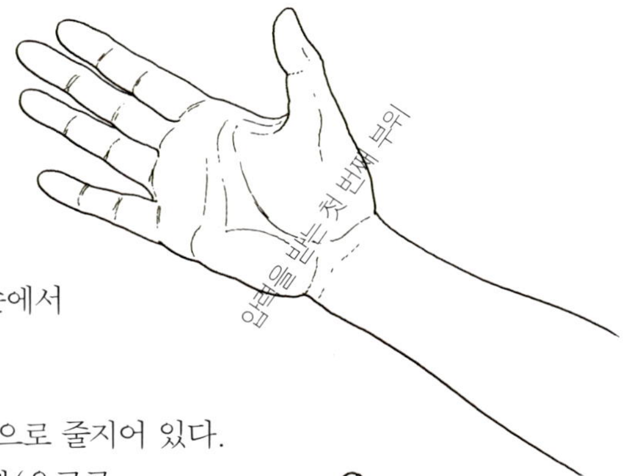

코끼리운동을 할 때 손목의 첫 번째 부위를 누를 수 있다. 팔꿈치를 굽힐 때 아래팔(전완, forearm)을 따라 손이 뒤침(회외, supination)(엄지손가락이 바깥쪽으로)되는 것을 볼 수 있다. 손목부위와 비교하여 하나 혹은 여러 개의 횡단주름이 생기는 것을 본다. 이 부위는 손에서 가장 가까운 곳에서 생기는 주름에서 1 cm 떨어져 있다.

손목뼈의 제2열은 6개의 뼈가 안쪽에서(새끼손가락) 바깥쪽(엄지손가락)으로 줄지어 있다. 이 뼈들은 콩알뼈(두상골, pisiform), 세모뼈(삼각골, triangular), 갈고리뼈(유구골, hamate), 알머리뼈(유두골, capitate), 작은마름뼈(소능형근, trapezoid), 큰마름뼈(대능형근, trapezium)(1)이다.

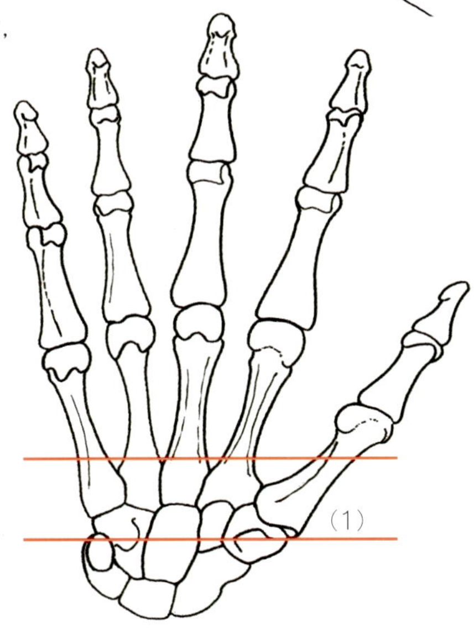

손목뼈의 제1열에 있는 뼈처럼, 제2열의 뼈들은 앞으로 파여진 홈의 형태를 하고 있다. 9개의 인대(66쪽)와 신경[정중신경(median nerve) 54–55쪽]이 홈을 통과한다. 이 힘줄들과 신경은 손목뼈전면에 환상인대(annular ligament)라고 불리는 인대끈에 의해 유지된다. 좁고 움푹 파여 있는 이 모든 부위를 손목굴(수근관, carpal tunnel)이라 부른다.

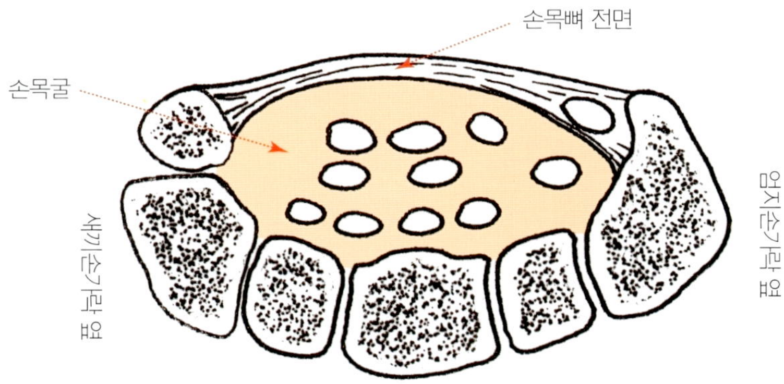

단면으로 보는 손목굴(절단면의 위치에 따라 손목뼈의 홈은 4, 5개 혹은 6개의 뼈로 형성되어 있다. 하지만 손목뼈의 홈은 항상 홈의 모양을 지닌다)

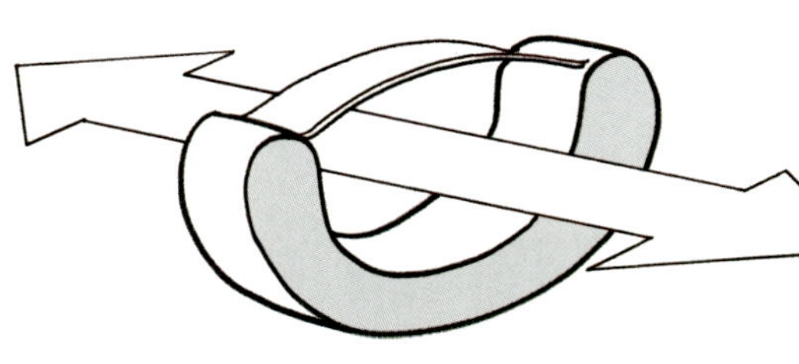

압력에 적합하지 않는 부위

해부학적으로 말해, 이 부위를 누르는 것은 까다롭다. 왜냐하면 많은 요소들이 압박받기 때문이다. 더구나 표피와 진피가 매우 두꺼운 발뒤꿈치나 궁둥뼈와는 다르게, 우리 신체 중에서 이 부위의 피부는 얇기 때문이다.

압력을 받는 손목의 두 번째 부위, 손바닥 주위

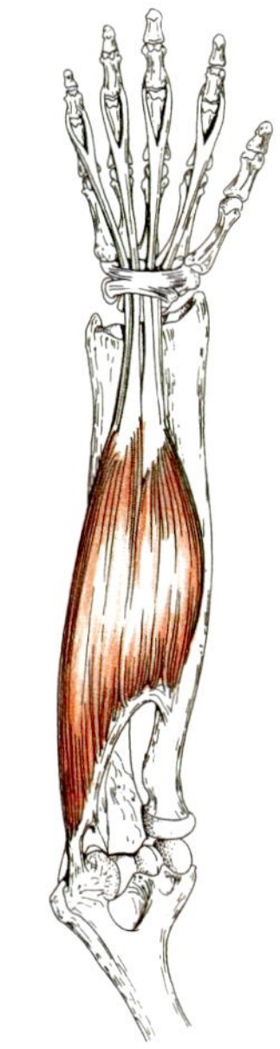

코끼리 자세 동작을 할 때, 손바닥에서 더 가까운 손목의 두 번째 부위를 누를 수 있다. 팔꿈치를 굽히면 아래팔을 따라 손이 뒤침(회외, supination)되는데 이 부위는 첫 번째 부위 바로 앞에 있고, 손바닥이 시작되는 곳이다.
두 번째 부위를 형성하고 있는 뼈는 손허리뼈가 시작되거나 손허리뼈 아래부위이다.
두 번째 부위는 첫 번째 부위보다 힘줄이 좀 더 적고, 각 손가락으로 뻗기 위해 힘줄이 갈라지기 시작한다. 중앙신경은 세분화되고 손근육으로 분포된다. 더 이상 환상인대가 없고 손바닥 중앙 근막(average palmar fascia)인 섬유천(fibrous sheet)으로 교체된다.
이 단계에서, 손은 좀 더 넓어지고 손바닥 가장자리를 형성하는 두꺼운 덩어리가 시작된다.

추가 정보

얇은 근육과 깊은 근육

깊은 근육이라 불리는 근육은 작은 근육 뭉치이다. 왜냐하면 이 근육은 손바닥에서 비롯해서 손바닥에서 끝난다.
반면에 손목굴을 지나는 힘줄은 손의 외부 즉, 아래팔의 안에 있는 근육에 속하는 얇은 근육이다.

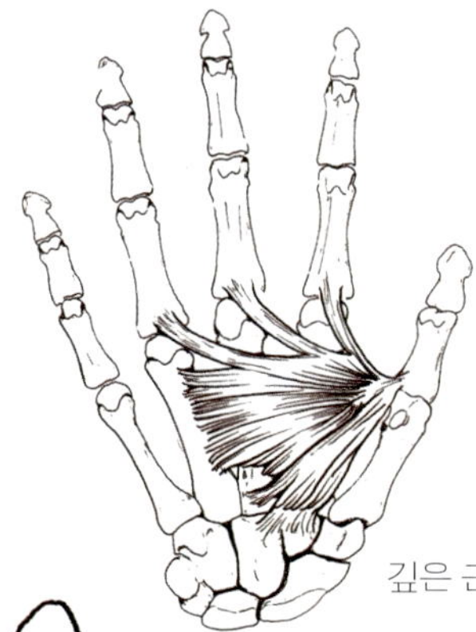

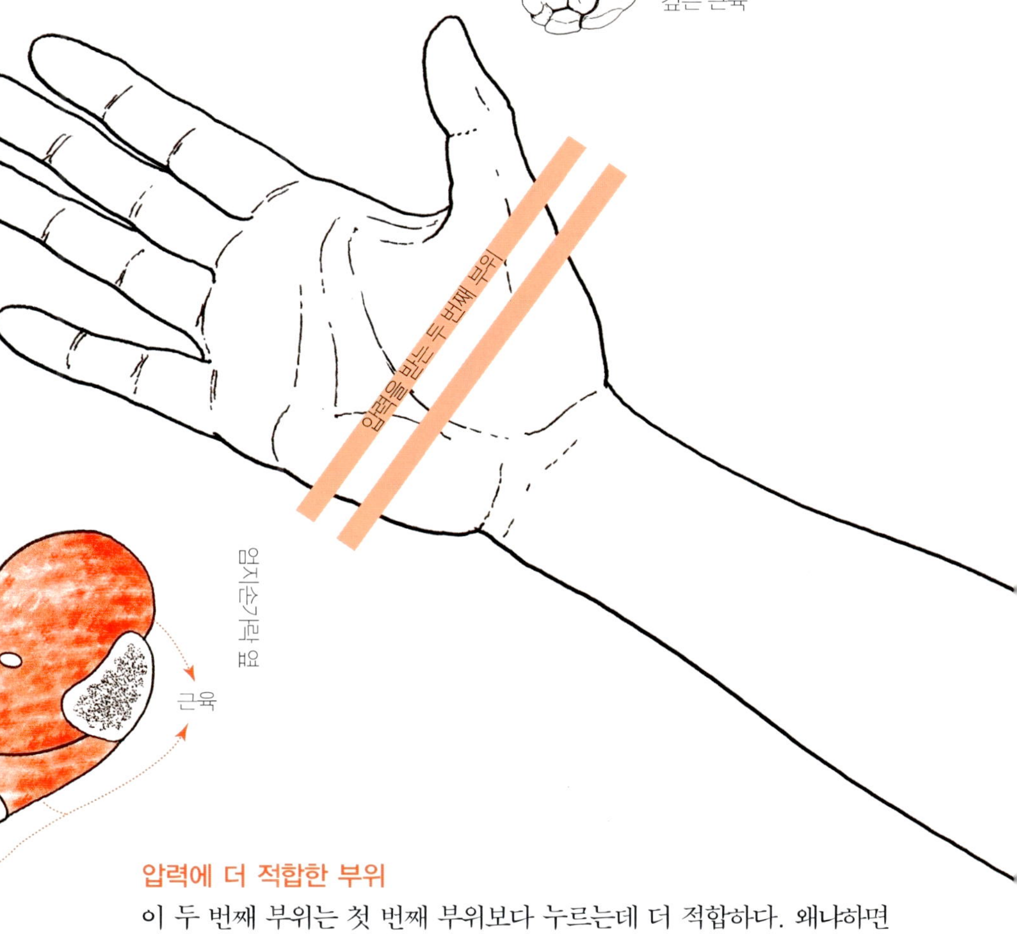

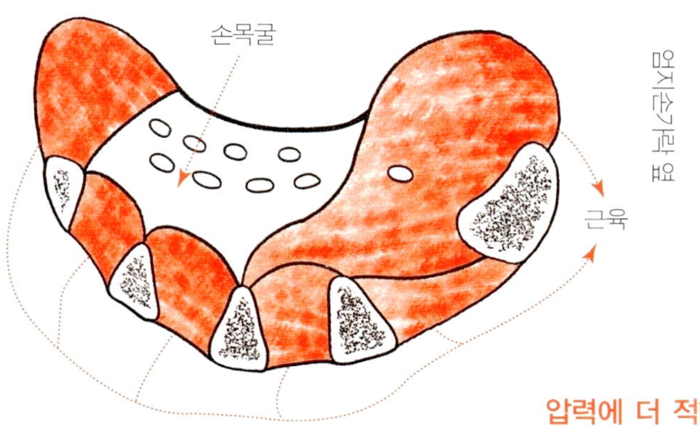

압력에 더 적합한 부위

이 두 번째 부위는 첫 번째 부위보다 누르는데 더 적합하다. 왜냐하면 두꺼운 근육은 압력을 완화시킬 수 있기 때문이다.

왜 그리고 어떻게 이 운동이 위험한가?

힘을 주어 누르는 상황

위에서 기술된 두 부위 중 각 부위에서는, 어느 정도 안쪽, 중간, 바깥쪽 등을 압박할 수 있다. 왜냐면 각 부위에는 힘을 주어 누르기에 적절한 해부학적 요소들이 있기 때문이다.

첫 번째 부위의 3개의 영역

새끼손가락 측면으로 누르는 부위

이 부위에 (손목방향이나 손바닥 방향으로) 갈고리뼈(유구골, hamate)의 후크 그리고/혹은 알머리뼈(유두골, capitate)가 있는데, 다음과 같은 3가지 이유에서 민감할 수 있다.

- 뼈가 거의 바로 피부 밑에 있다
- 환상인대와 새끼손가락의 깊은근육이 이 뼈들에 부착되어 있다
- 바깥부분으로 (원칙적으로 새끼손가락 신경을 지배하는) 자뼈신경(ulnar nerve)의 말단이 통과한다. 이 부위를 반복적으로 누르면 새끼손가락 부위에 쥐가 날 수 있다.

첫 번째 부위의 가운데 누르기

이 부위는 손목굴의 중앙 부위이다. 이 부위에는 2, 3, 4 그리고 5째 손가락힘줄이 촘촘히 겹쳐져 있다.
이 부위는 힘줄집으로 싸여있다.
이 부위를 오래 동안 누르고 있으면 힘줄을 압박하고 힘줄집에서 활액을 압박하여 활액이 잘 순환되지 않는다.
정중신경은 중앙부위에서 가장 외부로 통과한다. 이 부위압박은 새끼손가락을 제외한 4개의 손가락과 손바닥을 저리게 하거나 통증을 유발시킬 수 있다.

엄지손가락 쪽을 누르기

이 부위는 큰마름뼈(대능형골, trapezium)를 누르게 되는데, 다음과 같은 4가지 이유로 이 부위를 누르는 것은 적합하지 않다.

- 이 뼈는 피부 바로 아래에 있고,
- 환상인대와 엄지깊은근육이 이 뼈에 부착되어 있다,
- 환상인대 뒤쪽에 긴엄지굽힘근힘줄(장무지굴근건, tendon of flexor pollicis longus)이 활액이 가득한 힘줄집 안을 통과한다.
- 정중신경은 이 부위의 가장 안쪽에 있는데 반복적으로 이 부위를 누르면 새끼손가락을 제외한 4개의 손가락과 손바닥을 저리게 하거나 통증을 유발시킬 수 있다.

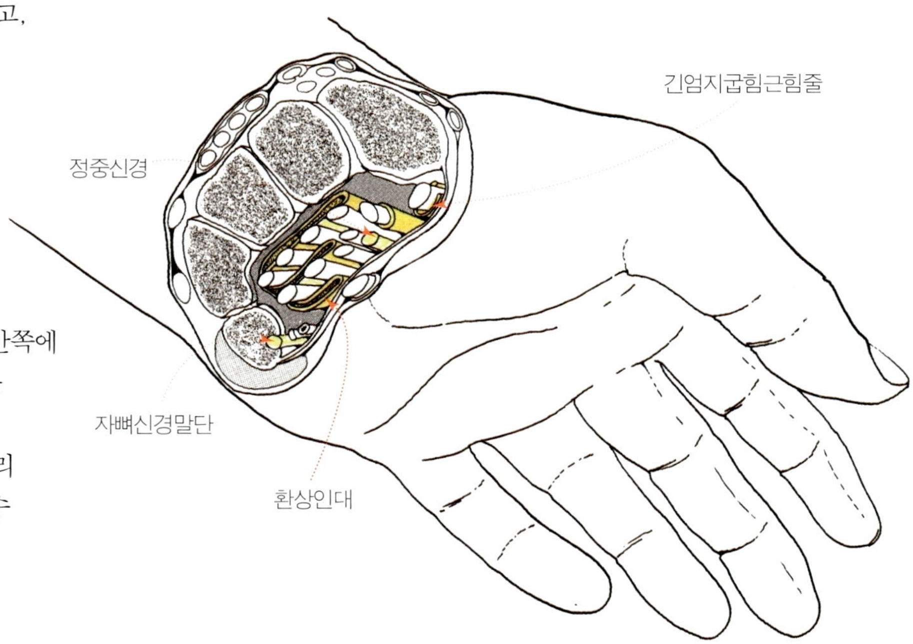

두 번째 부위의 3개의 영역

새끼손가락 측면으로 누르기

이 부위의 뼈는 피부 바로 아래에 있지 않다.
약지 방향으로 향한 세 개의 작은 근육군이 누르는 힘을 지탱한다.
이 근육들 사이로 자뼈신경의 말단이 통과한다. 이 부위를 반복적으로 누르면, 비록 이 누르기의 힘을 근육군이 지탱하여 첫 번째 부위보다 완화된다 할지라도, 약지와 몇 몇 손가락 부위에 쥐가 날 수 있다.

두 번째 부위의 가운데 누르기

둘째와 넷째 손허리뼈에 약간 접하면서 셋째 손허리뼈 아래부위 앞(위)에 자리 잡고 있다.
이 부위에는 힘줄이 여전히 2겹으로 겹쳐져 있지만 덜 촘촘하다. 이 힘줄을 싸고 있는 힘줄집은 가로로 약간 더 많이 싸고 있다. 힘줄집은 여전히 활액으로 가득하다.
이 부위를 오래 동안 누르고 있으면, 힘줄을 압박하게 되고 힘줄집에서 활액을 압박하여 활액이 잘 순환되지 않는다.
이 부위에서 정중신경은 갈라져서 신경말단이 손가락으로 향한다. 이 갈래는 누르는 부위의 가장 외부(엄지 옆)에 있다. 이 부위를 반복적으로 압박하면 손가락근육을 저리게 하거나 통증을 유발시킬 수 있다. 하지만 여기서 힘줄막과 결합되어 있는 두꺼운 새끼손가락근육과 엄지근육이 이 부위를 보호하고 있다.

엄지손가락 쪽을 누르기

이 부위는 보호막을 형성하고 있는 엄지의 두꺼운 깊은 근육군이 압력을 견디도록 되어 있다. 정중신경의 가는 신경은 이 근육들 사이를 통과한다. 반복적으로 이 부위를 누르면, 비록 이 부위 근육이 두껍다 하더라도 엄지와 검지근육을 저리게 하거나 통증을 유발시킬 수 있다.

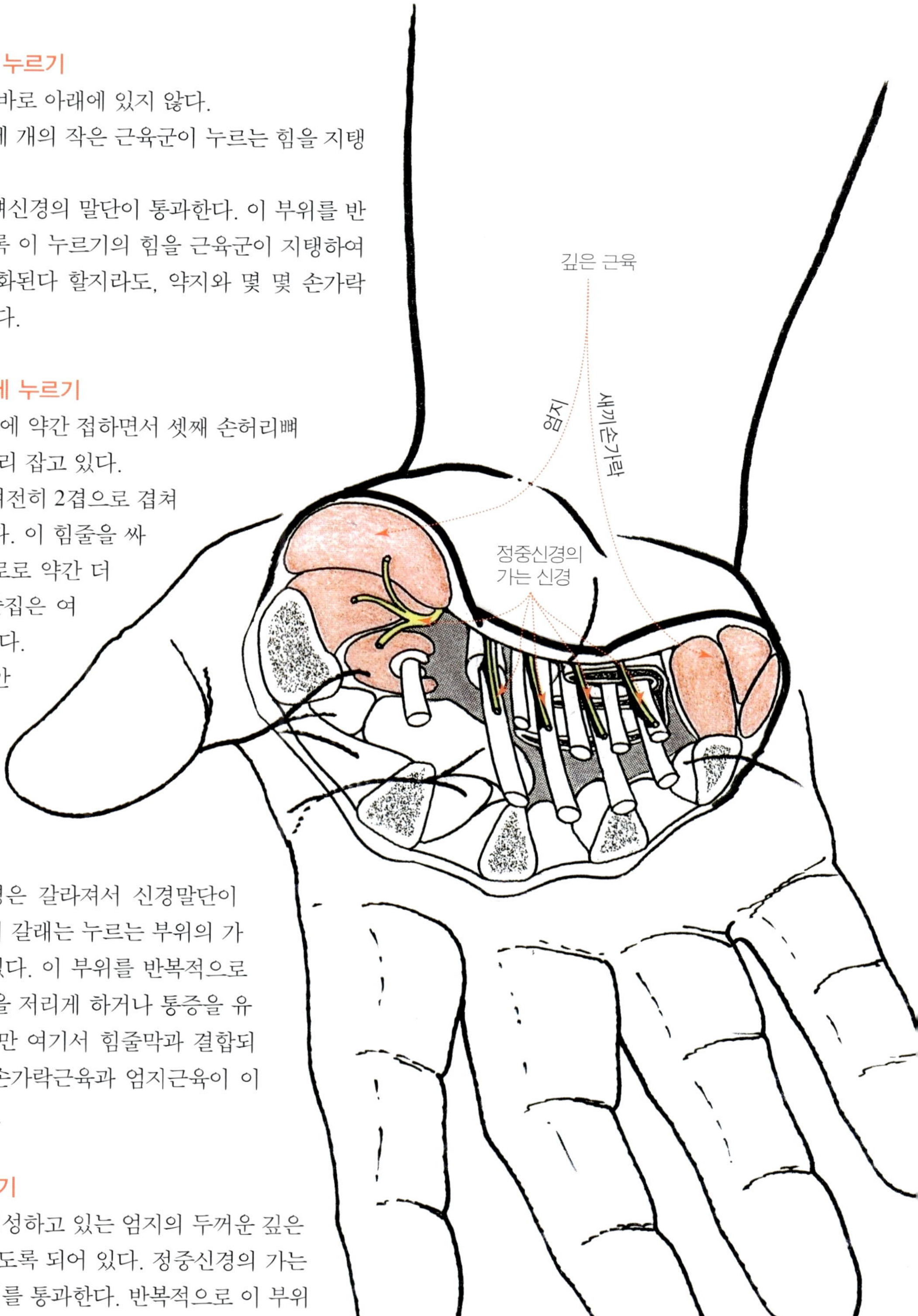

눌려지는 두 번째 부위에
관한 세부사항

해결방안과 예방법

손목을 무리하게 누르는 것을 어떻게 피할 수 있을까?

1. 첫 번째 부위와 두 번째 부위 사이를 분산시켜서 누른다.

앞쪽에서 두 번째 부위가 첫 번째 부위보다 누르기에 적합하다고 하였다. 하지만 이 두 부위 중 어느 쪽도 지속적으로 누르는데 적합하지 않다. 따라서 특히 번갈아 가면서 누르는 부위를 변경해야 한다.
그런데 누르는 부위를 변경하는 것은 아래팔과 지지대를 누르는 손사이의 각도에 달려 있다.
이 각은 다음과 같은 여러 가지 요인에 의해서 변할 수 있다.

- 몇 몇 리포머에서 조절할 수 있는 지지대의 높이에 의해,
- 몸통무게를 팔 혹은 다리에 두는 방법에 따라,
- 뒤넙다리근의 유연성에 의해.

누르는 부위를 지속적으로 변화시키기 위해 지지대를 누를 때 몸의 자세를 최소한이라도 바꾸는 것이 좋다.

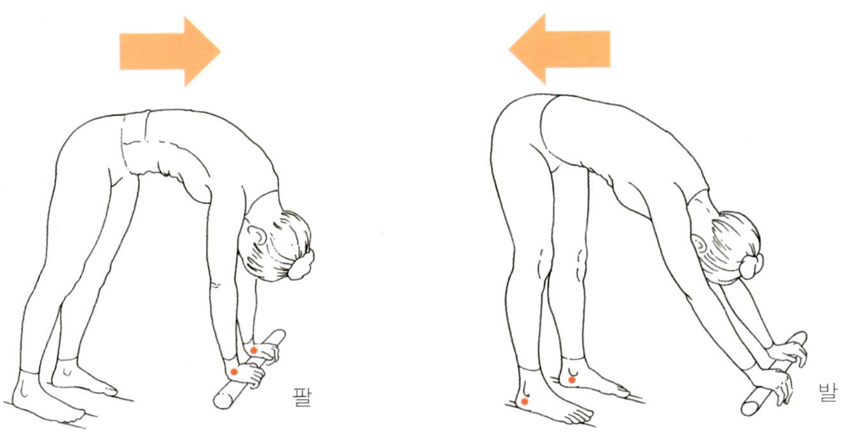

2. 누르는 부위를 손바닥의 안쪽, 중간, 바깥쪽으로 변화시킨다.

여기서, 누르는 부위를 한 부위에서 다른 부위로 바꾸는 것은 특히 아래팔과 손 사이에 형성된 각도에 의거한다. 이러한 각도는 더 이상 시상면이 아니라 액면에 의해서 형성된다.
이 각은 지지대를 누르는 양 손을 벌리거나 서로 가까이 두면서 변화시킨다.

- 양 손을 벌려서 지지대 위에 손을 놓으면 손바닥 안쪽 부위를 누르거나,
- 그리고 반대로 지지대 위에 양손을 서로 가까이 놓으면 손바닥 바깥쪽 부위를 누른다.

지지대 위에서 누르는 부위를 변화시키기 위해 손을 조금만 이동시켜도 충분한다는 것을 알 수 있다. 그리고 지속적으로 이러한 변화를 주어야 한다는 것을 명심해야 한다. 손목에 느끼는 감각에 따라 비대칭적으로 양손 간격을 벌릴 수 있다. 엘레펀트 운동을 실행하기 위해 반드시 양손을 대칭적으로 놓을 이유는 없다.

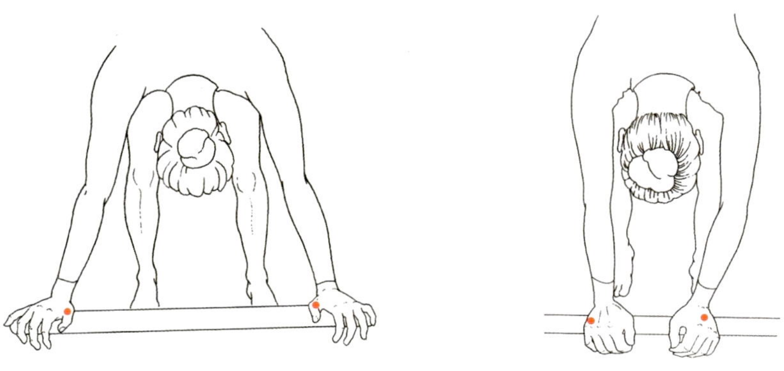

3. 누르고 누르지 않기를 반복한다.

가능할 때마다 이 두 움직임의 사이에는 몸통 무게를 발에 더 실리도록 하고, 손목조직을 쉬게 하는 휴식시간을 갖는다.

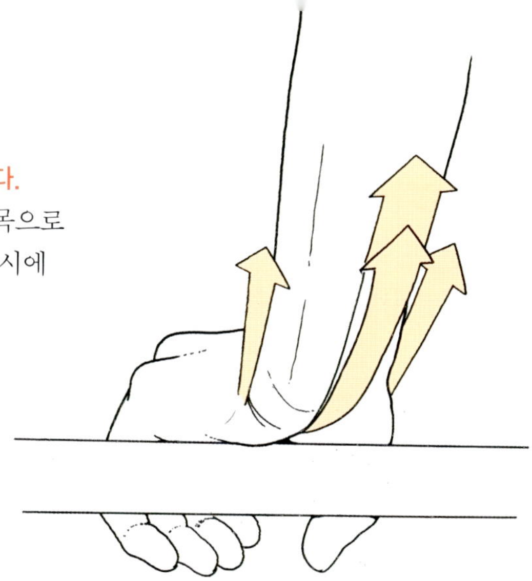

4. 누르는 부위를 선택하기 위해 적극적으로 아래팔의 방향을 바꾼다.

능동적으로 손목의 방향을 바꾸어 지지대에 놓는 부위를 손이나, 손목으로 선택할 수 있다. 손까지 뻗쳐있는 근육의 힘줄은 다양한 방법으로 동시에 움직일 수 있는《고삐》처럼 작용한다.
이와 같이 손목은《막에 싸여 있으며》《근육조직에 의해 유지》된다.

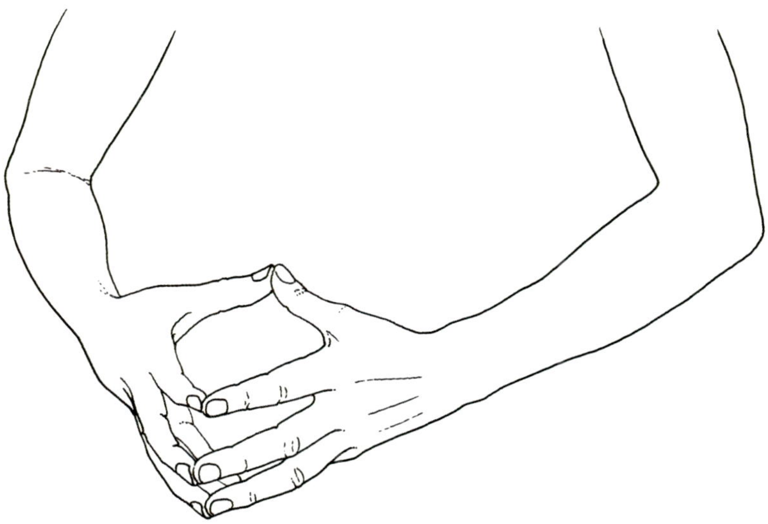

5. 팔꿈치/손목/손 전체를 강화한다.[11]

양손의 손가락을 펴서 손가락끝 부분을 대고 강하게 누른다. 이 운동은 아래팔 근육과 손의 근육을 강화시킨다. 이 근육을 더 강화시키기 위해, 무릎을 굽히고 같은 자세에서 손가락으로 지면을 누를 수 있다. 이 운동이 충분하지 않다면, 지면에서 무릎을 들면서 발/손을 누를 수 있다.

6. 상체 전체의 유연성을 증가시킨다.[12]

걸상에 앉아, 한 팔을 뒤로 펴는데 이때 팔꿈치와 손목을 펴고, 손바닥은 벌리고 최대한으로 손가락을 벌린다. 가능하다면 모든 손가락을 편다.
다른 팔에도 같은 동작을 한다. 그리고 동시에 두 팔로 같은 동작을 한다.
이 운동은 상체 전체 근육과 상체를 감싸고 있는 모든 조직을 복장뼈(흉골, sternum)에서 손가락 끝까지 늘인다. 엘러펀드에 의해 작용한 굽힘근을 늘인다. 어깨가 약한 사람들에게는 이 운동을 권하지 않는다.

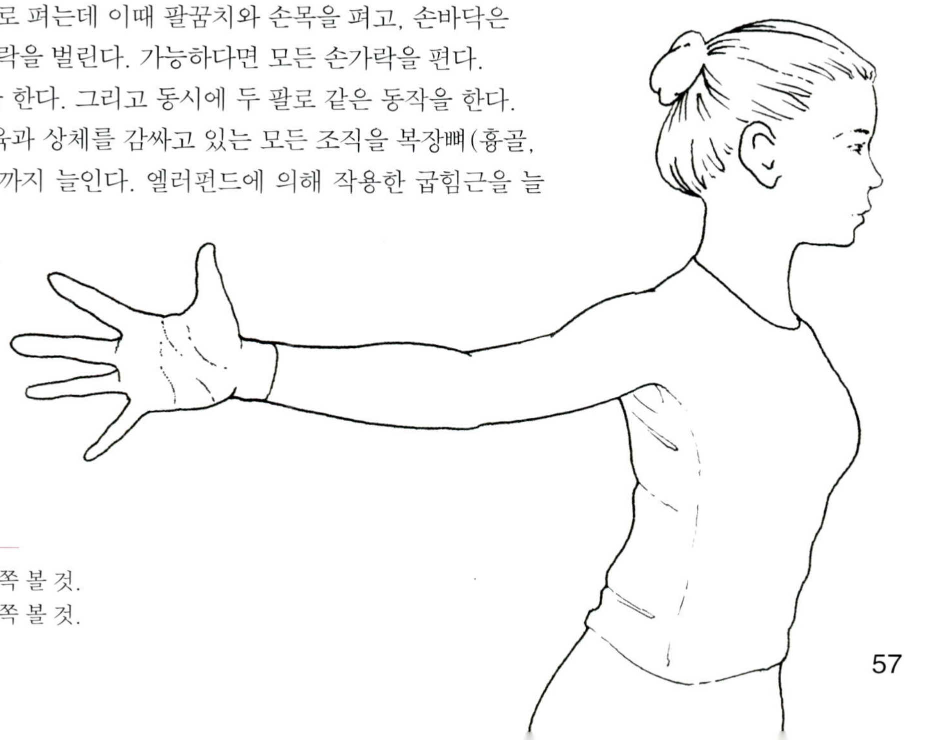

11. 움직임의 해부학 2, 155쪽 볼 것.
12. 움직임의 해부학 2, 153쪽 볼 것.

다른 사례들

유사한 상황을 보여주고 있는 리포머 운동들

추가 정보

손목을 무리하게 누르는 경우와 손목의 젖힘과 구분하기 위해, 리포머의 경우에는 다음과 같은 상황을 고려할 필요가 있다.

- 끈을 사용하는 모든 운동—이 운동을 하면, 손목에 모든 체중이 실리지 않기 때문에 이 체중을 지탱하기 위해 누르는 곳을 선택할 수 있다.
- 그리고 다른 한편으로는, 하체와 함께 누르면서, 손목이 누르는 부위의 균형을 잡아주는 모든 운동.

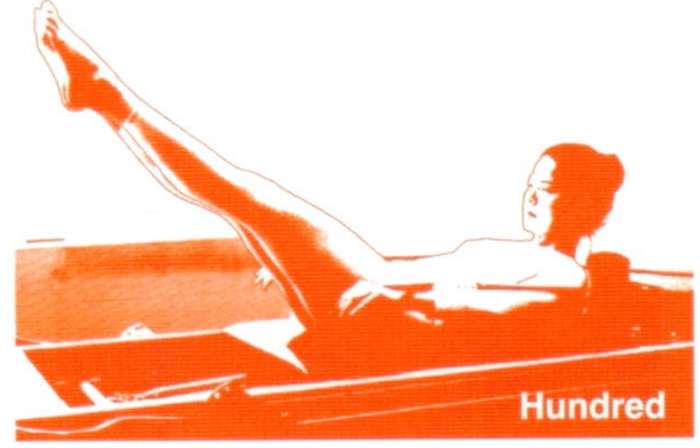
Hundred

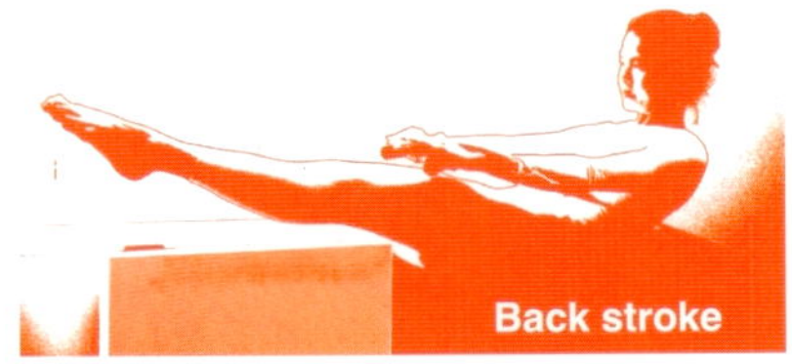
Back stroke

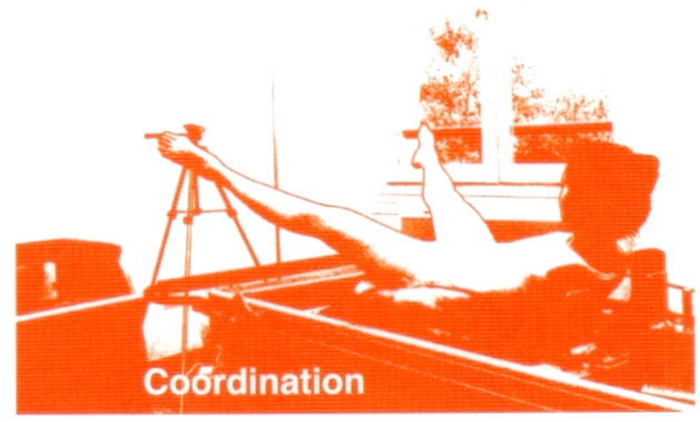
Coordination

끈으로 하는 운동

Hundred, Coordination, Back stroke, Rowing series, Teaser, Chest extension, Kneeling arm.......

(코끼리 자세 동작보다 저항이 약한)끈을 가지고 하는 모든 운동처럼, 두 번째 부위로 누르면서 각 움직임마다 적당한 위치를 찾을 수 있다. 이 운동은 잡는 방법을 다양하게 할 수 있다. 그리고 이러한 지속적인 적응은 잡는 데에 따라 손을 변형시킬 수 있다.

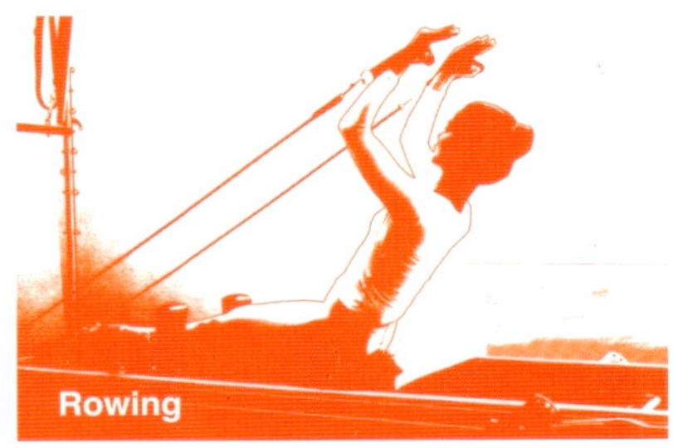
Rowing

지지대로 하는 운동

Swan prep, Stock

상자 위에 배를 대고 누워서 손은 지지대 위에 펴서 놓는다. 등을 펼 때 무게가 거의 손에 실리지 않기 때문에 손을 놓는 위치를 다양하게 변화시키고 느낄 수 있다. 코끼리 자세 동작의 변형 운동인 Stock는 한 다리를 든 상태에서 하기 때문에 손목자세를 자유롭게 할 수 있다.

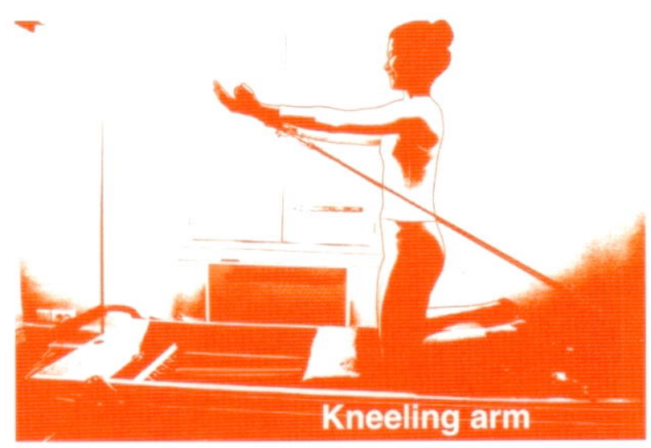
Kneeling arm

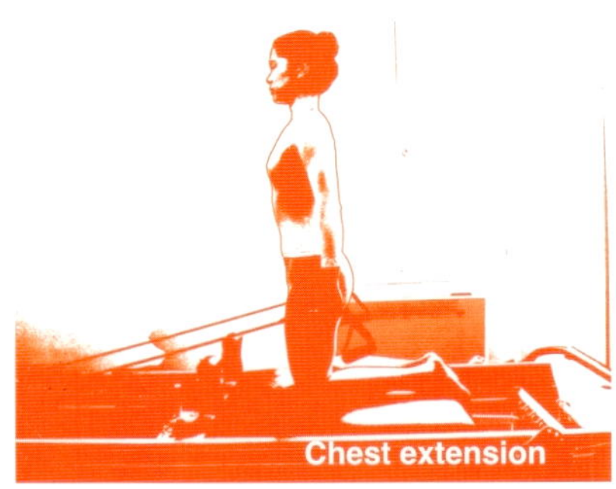
Chest extension

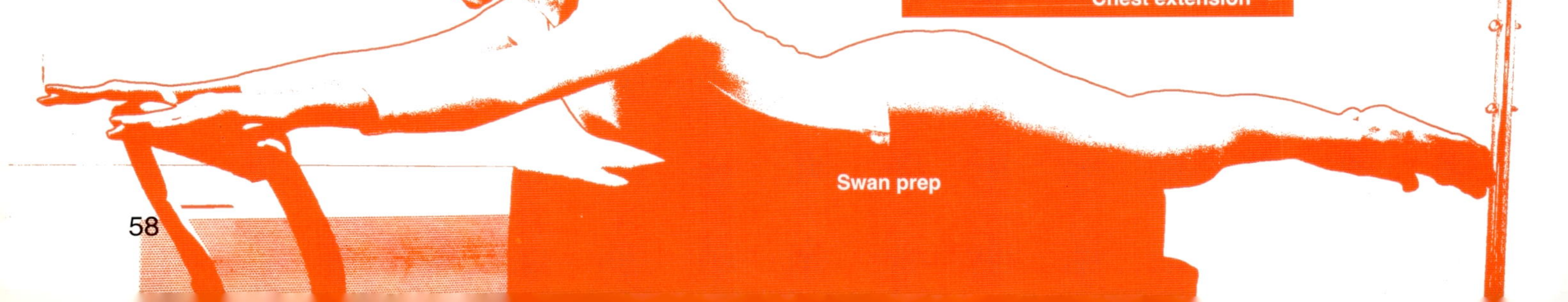
Swan prep

유사한 위험을 지닌 매트운동들

리포머에 비교하면 매트운동에는 손목을 누르는 운동이 거의 없다. 모든 매트운동은 손을 편 상태에서 운동이 시작된다.

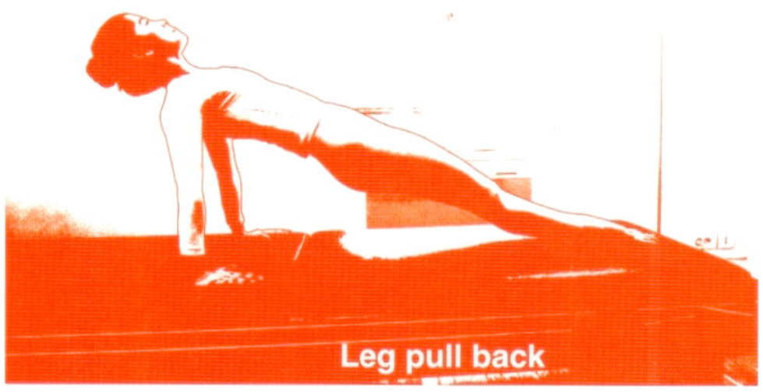

Leg pull back

Leg pull front의 변형운동인 (등이 지면으로 향하는) 이 운동은 손목관절이 많이 접히고 상지대의 좋은 안정성을 요구한다. 사실, 이 자세로 인해, 체중은 발보다 손에 더 많이 실린다.

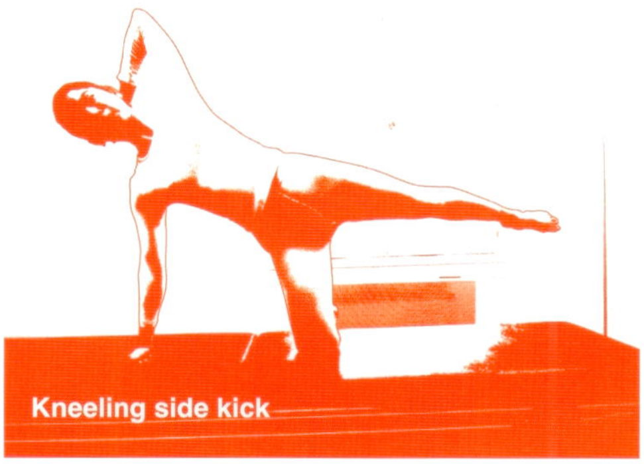

Kneeling side kick

한쪽 무릎과 한 손에 체중이 실리면서 행해지는 이 운동은 위에서 언급한 Leg pull back에서 요구되는 통제력보다 지속적으로 균형을 유지해야 하기 때문에 더 많은 통제능력을 요구한다.

Leg pull front

손과 발을 지면에 기대어 팔굽혀펴기의 변형 운동은 손목관절이 받는 압력을 경감시키기 위해 어깨뼈의 균형을 요구한다.

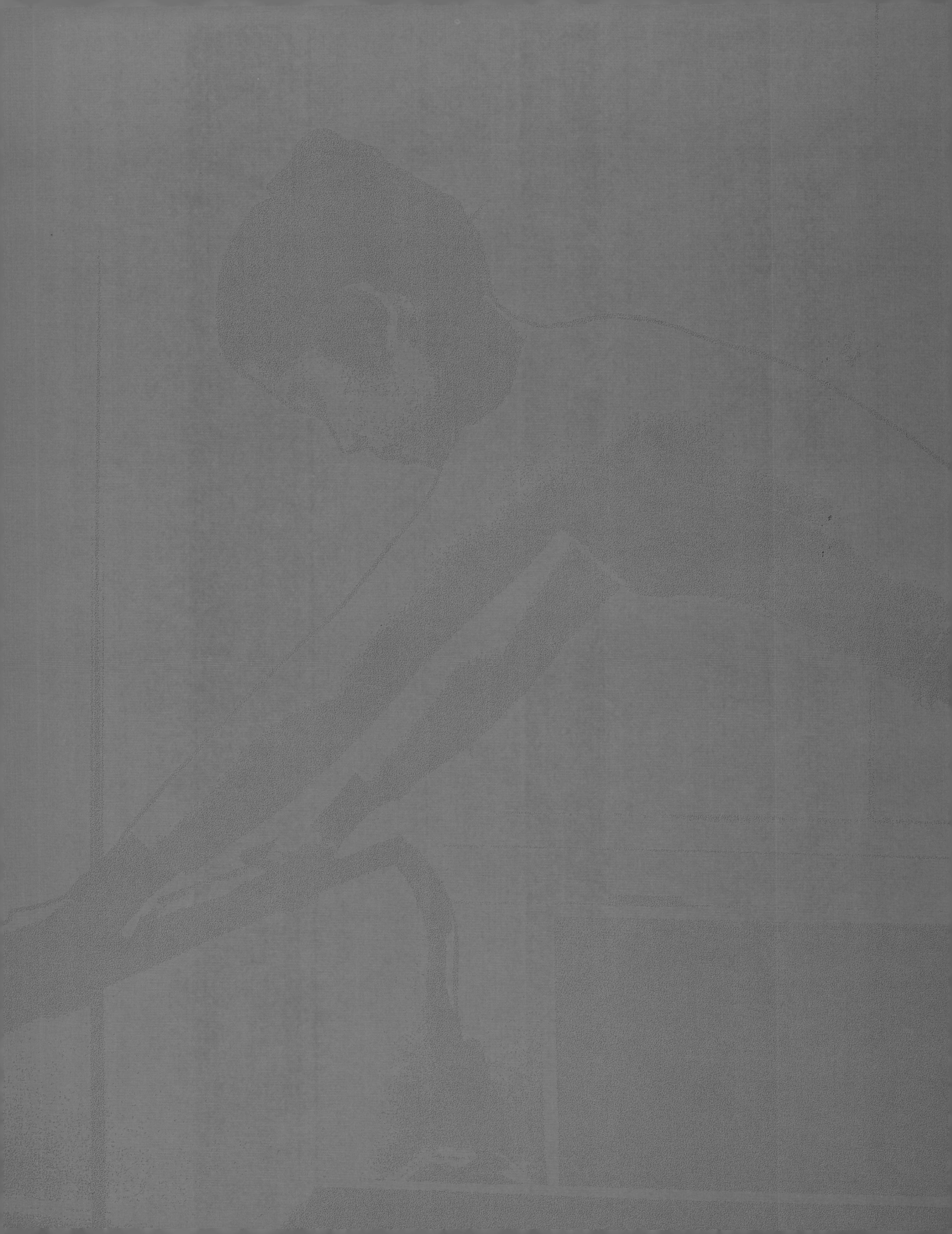

5

Long stretch

시 손목 젖힘

Long stretch시 손목 젖힘

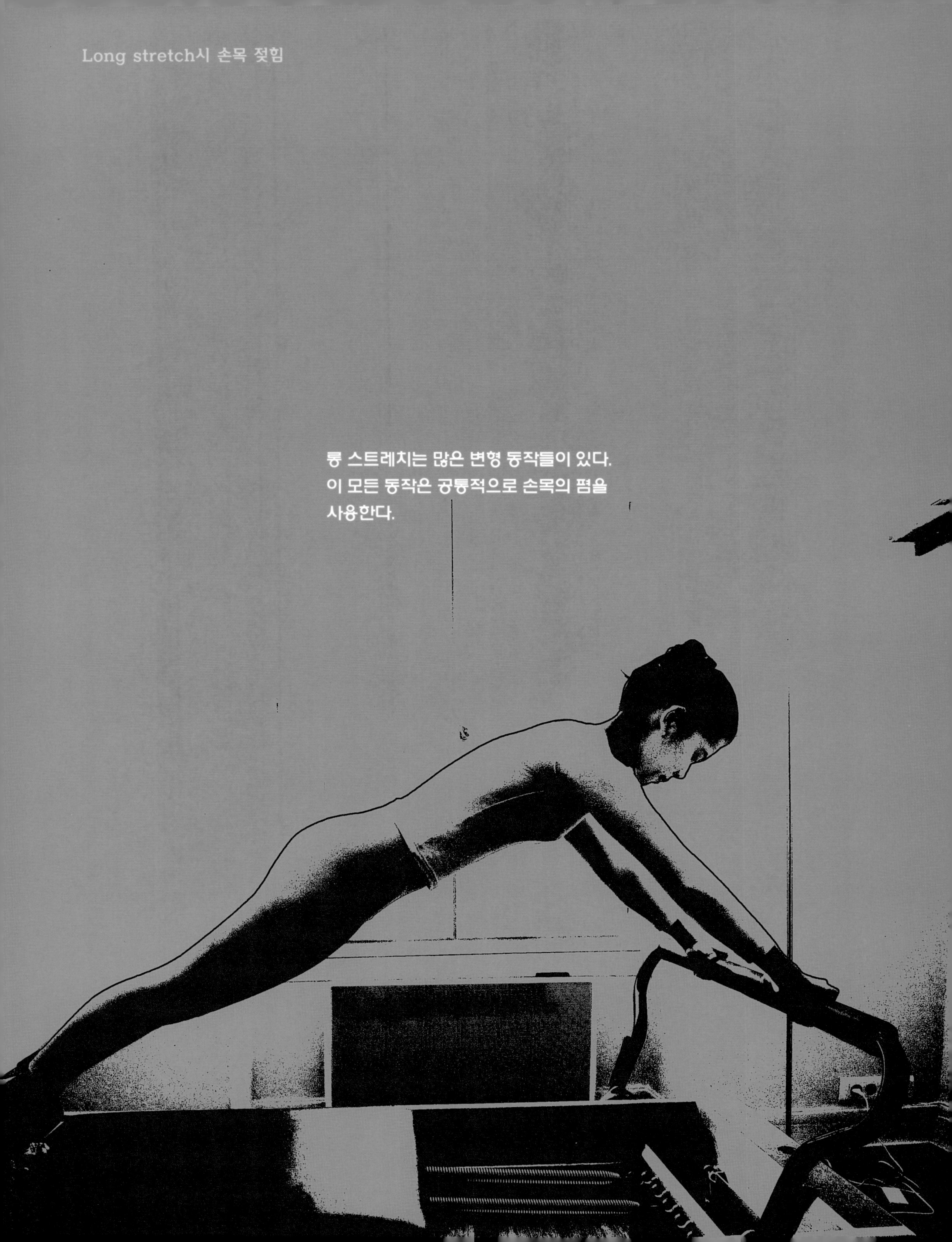

롱 스트레치는 많은 변형 동작들이 있다.
이 모든 동작은 공통적으로 손목의 폄을
사용한다.

운동원리

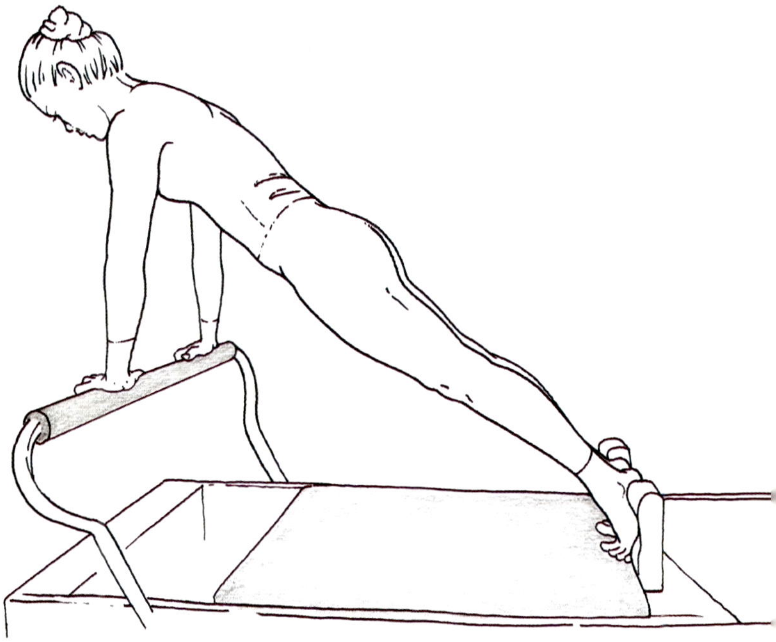

운동준비자세

팔굽혀 펴기의 초기자세와 유사한 자세인데 (지지대를 잡기위해 손가락은 구부리고) 손으로 몸을 받친다. 발가락은 머리지지대 홀이 위치한 수레 중앙에 놓는다.

추가 정보

몸통은 수레와 평행이 되지 않는다. 몸통은 수레와 약간 대각선을 이루고 골반보다 어깨가 더 높다. 특히 손잡이 막대기는 발지지대보다 더 높이 위치한다.

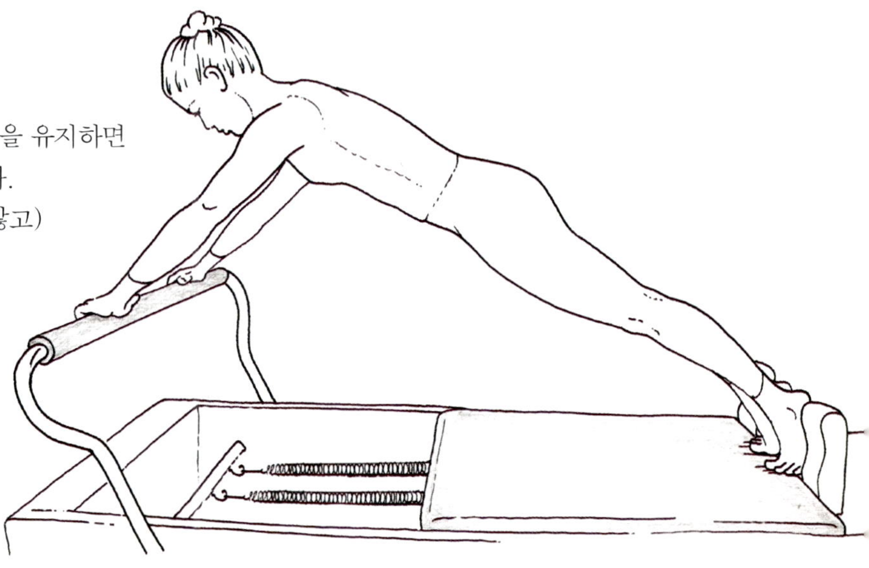

몸의 움직임

이 운동은 머리에서 발뒤꿈치까지 직선을 유지하면서 수레를 뒤에서 앞으로 움직이게 한다. (전경이나 후경의 움직임이 발생하지 않고) 되돌아오는 움직임에서도 골반은 안정되어야 한다.

몸의 움직임에 대한 관찰

이 운동에서 발목-발의 관절보다 손목관절[13]에 힘이 더 많이 들어가는데, 특히 움직임이 시작될 때 힘이 더욱 더 많이 들어가는 것을 관찰 할 수 있다. 수레를 움직이기 위해, 아래팔에 비해 손의 위치가 변화하고 강제로 손이 펴진다. 그 이유는 무엇인가?

13. 수레가 멀어질수록 손목 관절표면에 힘이 줄어든다. 그러므로 움직임이 시작되는 순간과 끝나는 순간에 가장 강한 압력을 받는다.

해부학적인 구조

손목, 원래 약한 관절

근육군의 부재

손목은 힘이 없어 보이는 관절이다. 이러한 이유는 어떤 근육도 손목을 통과하지 않기 때문이다. 반면에, 아래팔과 팔에서 기시하여 손과 손가락까지 뻗친 힘줄이 통과한다.

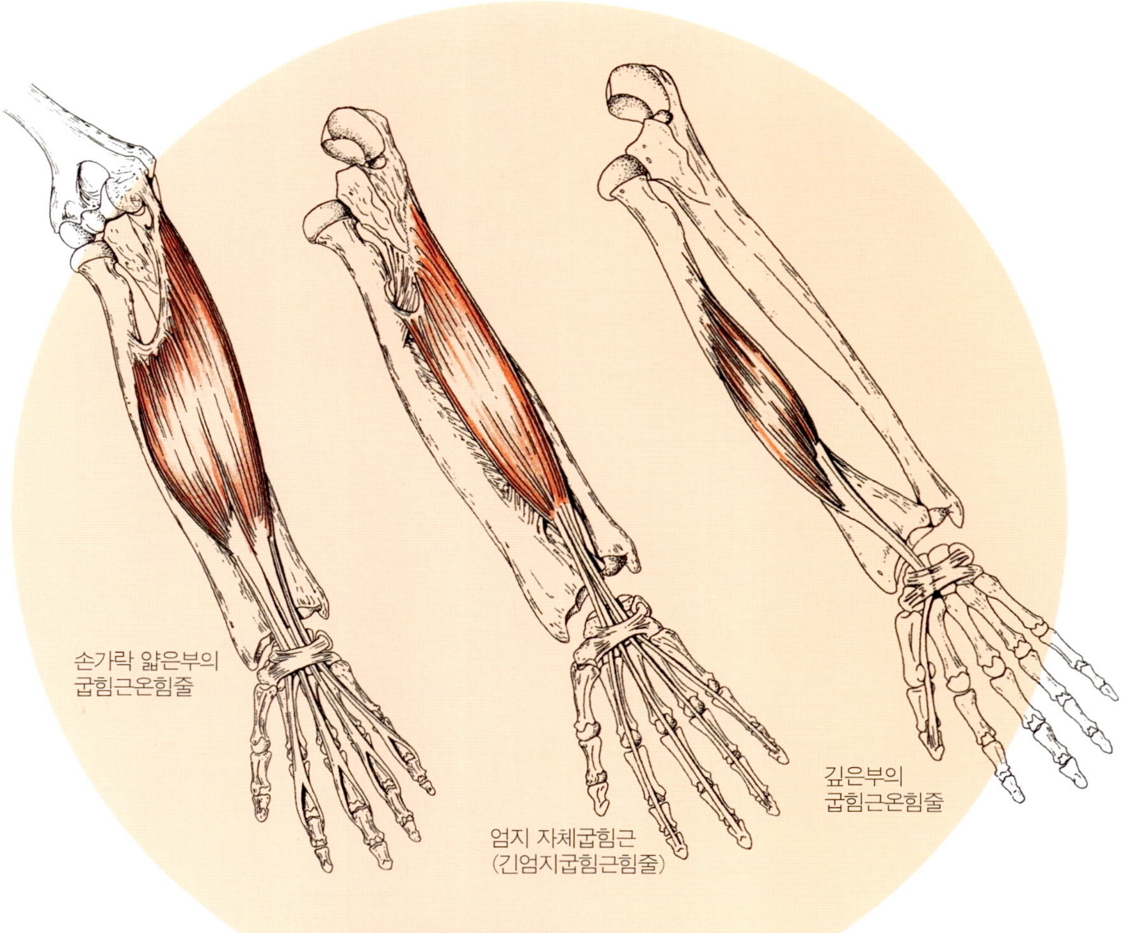

손목전면에 위치한 힘줄

매우 많은 힘줄들이 있는 부위, 손과/혹은 손목을 움직인다.

이 힘줄들은 아래팔(전완, forearm)에 있는 근육에 속한다(53쪽 얇은 근육을 볼 것).
이 힘줄들의 작용이 결합함으로써 이 근육을 사용하게 되는데, 이 근육은 손목을 (관절의 전면을 통과하는 힘줄) 굽히고, (관절의 후면을 통과하는 힘줄) 펴며, (새끼손가락 쪽, 이 부위에 위치한 힘줄) 안쪽으로 기울게 하고, 혹은 (엄지손가락 쪽, 이 부위에 위치한 힘줄) 가쪽으로 기울이게 한다.

일반적으로 폄 상태가 되는 관절

하지만 이 근육들은 가장 자주 굽힘의 상태가 된 손가락이 최적의 상태에서 작용을 할 수 있는 자세가 될 수 있도록, 손목을 자주 안정시킨다. 이를 위한 가장 유리한 손목의 자세는 손목이 약간 펴지는 것이다(30°). 이 자세는 손가락을 굽히기 시작하는 긴장된 굽힘근힘줄을 약간 늘인다.

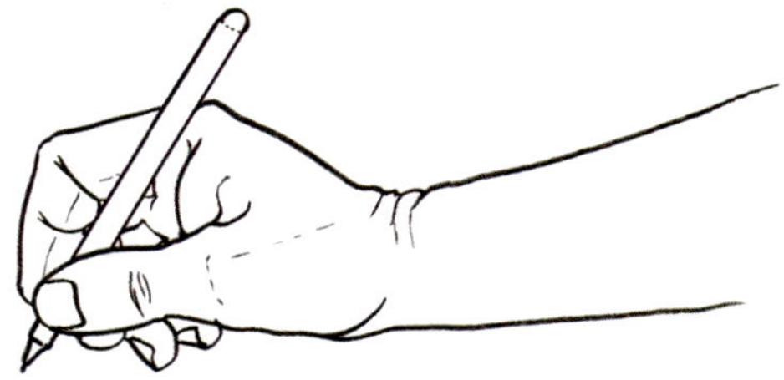

잡는 기능적인 자세

그렇게, 어떤 물체를 잡고 있거나 어떤 물체를 잡으려고 하면 손은 자연적으로 손목이 (안쪽으로 약간 기울면서) 펴진다. 이를 기능적으로 잡는 자세라 부른다. 손등을 보면 약간 횡단주름을 볼 수 있다. 옆으로 보면, 아래팔의 선이 손등에서 직각으로 이루어지지 않고 약 45° 각이 형성되어 있다.

젖힘이 된 손목

손목이 펴지게 되는 경향은 비슷하지만, 하지만 더 극단적으로 손목이 젖힘(과신전, hyperextension)이 될 수 있는 다른 자세로 바뀌는 시점이 될 수 있다. 우리는 여기서 무엇을 관찰할 수 있는가? 손목의 각이 약 60°를 넘고 심지어는 80°를 넘는다. 손목 뒤에 있는 주름은 더 선명하게 나타난다. 위에서 손목이 펴졌을 때, 아래팔은 셋째 손가락뼈로 늘어나고 심지어는 손가락 쪽으로 늘어난다.

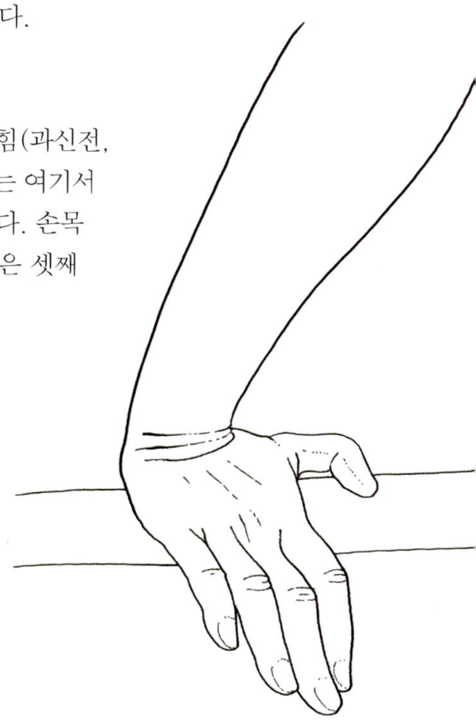

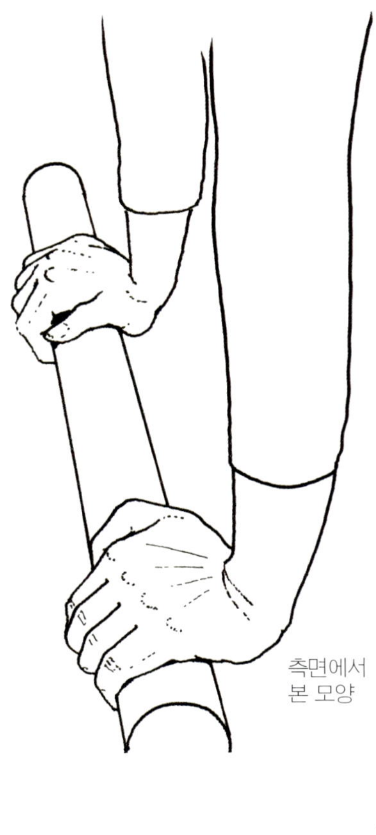

측면에서
본 모양

추가 정보

손목 폄 각은 자뼈과 다섯째 손허리뼈가 직선으로 정렬되어 있는 것에 비해, 자뼈를 따라 내려온 선과 다섯째 손허리뼈를 따라 내려온 선 사이에서 형성된 각이다,

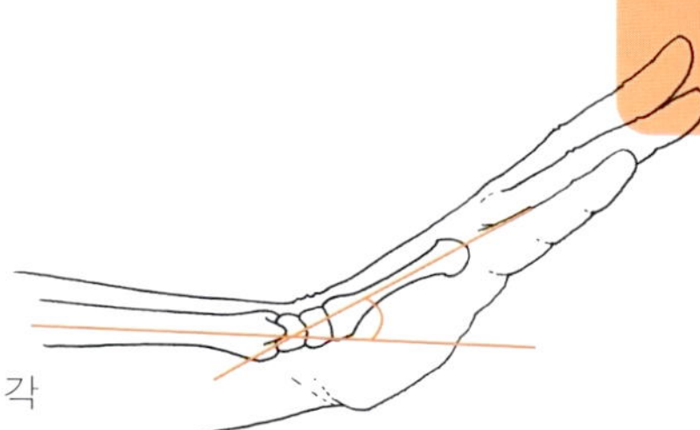

손목 폄 각

왜 그리고 어떻게 이 운동이 위험한가?

손목 젖힘의 결과

Long stretch를 시작하는 초기단계에서 (리포머 지지대 아래까지 내려가는) 손목의 젖힘은 가장 일반적인 경향이다. 뼈를 압박하고, 손목 전면에 있는 요소들을 늘어나게 하는, 이 두 가지 유형의 결과가 발생한다.

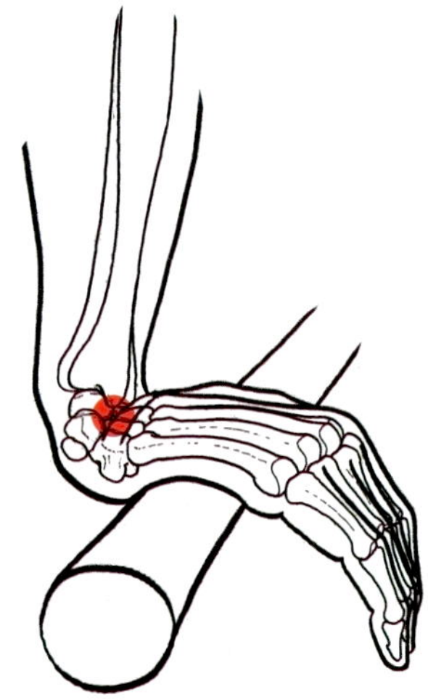

뼈에 대한 압박

손목 폄에서, 손목뼈에서 첫 번째 배열(52쪽 볼 것)에 있는 뼈들의 후면부위가 두 번째 배열의 뼈들과 후면에서 서로 가까워지는 것을 본다.
전면에서는 반대현상이 일어난다. 전면에 있는 뼈들 사이의 간격이 멀어진다.
이 현상은 손목이 젖힘이 될 때 최대가 된다. 두 번째 배열에서 뼈들의 후면은 압박을 받는데 (체중의1/2 정도)강한 무게가 실리는 경우는 더욱 더 압박을 받게 된다. 이 때 어떤 관절부위에서는 통증이 발생한다.

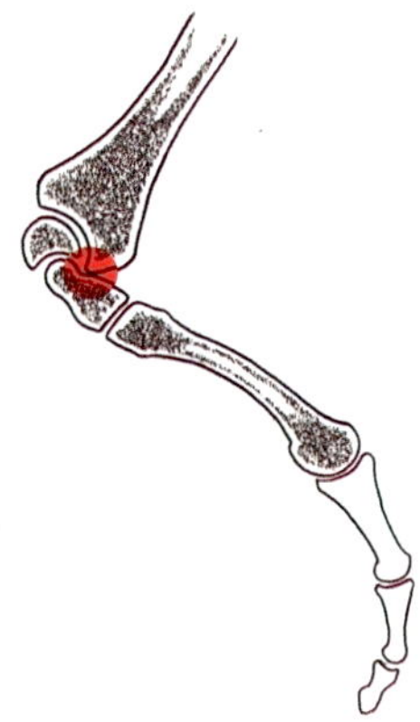

전면에 있는 요소들의 폄

관절 전면부위를 통과하는 모든 요소들은 수동적인 긴장을 하게 된다. 특히 손목굴을 통과하는 요소들이 긴장하게 된다.
표층근육의 9힘줄:

- 긴엄지굽힘근힘줄
- 손가락에 있는 4개의 깊은 굽힘근 온힘줄
- 손가락에 있는 4개의 얇은 굽힘근 온힘줄
- 힘줄을 싸고 있는 힘줄집
- 힘줄집을 미끄러지게 하는 활액
- 정중신경

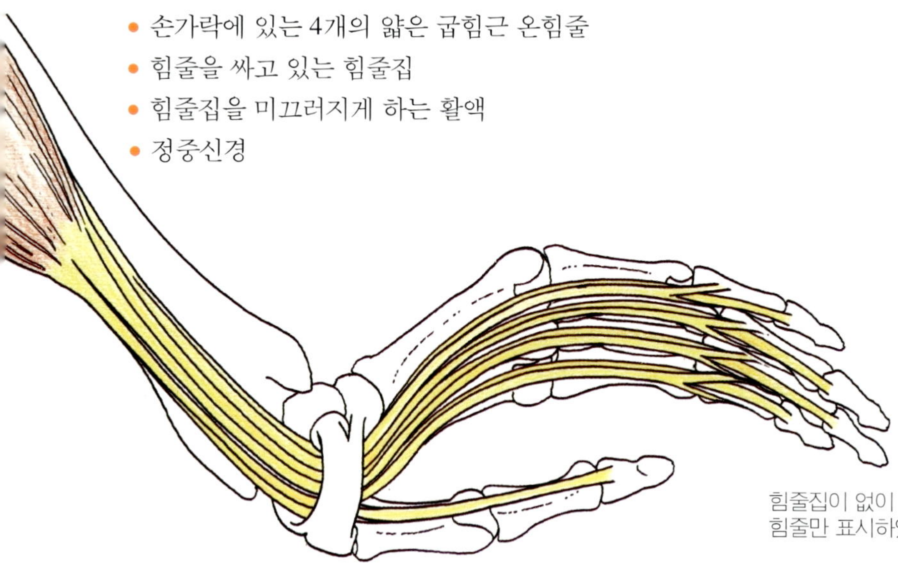

힘줄집이 없이 얇은근육의 힘줄만 표시하였다.

추가 정보

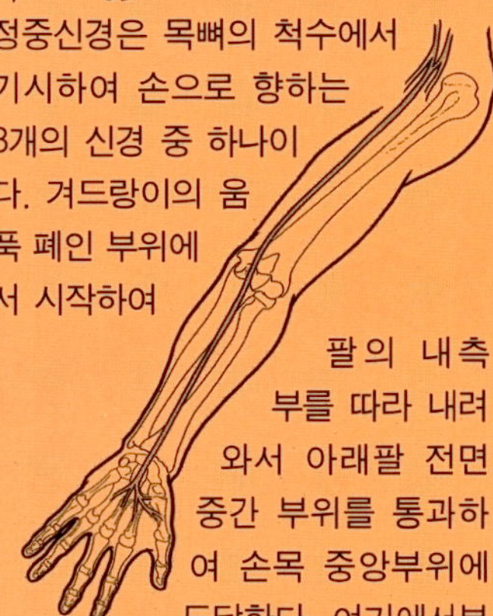

정중신경은 목뼈의 척수에서 기시하여 손으로 향하는 3개의 신경 중 하나이다. 겨드랑이의 움푹 패인 부위에서 시작하여 팔의 내측부를 따라 내려와서 아래팔 전면 중간 부위를 통과하여 손목 중앙부위에 도달한다. 여기에서부터, 이 신경은 분화되어 손바닥 전면부위로 나온다. 이 신경은 민감하고 혼합되어 있으며, 정보를 수용하는 운동근육신경[14]이다. 정중신경은 근육수축을 유발시킨다.

반복적으로 손을 압박하고, 늘이면 결국은 저림, 찌르는 것 같은 통증이 생기며, 게다가 타는 것 같은 느낌이 발생한다.

14. 정중신경은 팔꿈치, 손목, 손가락을 펴게 한다.

손목이 약하고 어깨뼈가 불안정함

손목 힘이 약한 것은 *상체의 모든 근육이 충분히 수축하지 못하는 상황*에서 Long stretch를 시작할 때 자주 나타난다.
왜냐하면? Long stretch는 이미 몸통과 다리근육조직에 매우 강도 높은 노력을 요하고 있는데, 이와 동시에 매우 강하게 손을 눌러야 하기 때문이다. 원칙적으로 몸통은 움직이지 않는다. 이 운동에서 유일하게 움직이는 부위는 어깨부위이다. 어깨는 몸통의 무게를 견디거나 위로 올려야 한다. 초심자는 이 모든 동작을 통제하는데 어려움을 자주 느낀다. 대부분은 거의 항상 상체를 정확하게 누르지 못하고 이 운동을 행한다.

지지대를 누르는 손 부위를 의도적으로 정하지 않는다(52-55쪽 볼 것). 손목은 수동적으로 펴진 채 지지대위에 놓인다. 하지만 동시에 팔꿈치는 수동적으로 펴지는 것을 멈춘다. 게다가 팔꿈치는 젖힘이 되는 경우도 있다. 어깨는 막대기에서 손을 통해 상체 전체에 전달되는 반대 방향으로 미는 힘을 받는다. 이 반대로 미는 힘은 어깨뼈를(어깨가 귀 쪽으로 올라가는) 위쪽으로, (어깨가 서로 가까워지는)뒤쪽으로, 그리고 (어깨는 매우 강하게 뒤로 돌출하는)서로 떨어지는 3가지 동작을 하게한다.

따라서 손목의 불안정성은 자주 상체전체의 불안정과 함께 일어난다.

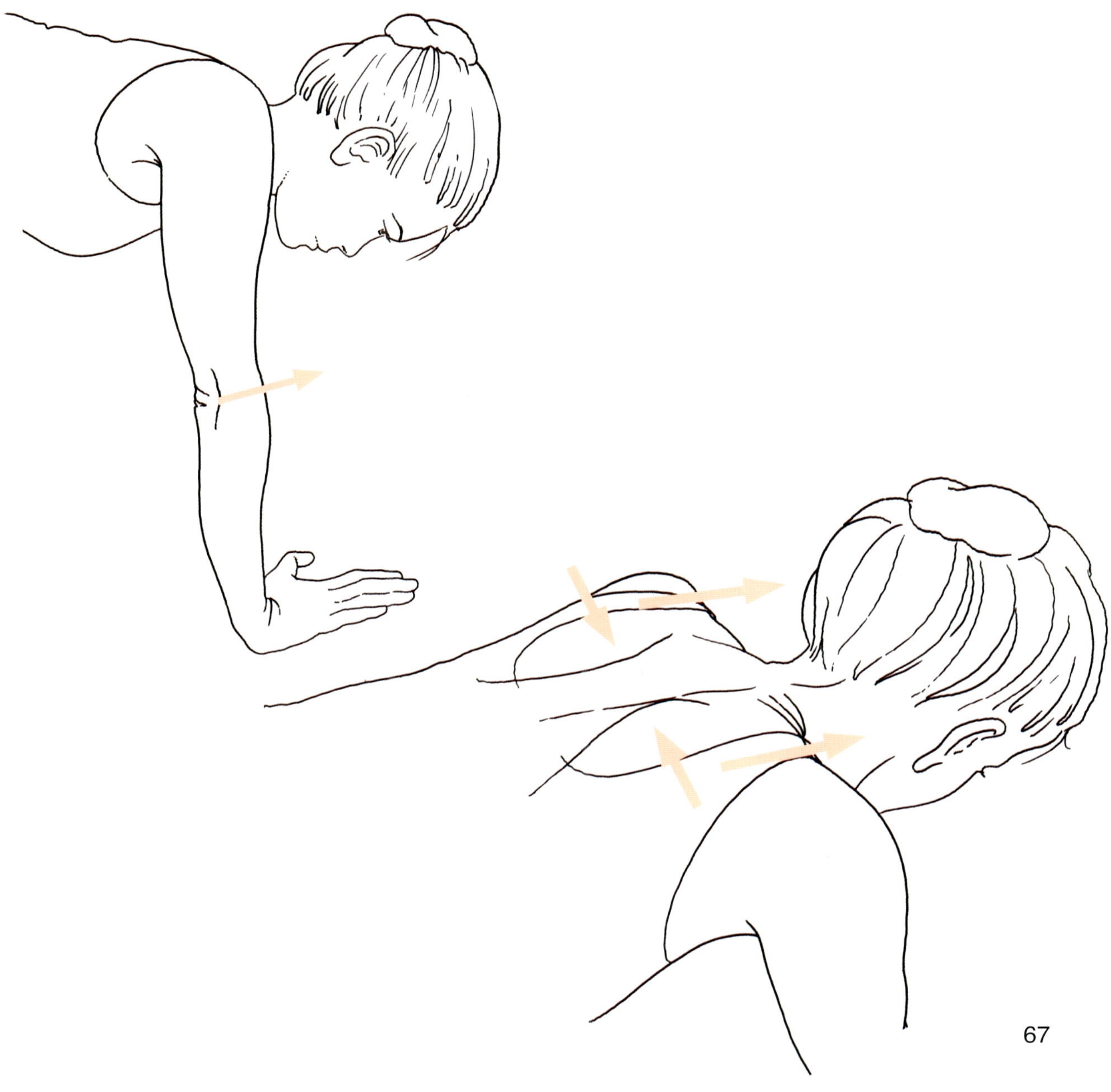

해결방안과 예방법

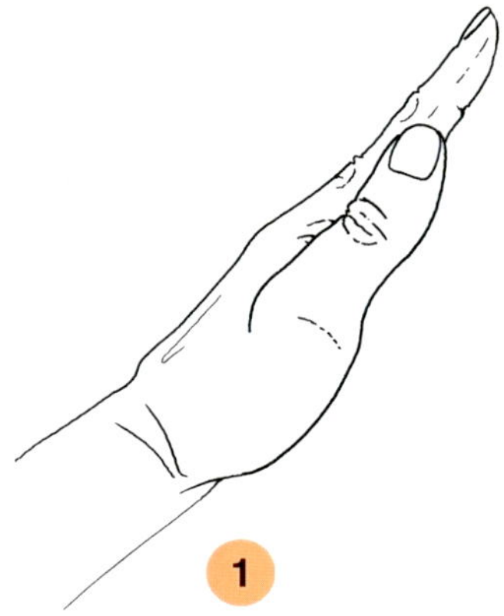

손목이 젖혀지게 되는 것을 어떻게 피할까?

1. 손목에 적절한 각도를 찾는다.

손목관절이 젖혀지지 않도록 하기 위해서, 손목을 누르지 않는 상태에서 *손의 기능적인 펌의 위치*를 알아야 한다.

- 손의 위치가 아래팔(1)과 일직선이 되도록 하면, 손가락이 벌어진다 (즉, 손가락 관절들이 약간 늘어난다).
- 이 자세로부터, 3,4,5째 손가락을 손바닥에서 1 cm 정도까지 가져가거나 혹은 손가락이 손바닥(2)을 약간 접촉할 정도로 손가락을 점진적으로 굽히면서, 손목을 천천히 *펼 수 있다*. **이 위치에서 손목의 각은 위에서 언급한 손목의 각과 다르다.** 그러므로 이 각도로 하여 손목을 막대기에 놓고, 계속 손목을 이 각으로 유지하면서 막대기를 누른다.

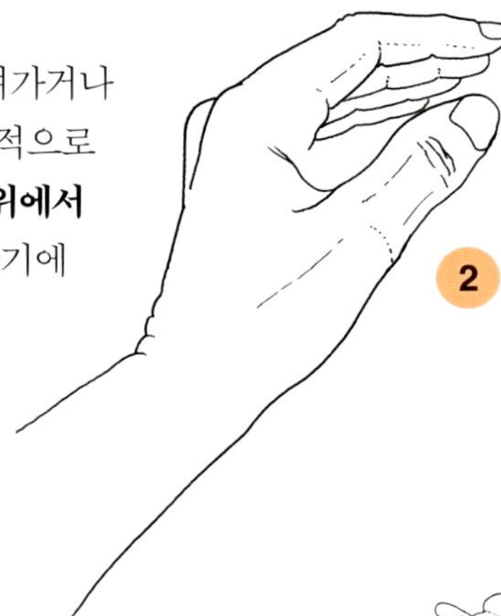

2. 손목관절[15]을 강화한다.

연속적으로 손목의 4가지 면에 대한 저항운동을 하면서 손목관절근육을 강화시킨다. 이런 강화운동을 하면서 손목자세를 유지할 수 있다.

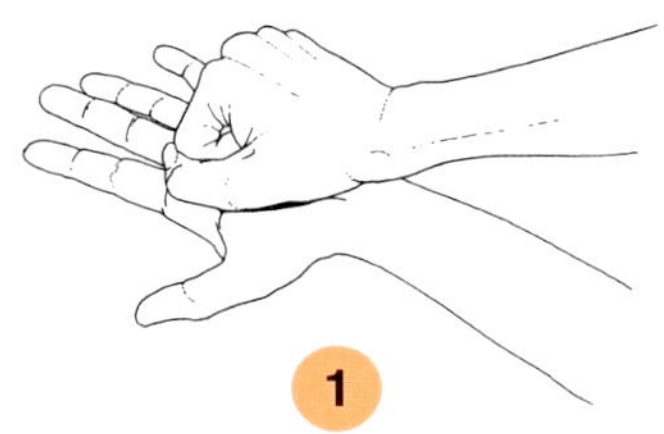

- 한쪽 손바닥 위에 다른 손의 주먹을 올린다(1). 서로 밀면서 저항한다. 주먹을 쥔 손에서(이 손의 근육이 강화되는데) 손목굽힘근이 작용한다. 반대로 손바닥으로 주먹의 등 부위를 누르면(2), 이번에는 손목 폄근이 작용한다.
- 손바닥으로 주먹의 엄지 혹은 소지의 측면을 누른다(3). 아래팔의 측면근육과 손목을 통과하는 힘줄을 강화한다.
- 손목이 견고해지는 것을 느낄 때까지 여러 번 주먹의 4면을 반복하여 누른다(4). 다른 쪽 손에도 연습한다.

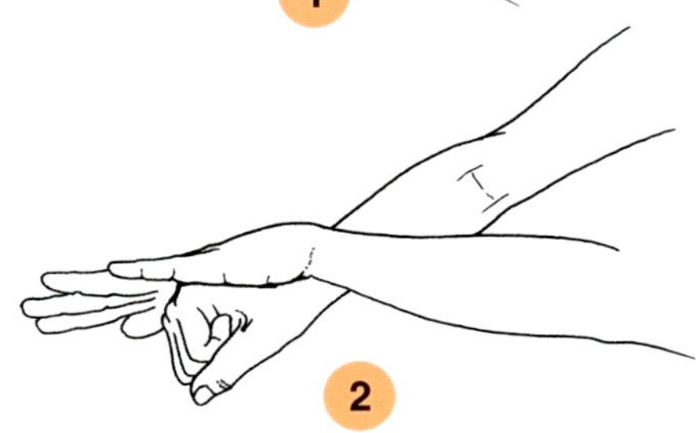

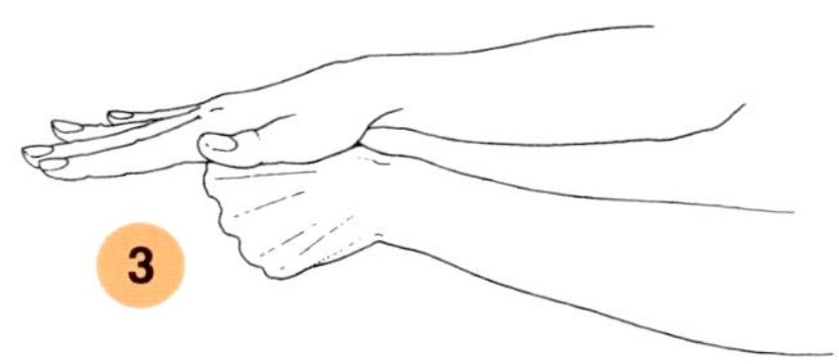

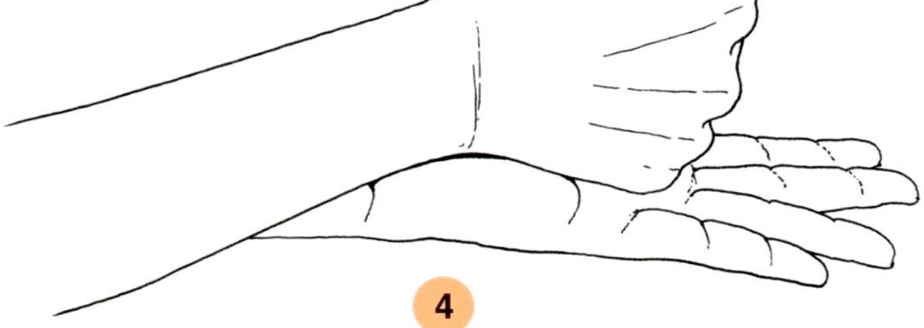

- 코끼리 자세 동작과 같은 방법으로 이 운동을 좀 더 강도 높게 하고 싶다면, 지면에 무릎을 대고 손가락을 펴서 손으로 지면을 누른다. 이 운동은 손과 아래팔의 근육조직을 강화시킨다.

15. 자세한 내용은 움직임의 해부학 2, 150–155쪽 볼 것.

3. 어깨뼈를 안정시키고 어깨에서부터 손목을 유도한다.

Long stretch운동에서 어깨뼈를 유지해야 하는데, 이 말의 의미는 Long stretch에서 어깨뼈가 올라오거나(튀어나오거나) 벌어지는 것을 막아야 한다는 것이다. 여기서 움직이는 주요한 근육은 가슴우리 측면에서 어깨뼈를 유지시키는 앞톱니근(전거근, serratus anterior)과 빗장뼈(쇄골, clavicle)를 내리는 큰가슴근(대흉근, pectoralis major)이다. 이 두 근육은 팔과 팔꿈치를 정확하게 움직이도록 하면서 어깨뼈를 고정시키는 역할을 한다. 그 후 팔꿈치는 약간 고정되어야 하는데, 팔꿈치가 지나치게 젖힘이 되는 것을 막아주는 근육은 팔 전면 굽힘근이다. 그리고 난 후, 손목은 손목굽힘근에 의해 폄이 유지된다. 즉, 이 굽힘근이 지나치게 늘어나면, 손목이 젖힘이 될 수 있다는 것이다.

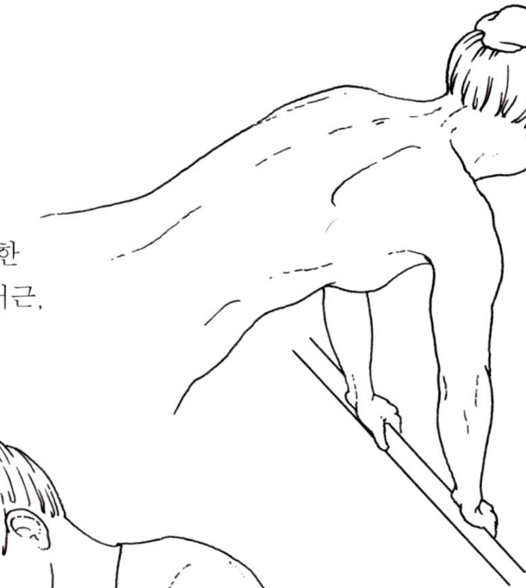

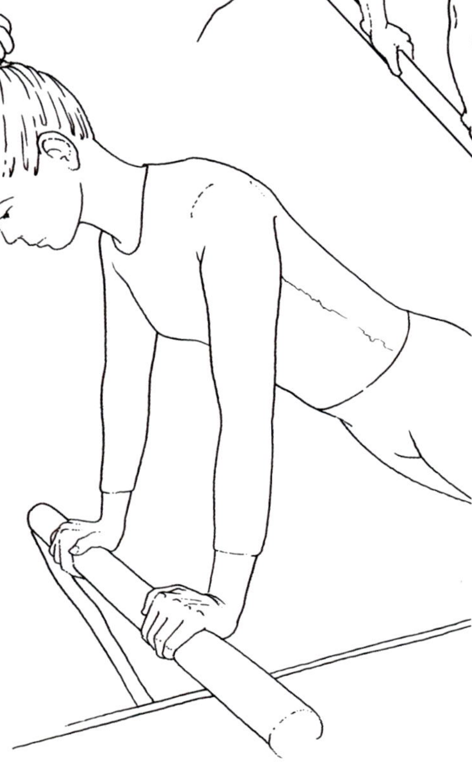

4. 체중을 분산시킨다.

이 운동을 시작할 때 압력은 발뒤꿈치보다 손목에 더 많이 실린다. 몸을 움직이는 동안 체중을 잘 분산시키는 것이 좋다. 수레가 움직이자마자 팔보다는 다리로 수레를 밀어야 하는데 이는 상체에 부과되는 압력을 줄여준다. 그와 같이 되돌아오는 동작에서도 발뒤꿈치로 밀면서 용수철의 저항력에 대응하도록 해야 한다.

5. 손목에 힘을 빼고 아래로 처지도록 하여 이완시킨다.

간헐적으로, 운동 중 막대기에 아래팔을 올려놓고 손목이 수동적인 굽힘이 되도록 손을 늘어트린다. 이 자세는 손목의 전면부 전체를 이완시킨다.

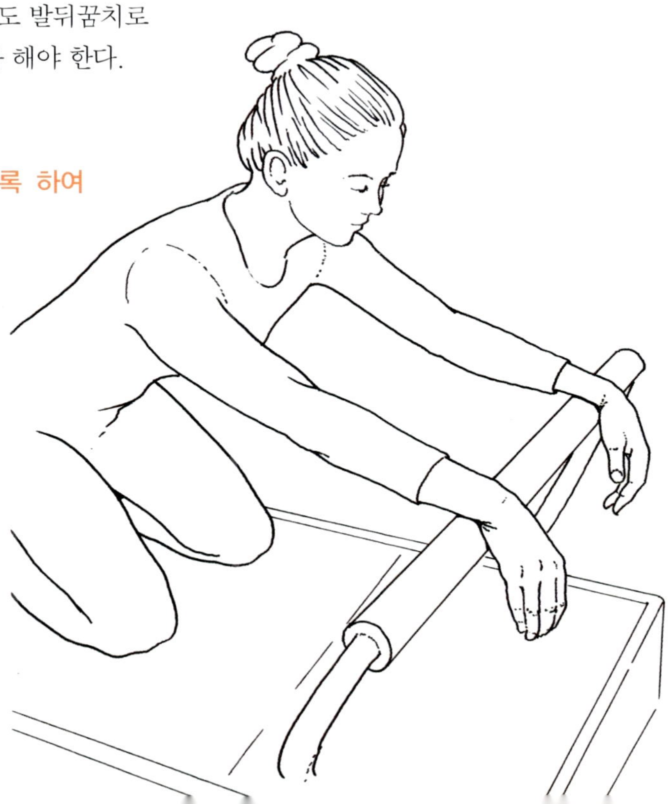

다른 사례들

유사한 위험을 지닌 리포머운동들

추가 정보
손목이 젖힘이 되는 것은 손목에 힘을 가할 때 자주 나타난다. 다시 말해, 이 운동에서 상체를 더 많이 밀거나 팔에 무거운 힘이 부과되고, 그 힘을 견뎌야 할 때마다 손목이 젖힘이 된다. 젖힘이 되는 경우, 앞장에서와 같이 끈을 사용하는 운동과 손목을 직접 누르는 운동을 구별할 수 있다.

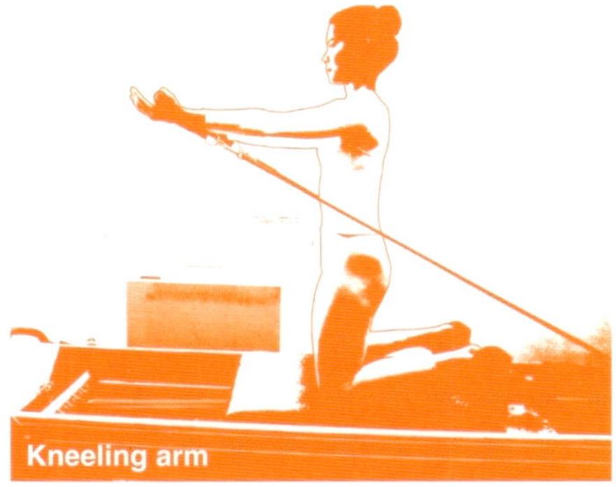
Kneeling arm

끈을 사용하는 운동

Kneeling arm (shave the head)

이 연속운동 중에서, 한 동작으로 무릎을 굻고 (끈을 잡고) 양손을 머리 근처로 가져온 후 양 팔을 편다. 어느 정도의 힘을 요구하는 이 자세는 손목을 펴게 하는데 유리하다. 이 움직임을 변화시키든지, 여러 단계로 나누어서 운동하는 것이 좋다. 여기서 보는 그림은 단순화된 운동이다.

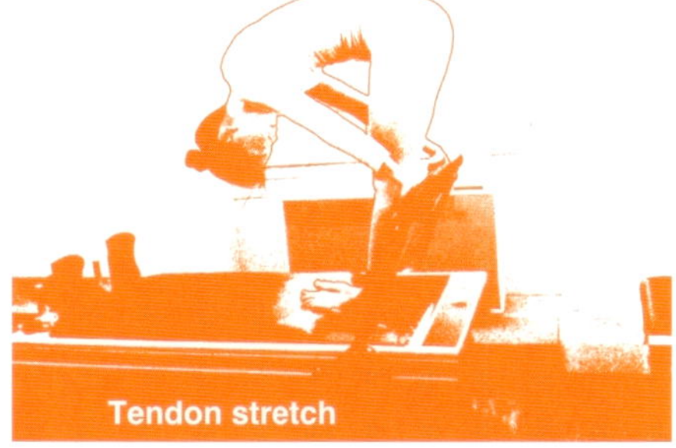
Tendon stretch

손목을 직접 누르는 운동

Knees off, Tendon stretch

Nick off 운동에서, 대부분의 체중이 손목에 실린다. 수레의 왕복움직임은 수레에 발을 놓고 무릎은 든다. 이렇게 손목에 체중이 실리는 것은 자주 손목의 젖힘, 어깨뼈의 올림(거상, elevation)과 젖힘이 된 팔꿈치근육의 압박을 유발시킨다. 모든 체중이 상체에 부과되는 Tendon stretch에서도 이와 같은 결과들이 나타난다. 압박을 받는 손목부위를 다양하게 변화시키면서 어깨를 안정시키고 손목근육조직을 강화시켜야 한다.

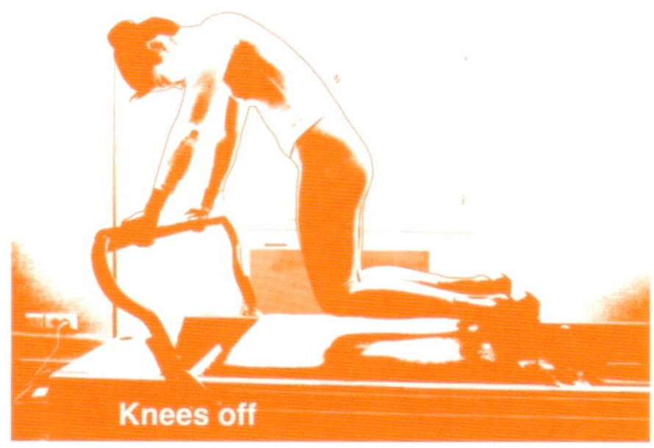
Knees off

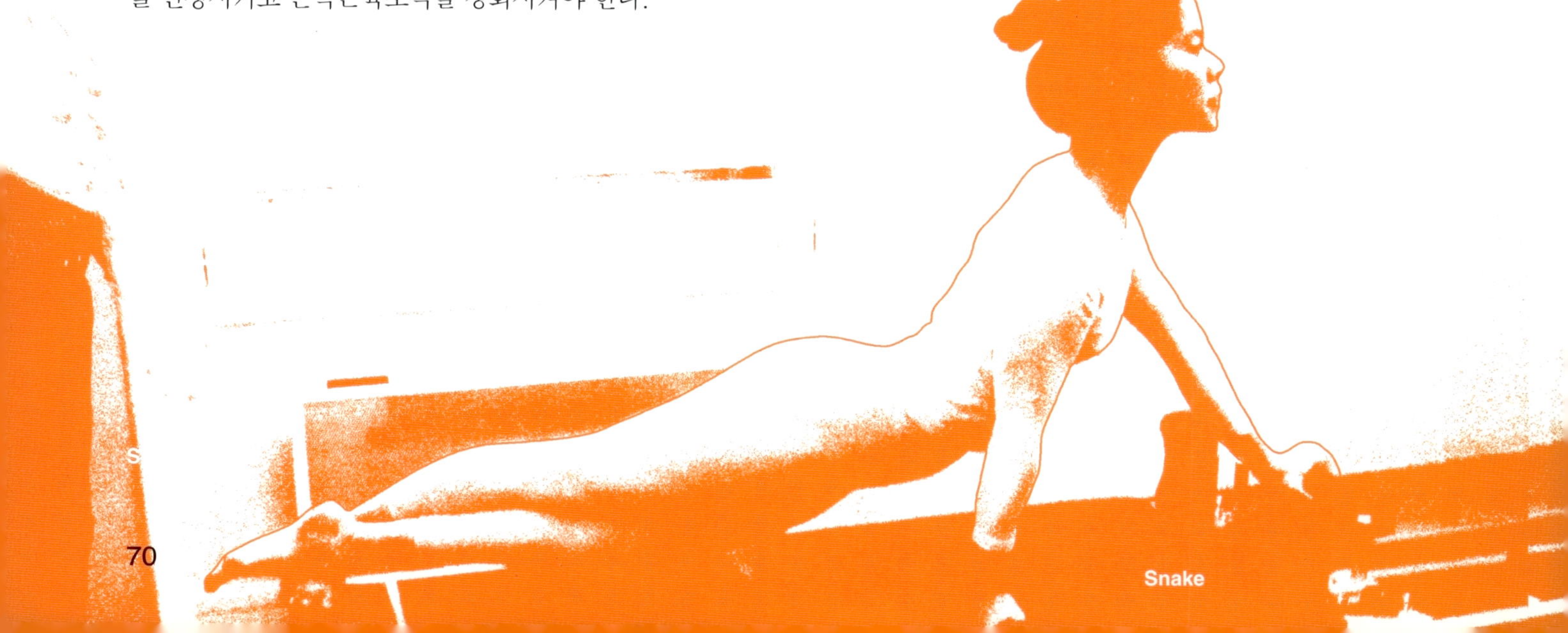
Snake

유사한 위험을 지닌 매트운동들

Reformer에 비해서 매트운동에서는 손목을 누르는 운동들은 거의 없다. 매트운동은 손을 편 상태에서 시작된다. 또한 상급자들을 위한 운동은 손목이 편 상태에서 등을 바르게 세워야 한다는 것을 잊어서는 안된다.

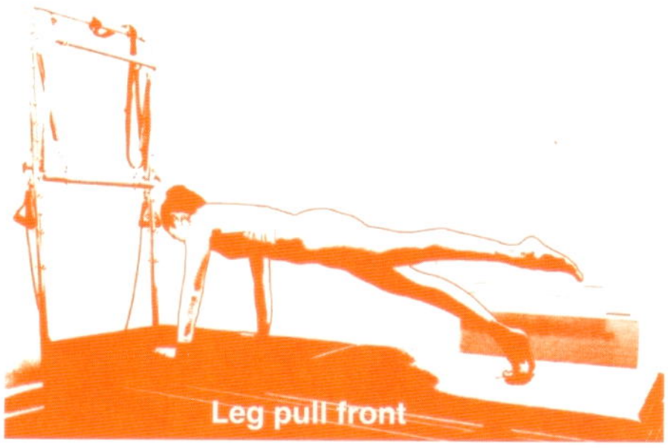

Leg pull front

Leg pull front

손과 발을 지지대로 삼아 행하는 《팔굽혀펴기》의 다른 버전인 이 운동은 손목관절에 가해지는 압력을 경감시키기 위해 어깨뼈의 균형을 잘 유지해야 한다.

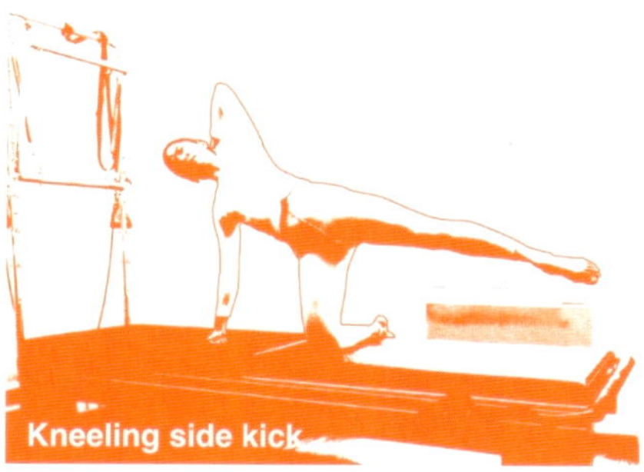

Kneeling side kick

Kneeling side kick

한 손과 한 발로 지면을 누르고 행하는 이 연속운동은 지속적으로 균형을 유지하기 위해 더 많은 균형조절능력이 필요하고 더불어, Leg pull back에서 필요한 위와 똑같은 균형조절력을 요구한다.

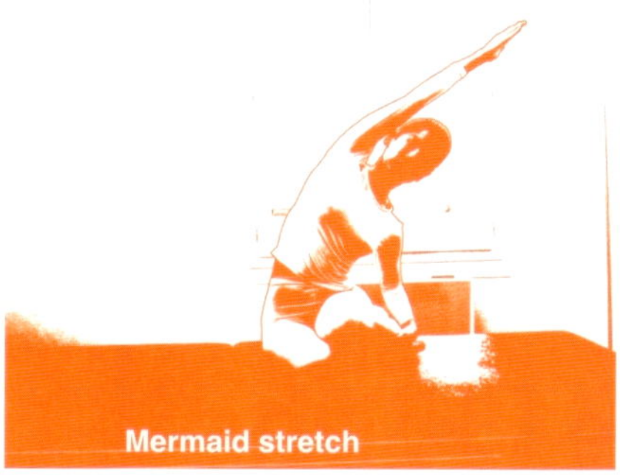

Mermaid stretch

Mermaid stretch

무릎을 지면에 대고 한손은 몸통측면방향으로 지면을 누르고, 몸통을 가쪽굽힘하는 이 운동은 손을 편 상태에서 지면을 누른다. 특히 한쪽 무릎을 다른 쪽 무릎 위에 올릴 때는 손을 더욱 더 편 상태에서 지면을 누른다. 앞에서 언급된 운동들에 대하여 지적한 주의사항들을 이 운동에서도 유념하면서 준수해야 한다. 손바닥 대신 주먹으로 지면을 누르거나, 손가락으로 지면을 누를 수 있다.

Leg pull back

Leg pull front의 변형 운동인 이 운동은 손목관절을 더 많이 사용하고, 팔이음뼈(상지대, shoulder girdle)의 적절한 균형을 요구한다.

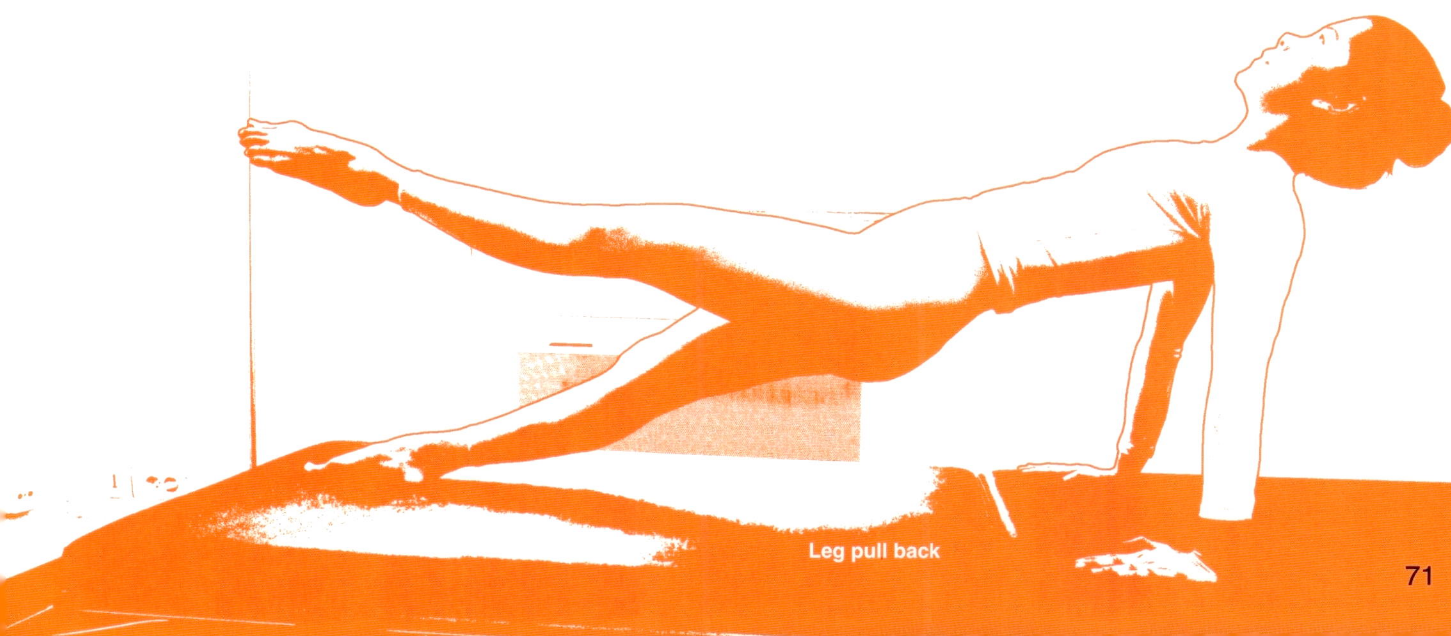

Leg pull back

6

Down stretch

시 허리뼈 젖힘

이 운동을 할 때는, 척주의 가장 아래에 있는
부위가 지나치게 펴지는 위험이 있다.

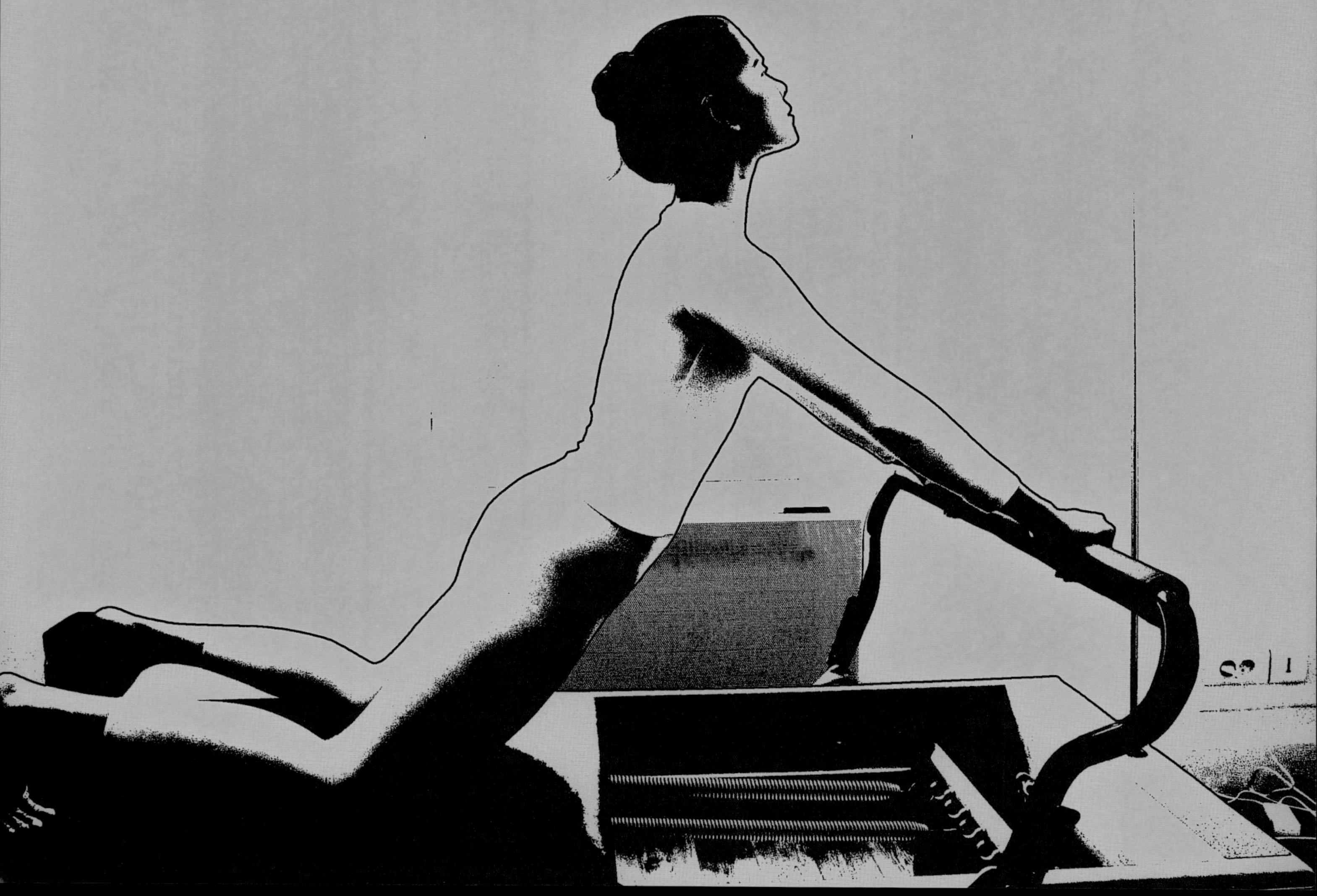

운동원리

준비 자세

수레에서 무릎을 굽히고, 골반을 앞으로 당겨서 지지대 위에 놓은 양손 가까이로 다가간다. 양발가락은 수레 위에 놓고, 발바닥과 발뒤꿈치는 발지지대에 붙인다. 등을 펴서 허리뼈와 등뼈를 편다.

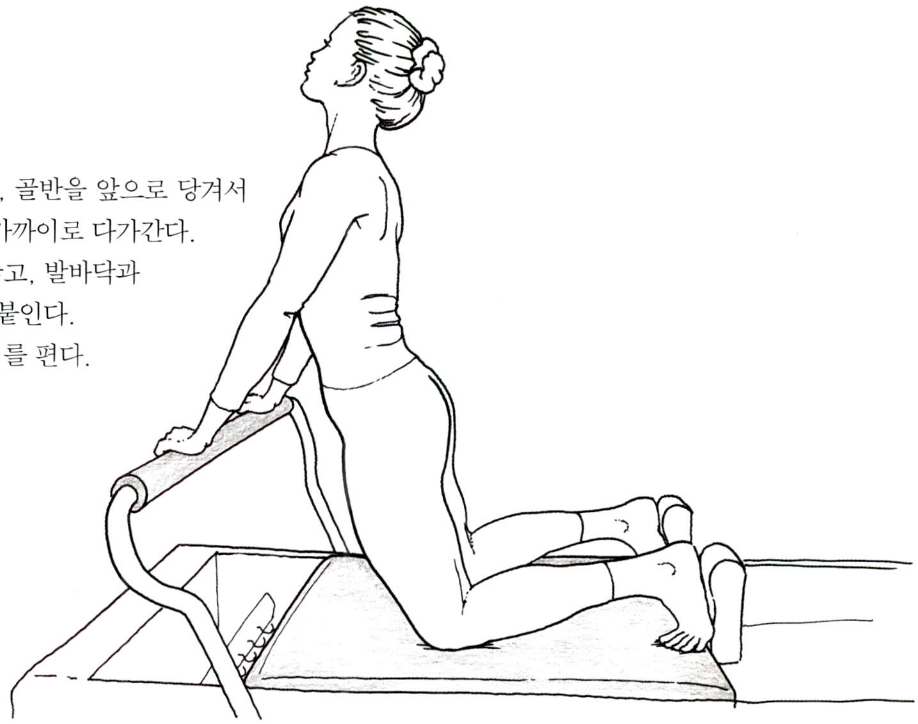

몸의 움직임

양손으로 지지대를 누르고 양발로 지지대를 밀면서 수레를 이동시킨다. 수레가 원위치로 되돌아갈 때 힘 조절을 한다. 이 동작 시 등뼈와 허리뼈는 규칙적이고, 지속적으로 편 자세를 유지하게 된다. 수레가 멀어질 때나 원위치로 돌아올 때, 등은 적당히 편 상태를 유지한다.

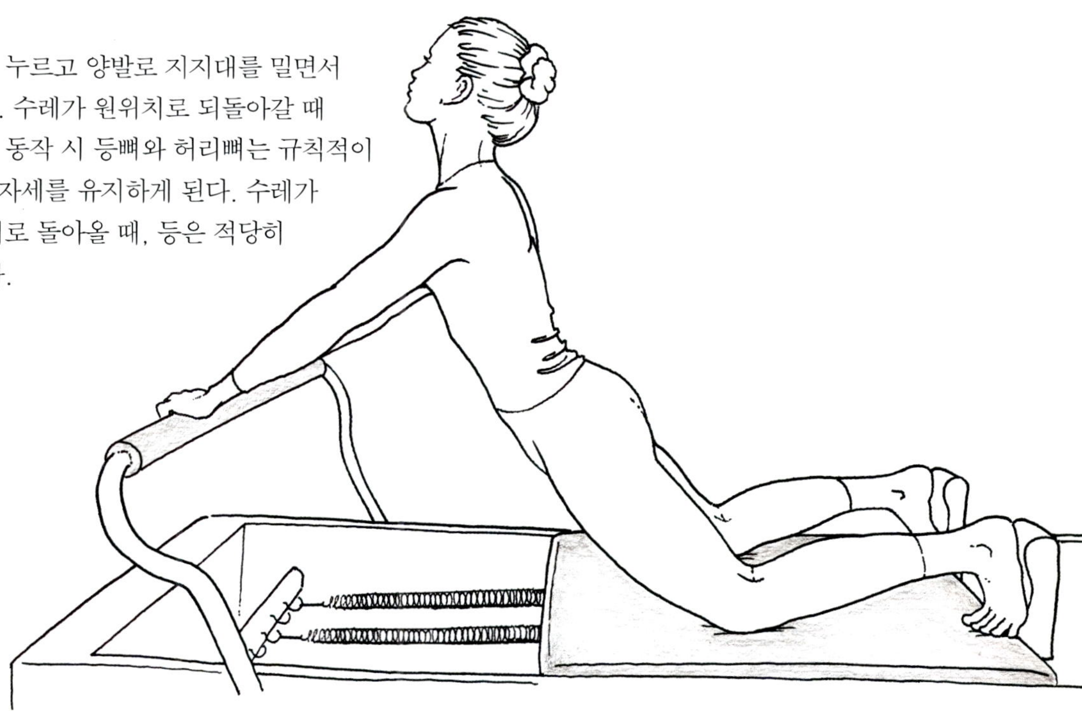

몸의 움직임에 대한 관찰

이 운동을 행하는 동안, 등은 심하게 펴지면 이 폄은 주로 허리뼈부위에서 생기는 경향이 있다는 것을 느껴야 한다. 그 이유는 무엇일까?

해부학적인 구조

L5/S1: 폄에 특히 유리한 경첩관절(hinge joint)

4가지 요인에 기인하는 경향

- 다섯째 허리뼈의 척추몸통은 후면이 낮고 전면이 높다. 즉, 전면과 후면의 높이가 같지 않다.
- L5/S1의 척추사이원반은 같은 모양을 지니는데 후면이 전면보다 더 얇다.
- 엉치뼈 표면은 (개인 간의 차이는 있지만) 약 30° 정도 앞으로 기울어져 있다.
- (가슴우리부위를 펼 때, 밑으로 길고 경사진 등뼈는 가슴우리부위와 서로 만나 폄을 제어한다. 이러한 등뼈와는 반대로) L5와 엉치뼈에 있는 가시돌기(극돌기, spinous process)(거의 돌출되어 있지 않다)는 폄을 제어하지 못한다.

이러한 요인들이 결합하여 허리-엉치뼈 경계선은 굽힘 움직임보다는 폄 움직임에 유리하게 작용한다. 그리고 이러한 특징은 허리뼈와 등뼈의 다른 부위에서 보다도 허리-엉치뼈 경계선에서 더 잘 발생한다.
이 부위는 다운 스트레치처럼 폄 움직임을 시작하자마자 다른 척주에 비해 후면에서 움푹 들어가는 경향이 있다. 즉, 매우 한정된 부위에서 젖힘(과만곡)이 발생하게 된다.

이러한 만곡은 반드시 피해야 한다는 의미는 아니다. 하지만 뒤로 허리뼈를 굽히는 운동에서, 자연적으로 이 부위에서 최대한으로 폭이 커지고, 특히 초심자인 경우에 더 커진다.

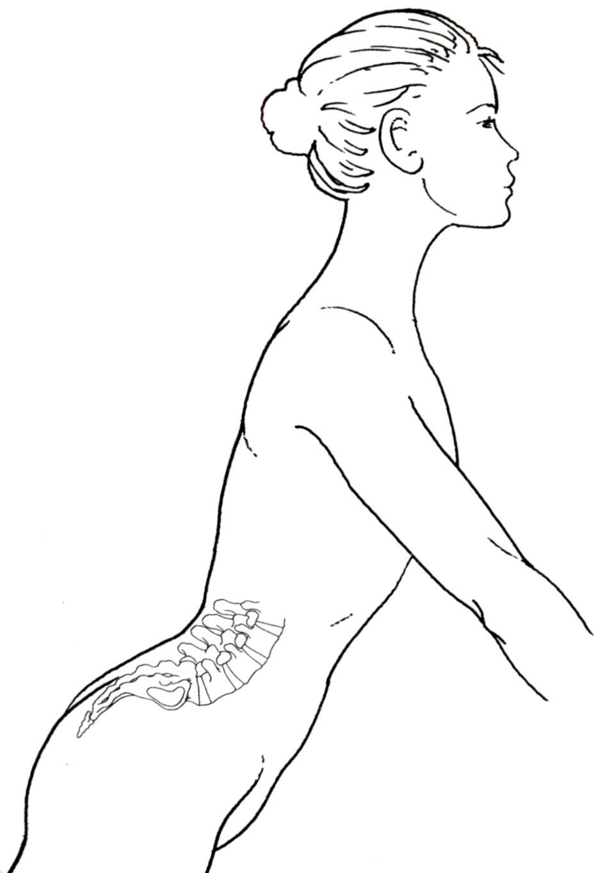

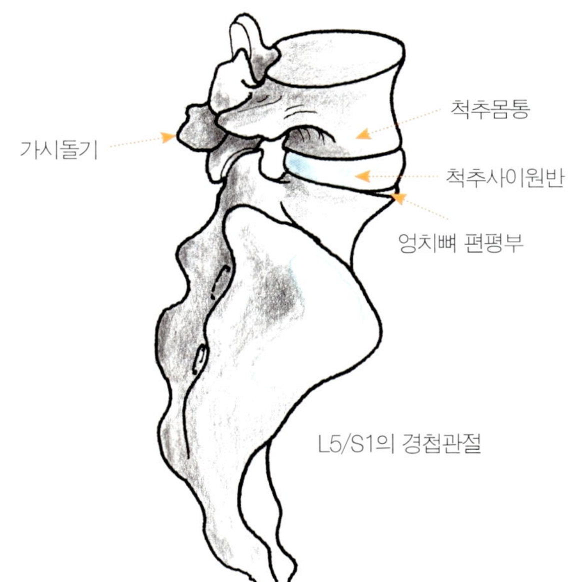

L5/S1의 경첩관절

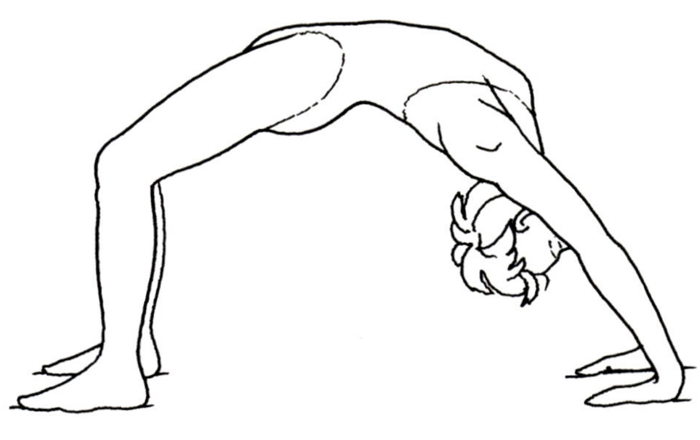

L5/S1와 수직선

L5/S1은 ***몸의 상체부분***인 몸통, 머리와 목, 상체(양팔)의 ***체중을*** 받기 때문에 무거운 짐을 지고 있는 것이나 다름없다.

이 무게는 엉치뼈편평부에서 도달하여 2개의 힘으로 분산된다.

- 첫 번째 힘은 수직으로 편평부에 영향을 미친다. 이 힘은 허리뼈-엉치뼈의 접합을 강화시킨다.
- 다른 힘은 ***수평으로*** 편평부에 영향을 미친다. 이 힘은 L5의 척추몸통을 ***앞으로*** 그리고 ***아래로*** 미끄러지게 한다.

L5는 후면 돌기사이 관절들의 추압에 의해 유지된다(그림에서는 오른쪽에 위치한 돌기 하나만 보여주지만 사실 돌기는 척추후면에 대칭적으로 두 개가 있다).

두 번째 힘이 너무 강해지면, 때로는 후면관절의 척추사이원반(연골)들에 압력이 지나치게 가해진다. 왜냐하면 척추사이원반(연골)들이 작기 때문이다. 이는 연골을 손상시킬 수 있다.

이러한 상태에서, 연골의 손상은 국소적인 염증을 유발시킬 수 있다. 부푼 상태(수종, 부종)는 그 부위의 신경을 압박(궁둥뼈신경, 넙다리신경)할 수 있다. 1장에서 언급한 디스크문제들과는 다른 형태로 나타나지만 결과는 동일하다.

전경과 허리-엉치뼈 접합

이 모든 상태는 엉치뼈편평부를 기울게 하고, 이러한 상태는 두 번째 힘을 강하게 한다. 특히 골반전경일 때, 그리고 골반전경을 일으키는 모든 상태에서 더욱 그렇다.

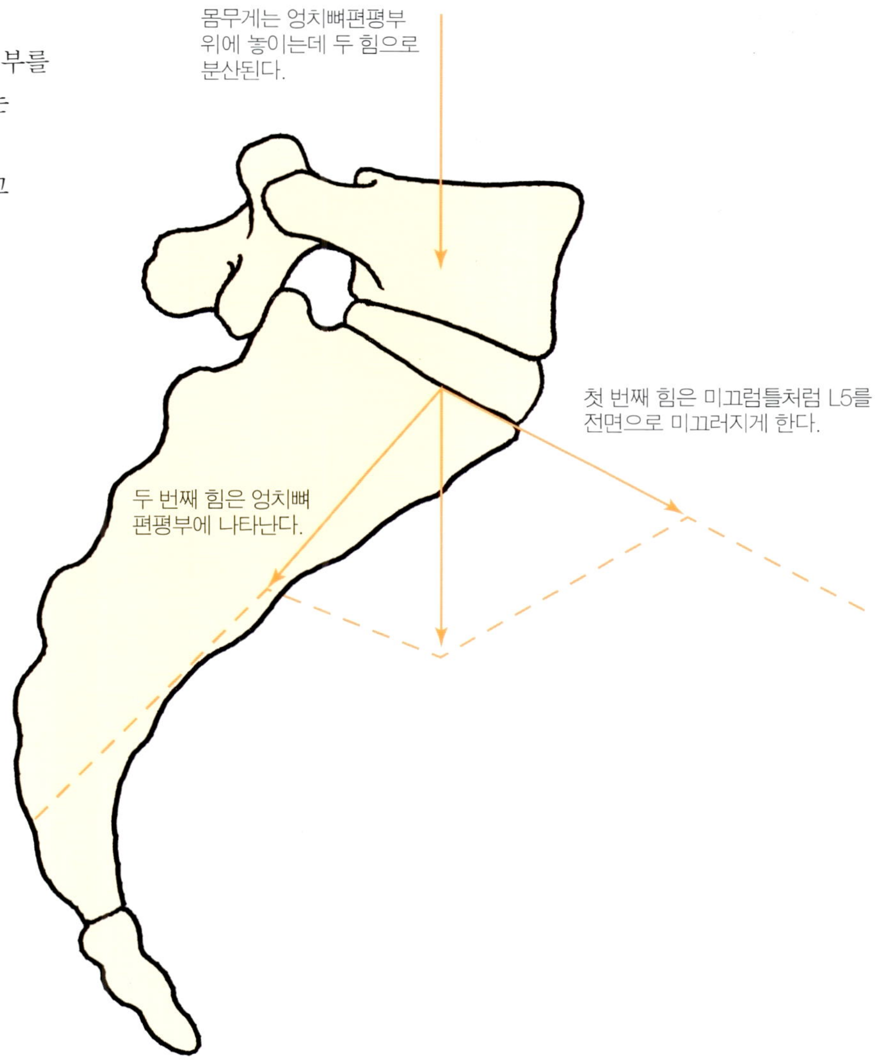

왜 그리고 어떻게 이 운동이 위험한가?

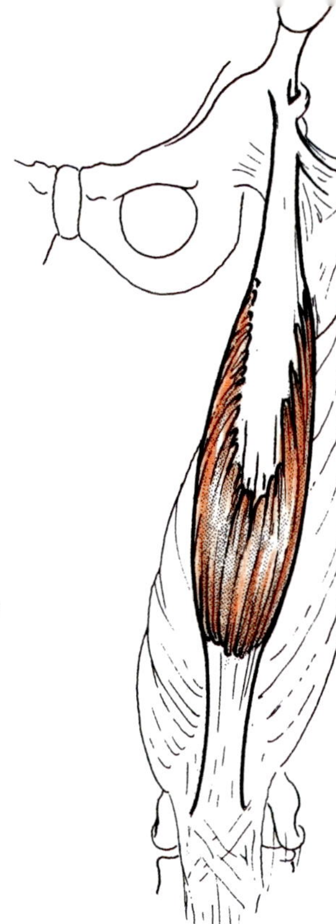

넙다리곧은근

엉덩이근육(넙다리근)인 넙다리곧은근(대퇴직근, rectus femoris)은 엉덩뼈에서 기시하여 엉덩이관절과 무릎을 지나서 무릎아래까지 내려간다.
이 근육은 2개의 관절을 움직이게 하는데 엉덩이를 굽히게 하고 무릎을 펴게 한다.
넙다리곧은근은 넙다리네갈래근에 속하며 넙다리네갈래근 중 나머지 3개의 근육은 엉덩이에서 기시하지 않는다.

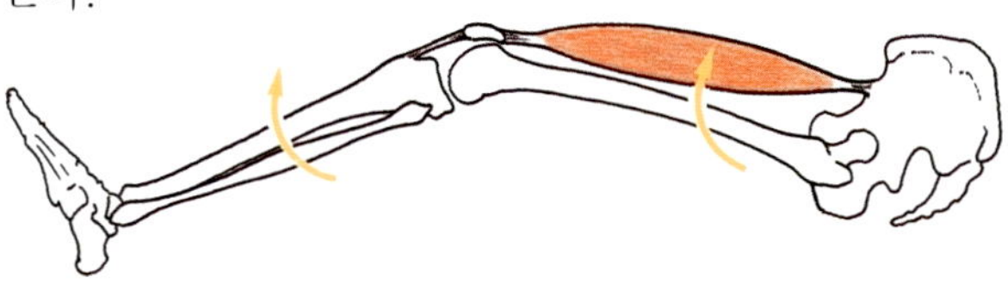

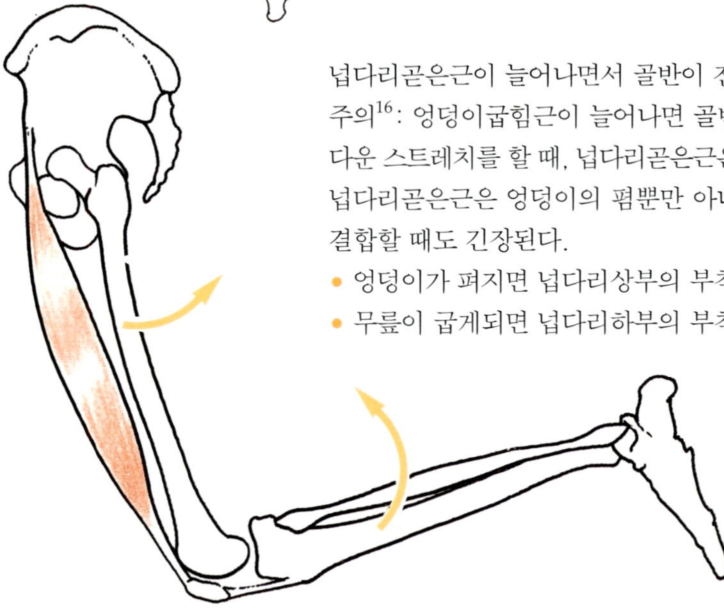

넙다리곧은근이 늘어나면서 골반이 전경된다
주의[16]: 엉덩이굽힘근이 늘어나면 골반이 전경된다.
다운 스트레치를 할 때, 넙다리곧은근은 골반을 전경시키는 주요한 근육이다.
넙다리곧은근은 엉덩이의 폄뿐만 아니라, 엉덩이 폄과 무릎의 굽힘이 함께 결합할 때도 긴장된다.

- 엉덩이가 펴지면 넙다리상부의 부착부위가 늘어나고,
- 무릎이 굽게되면 넙다리하부의 부착부위가 늘어난다.

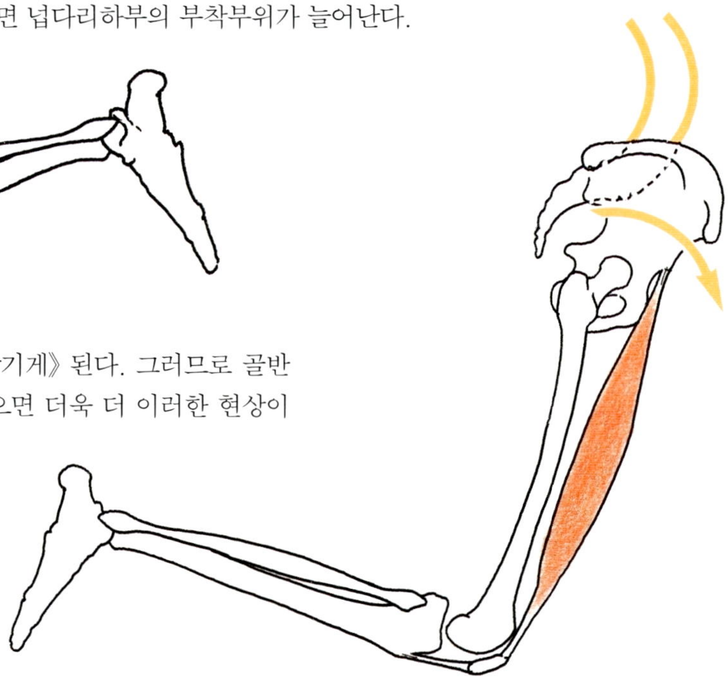

넙다리곧은근이 이런 식으로 늘어나면 《골반을 당기게》 된다. 그러므로 골반 전경이 일어나고, 넙다리곧은근이 긴장되거나 짧으면 더욱 더 이러한 현상이 심해진다.

1장에서 설명하였듯이 이러한 폄은 수동적이다. 하지만 다운 스트레치를 할 때 넙다리곧은근이 늘어난 상태에서는 매우 역동적이다(넙다리곧은근은 무릎이 굽혀지는 것을 억제하고 동시에 몸통/골반의 전후 움직임을 억제한다).

16. 1장 볼 것

엉덩이 인대

엉덩이의 움직임을 막는 여러 가지 요인들

넙다리곧은근의 경직만으로 골반이 전경되지는 않는다. 또한 짧아진 엉덩이 인대도 이 무의지적인 움직임(골반전경)에 관여한다.

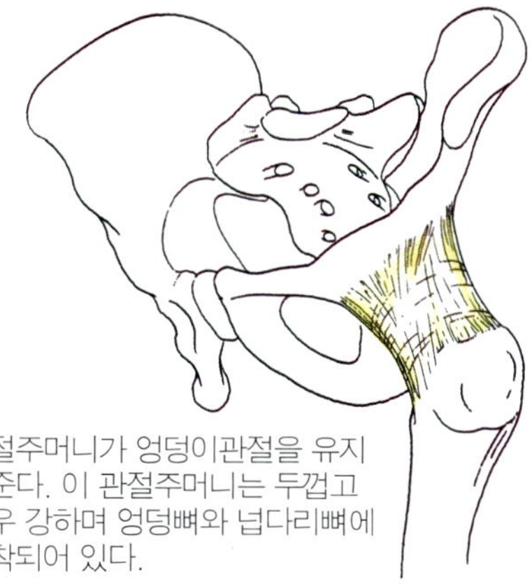

관절주머니가 엉덩이관절을 유지해준다. 이 관절주머니는 두껍고 매우 강하며 엉덩뼈와 넙다리뼈에 부착되어 있다.

엉덩이 전면에 위치한 인대

엉덩이 관절(엉덩뼈/넙다리뼈)은 두꺼운 관절주머니가 유지시켜 주는데, 이 관절주머니는 인대(특히, 전면인대[17])로 강화되어 있다. 전면인대는 짧아지려는 경향이 있고, 이러한 경향이 엉덩이 (언제나 굽힘이 되어 있다)가 펴지는 것을 강하게 제한시킨다. 서 있는 자세에서, 골반이 전경이 되는 것을 볼 수 있는데 골반 위에서 원하지 않는 허리뼈만곡(전만)이 생기게 된다.

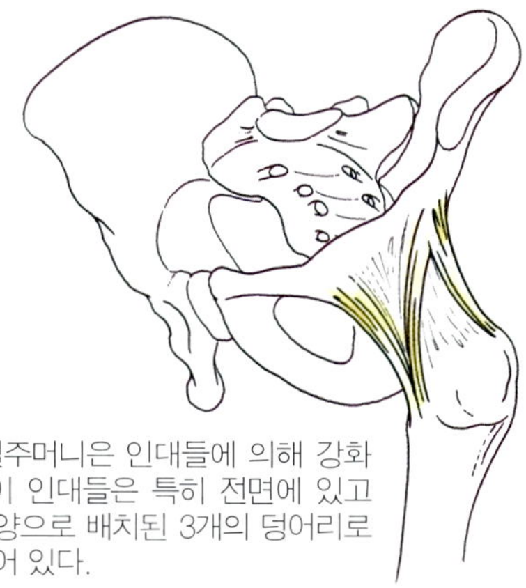

이 관절주머니은 인대들에 의해 강화된다. 이 인대들은 특히 전면에 있고 《N》 모양으로 배치된 3개의 덩어리로 형성되어 있다.

그러므로 허리뼈가 너무 강하게 만곡이 되면 교정하기 전에, 우선 넙다리곧은근 혹은 엉덩이 전면인대가 짧아졌는지를 관찰할 필요가 있다.

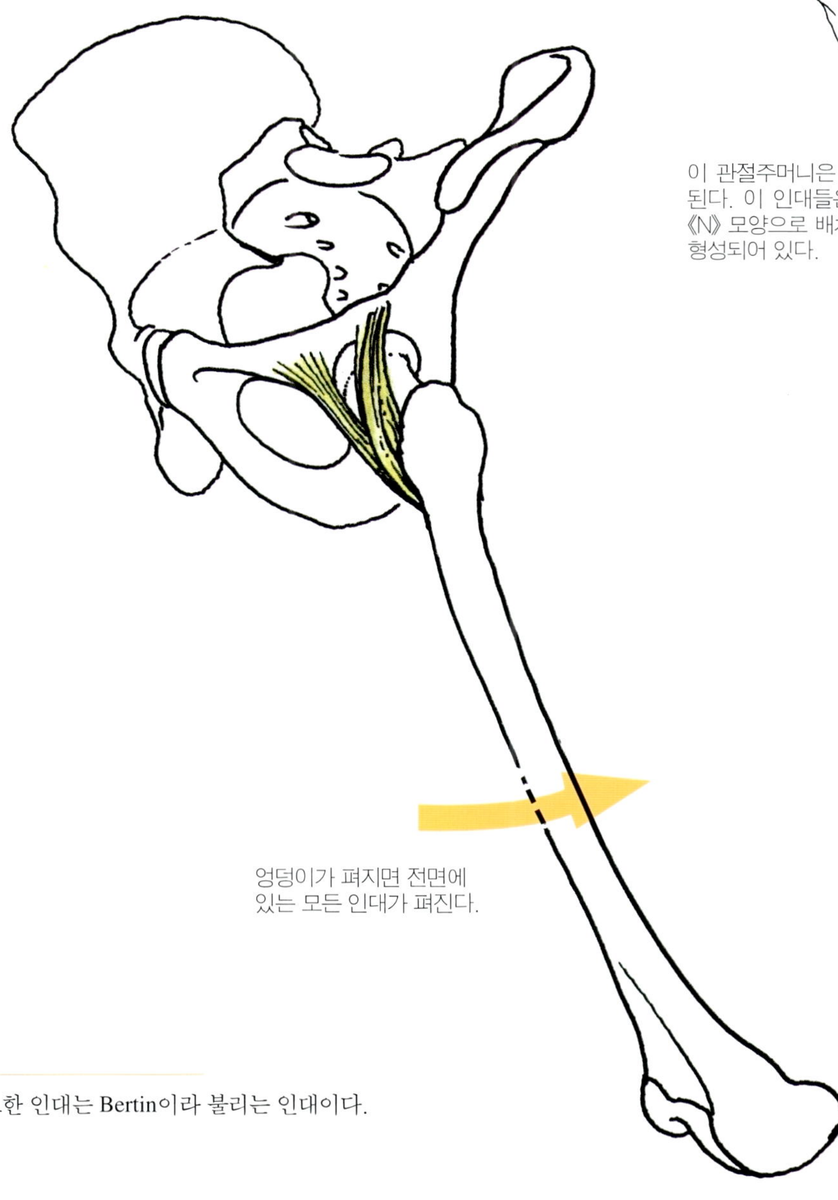

엉덩이가 펴지면 전면에 있는 모든 인대가 펴진다.

17. 주요한 인대는 Bertin이라 불리는 인대이다.

해결방안과 예방법

다운스트레치를 할 때 어떻게 골반을 안정시키는가?

1. 몸통 쪽에 골반이 있을 때 골반의 움직임이 변하는 지점[18]을 찾아낸다.

무릎과 엉덩이를 구부리고 매트 위에 눕는다. 그리고 골반은 (전경도 후경도 아닌) 중간 자세를 취한다. 매트 위에서 다리를 편다. 이 때 골반전경이 어떤 시점에서 일어나는지를 알아낸다.

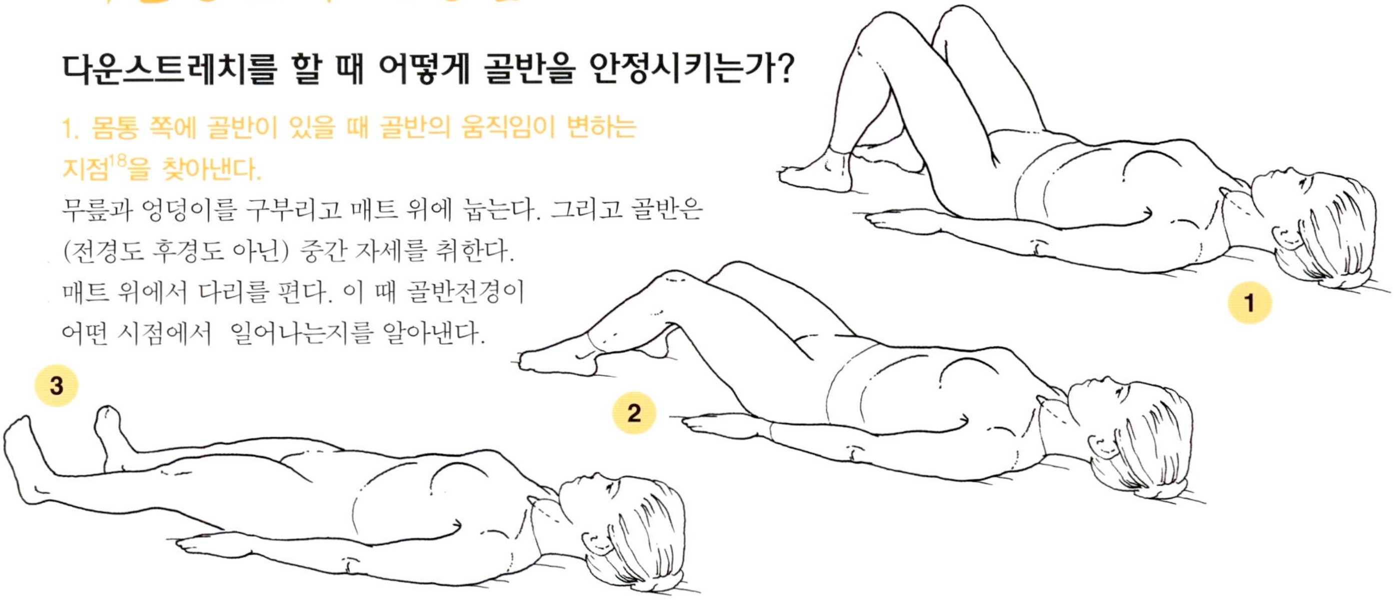

일단 골반의 움직임이 변하는 지점을 찾아내면, 아래와 같이 골반의 안정성을 두 가지 방법으로 조절할 수 있다:

2. 배의 근육을 수축하여 골반이 전경되지 않도록 한다.

특히, 배곧은근(복직근, rectus abdominis)을 수축한다. 왜냐하면 배곧은근은 골반이 후경이 되도록 수축한다. 또한 배곧은근은 골반이 반대방향(전경)으로 향하는 것을 억제한다. 그러므로 골반의 움직임이 변하는 지점을 찾아내는 것은 운동을 하는 동안 배곧은근의 수축을 조절하여 지속적으로 골반을 조절할 수 있는 장점이 있다.

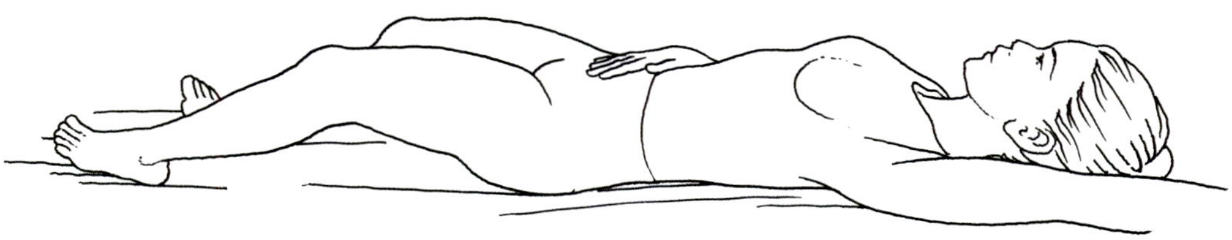

3. 엉덩이근육을 수축시킬 때 골반이 전경으로 변하지 않도록 한다.

특히 엉덩이근육을 수축한다. 넙다리뼈가 자유로울 때는 엉덩이근육은 엉덩이 폄근으로 작용한다. 하지만 엉덩이근육은 골반을 후경시키는 강력한 근육이다. 골반의 움직임을 제어하는 감각은 전혀 배 안쪽인 전면에 있지 않고, 엉덩이 안쪽인 후면에서 이러한 감각을 느낄 수 있다.

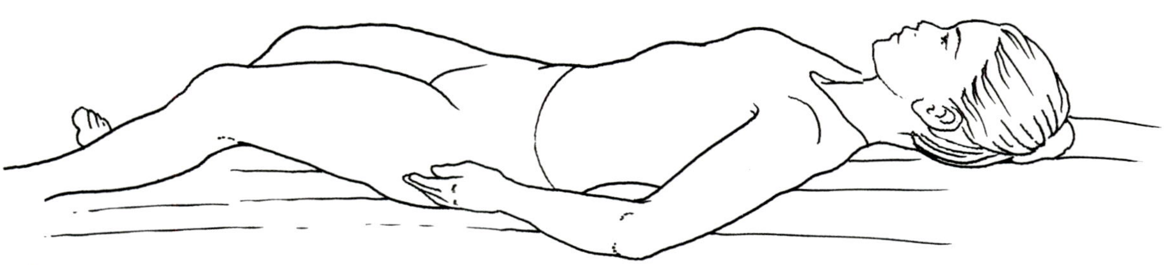

18. 안전하고 효과적인 배의 근육 운동을 위한 방법과 해부학 94쪽 볼 것.

4. 전면인대가 경직되는 경우, 엉덩이를 어떻게 유연하게 할 수 있을까?

- 준비: 샅굴부위(서혜부, inguinal region)를 확장시킨다.
- 배를 바닥에 대고 다리를 펴고 눕는다(1). 그리고 엉덩뼈오목(장골와, iliac fossa) 밑에서 엉덩이 선을 느낀다(오목은 넙다리곧은근의 상부부착점과 일치한다). 일차적으로 엉덩뼈능선(장골릉, iliac crest)을 지면에 붙이기 위해 골반이 후경이 되도록 한다. 이 후경은 엉덩이근육의 수축(삽화)이나, 배곧은근 (삽화가 없음) 수축으로 이루어진다. 이 운동을 양쪽에 실행한다. 수직 자세에서 이 운동을 다시 할 수 있다(2).

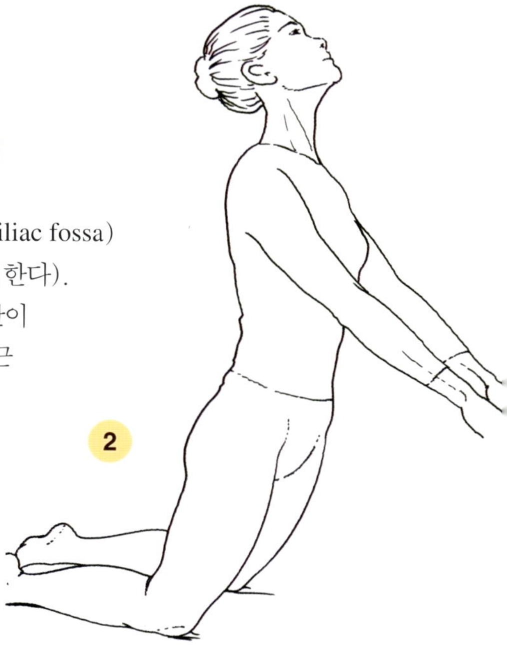

2

1

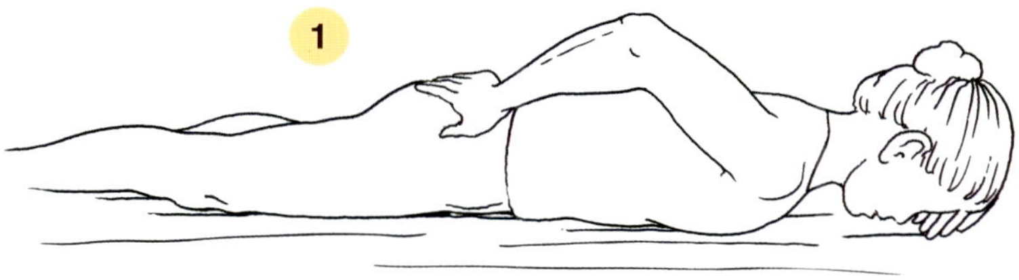

5. 넙다리곧은근이 경직되는 경우 어떻게 늘이는가?

- 앞에서 언급한 운동을 다시 행하고 손으로 오른발을 잡는다. 무릎을 강하게 구부리게 되면 엉덩이가 움푹 파이고 골반전경이 강하게 일어나는 것을 느낀다. 이 자세에서 엉덩이 근육이나 배곧은근을 수축시켜 골반을 후경시키면서 엉덩이를 지면에 좀 더 가까워지도록 한다. 이 단계에서 넙다리곧은근(대퇴직근, rectus femoris)의 여러 부위에서 늘어나는 느낌이 들게 될 것이고, 이러한 느낌은 여러 부위들이 얼마나 경직되어 있느냐에 따라 다르다. 또한 넙다리곧은근에서 늘어나는 부위를 선택하여 운동할 수 있다.
- 무릎을 강하게 굽히면, 넙다리곧은근 하부부위가 늘어날 것이고, 골반을 강하게 후경시키면, 넙다리곧은근 상부부위가 늘어날 것이다.
- 다른 쪽에도 같은 동작을 실시한다.

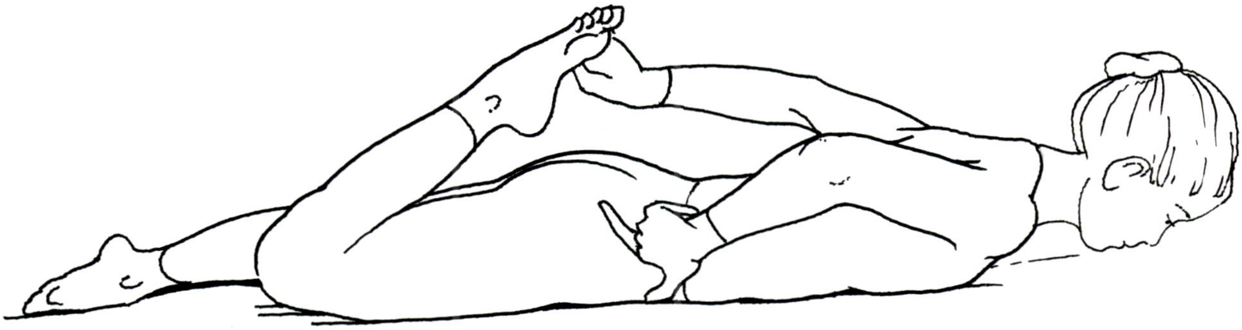

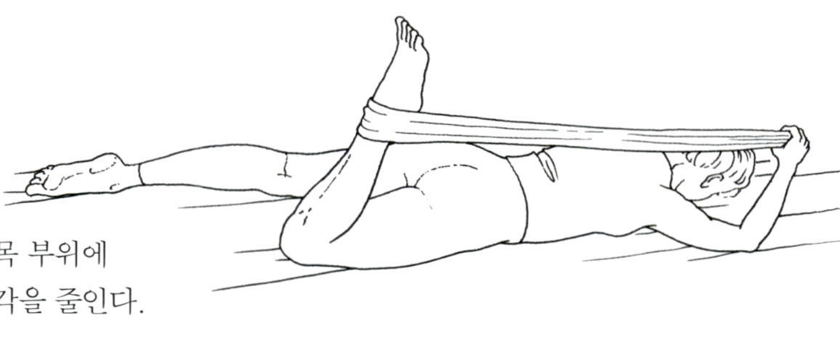

무릎이 약한 경우, 고무줄 같은 것을 발목 부위에 두르고 당긴다. 이 동작은 무릎이 굽는 각을 줄인다.

다른 사례들

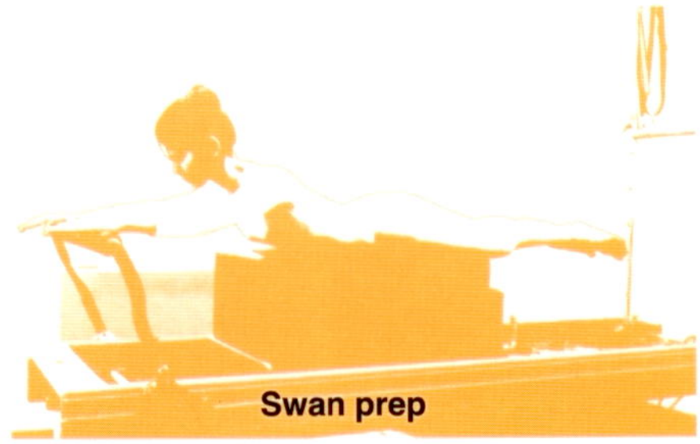

Swan prep

리포머 운동 중에 L5/S1 젖힘으로 인해 생길 수 있는 위험들

여기서 설명할 4가지 종류의 운동 중 앞의 3가지 종류의 운동은 기초운동에 속하고, 4번째 운동은 숙련자들을 대상으로 하는 운동이다. 이 마지막 운동을 할 때는 이미 L5/S1을 안전하게 조절할 수 있는 능력이 있으므로 더 이상 허리뼈를《의도적이지 않는》 젖힘이 되지 않도록 한다.

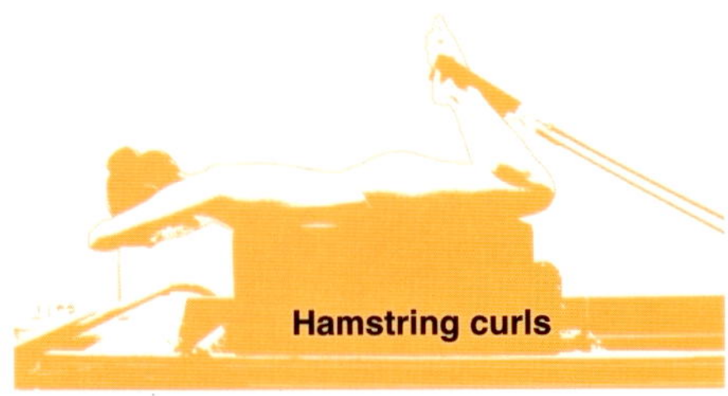

Hamstring curls

Swan prep

배를 대고 엎드려서, 몸을 머리에서 발끝까지 늘여 몸 전체가 지면과 수평이 되도록 한다. 등은 바로 이 순간에 들려지면서 펴진다. 이 자세를 하면 다운 스트레치할 때 재현될 수 있는 위험이 똑같이 생길 수 있다.

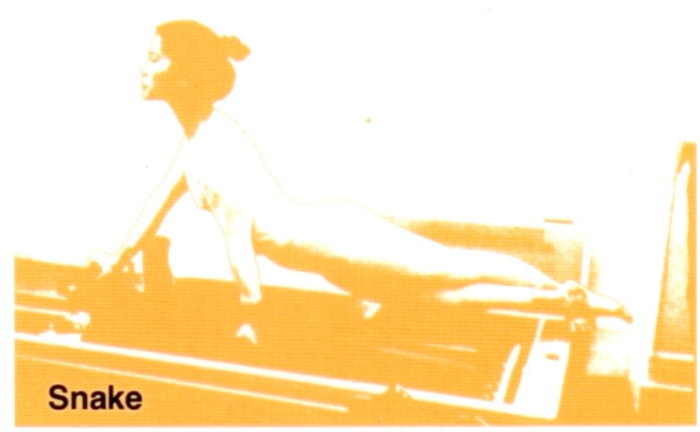

Snake

Hamstring curls

상자 위에 배를 대고 엎드려서 사용하는 힘은 앞의 운동에서 사용하는 힘에 비해 2배가 증가된다. 왜냐하면 양팔은 이마 밑에서 교차되고(등 상부부위에 기대는 것이 없음) 끈이 발에 걸려있으며, 운동을 시작할 때 무릎의 각은 45°가 되기 때문이다. 이 움직임은 끈을 올릴 때 다리를 굽히고, 끈을 내릴 때 다리를 편다. 정확하게 넙다리곧은근을 늘이는 자세를 취해야 하는데 L5/S1 경첩관절이 펴지지 않도록 주의해야 한다.

Snake

양손은 수레 측면을 누르고 양발은 리포머의 다른 쪽을 누른다. 머리는 다리 쪽으로 향하는 것처럼 든다. 양손으로 수레를 밀자마자 몸통이 펴진다. 이러한 상황에서 모든 힘은 L5/S1 경첩관절에 실릴 위험이 있다.

Knee stretch (arched)

이 운동을 하면, 등은 펴진 상태에서 양 다리는 자동적으로 펴지고 접혀진다. 특히, 다리를 펼 때 L5/S1 허리-엉치뼈 경첩관절에서 심하게 휘어지는 위험이 생길 수 있다.

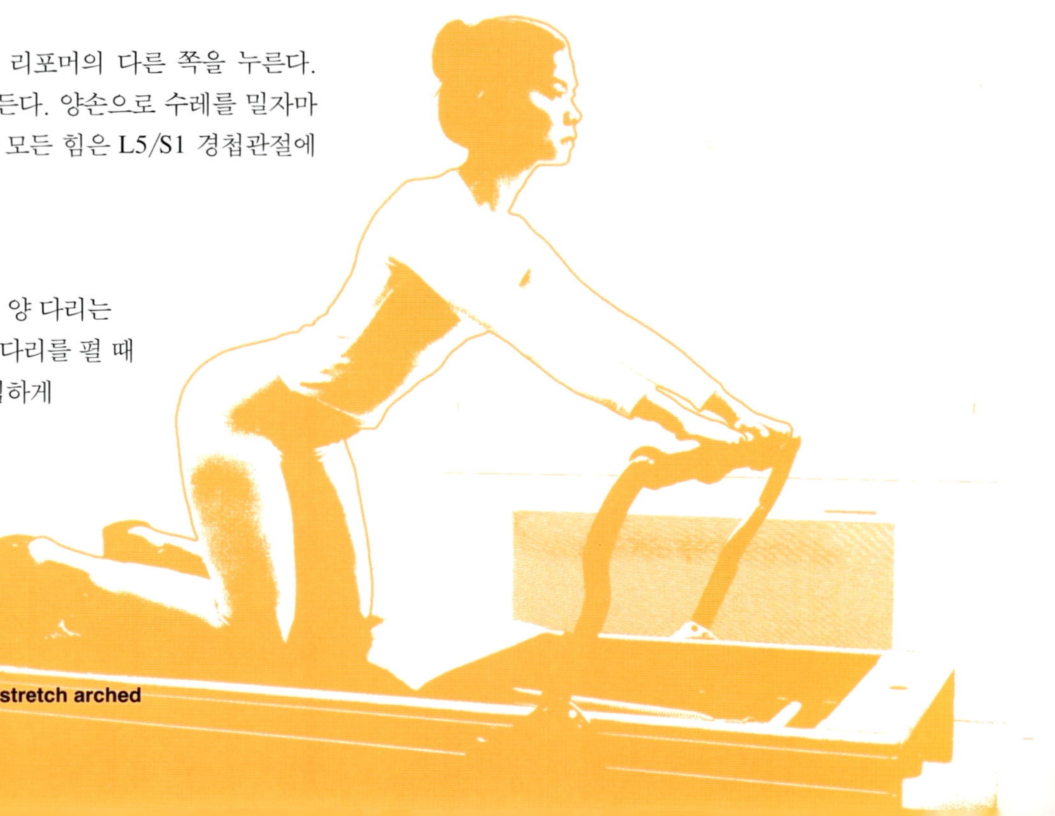

Knee stretch arched

매트운동 중에 L5/S1 젖힘으로 인해 생길 수 있는 위험들

이 모든 운동은 배를 지면에 대고 실시한다. 단 Shoulder bridge는 제외된다. Shoulder bridge는 넙다리곧은근을 늘이는 동작의 변형동작인데, 등을 대고 누워서 실시한다.

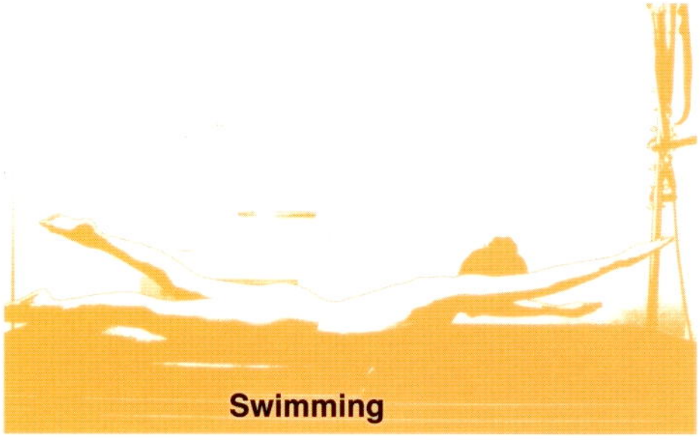

Swimming

Swimming

배를 지면에 대고 엎드려서 팔과 다리를 교대로 가위처럼 움직인다. 정확하게 이 운동을 실시하려면, 바른 자세를 유지하기 위해서 등 아랫부분을 누르면 안된다.

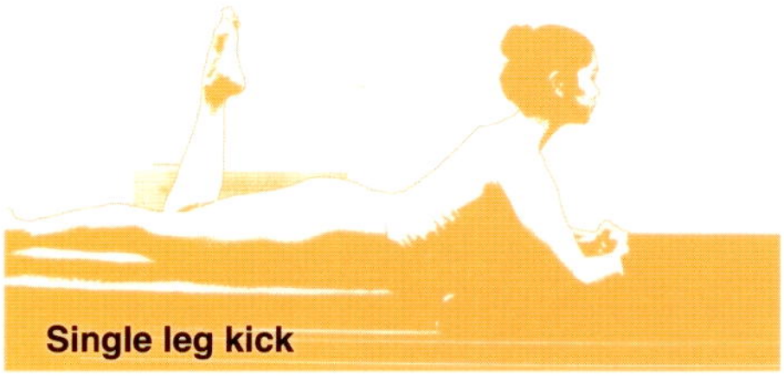

Single leg kick

Single leg kick, Double leg kick

무릎을 펴고 굽히는 동작을 제외하고는 위의 운동과 같은 자세를 취한다. 이 움직임을 할 때는 허리뼈접골관절을 지나치게 경직시키지 않고 등의 자세를 올바르게 유지하도록 한다. 이 경직은 항상 등을 고정시키는데 약점을 보완해주기 위해 발생할 수 있다.

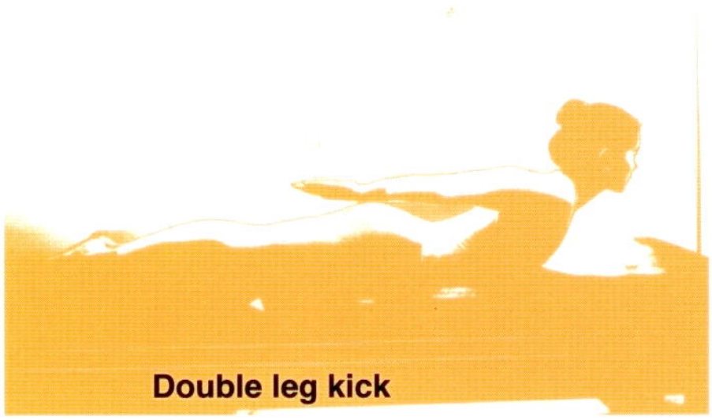

Double leg kick

Shoulder bridge

《두 발을 테이블에 두고 하는》 운동의 다른 버전으로써, 골반을 무릎높이까지 들어 올리고, 어렵지만 L5/S1이 지나치게 만곡이 되지 않도록 하면서, 넙다리곧은근을 다시 늘인다.

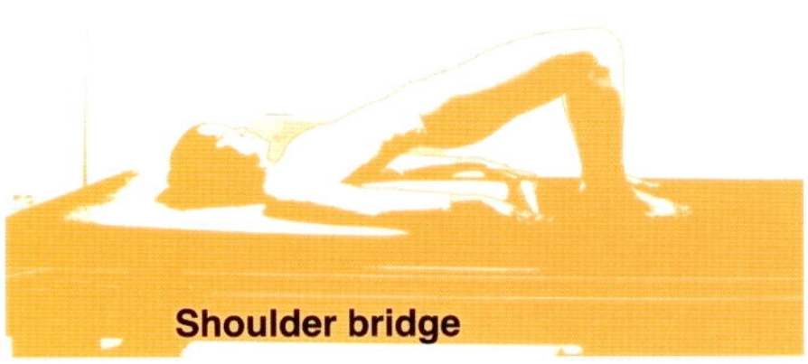

Shoulder bridge

Neck roll

《코브라》 자세의 변형자세인 Neck roll은 L5/S1접합연골을 강하게 펴지게 한다. 머리와는 별개로 이 운동을 행하는 동안 자세를 유지하기 위해, L5/S1의 가동성을 이용하는 것보다 만곡을 분산시키면서 L5/S1을 펴도록 권한다.

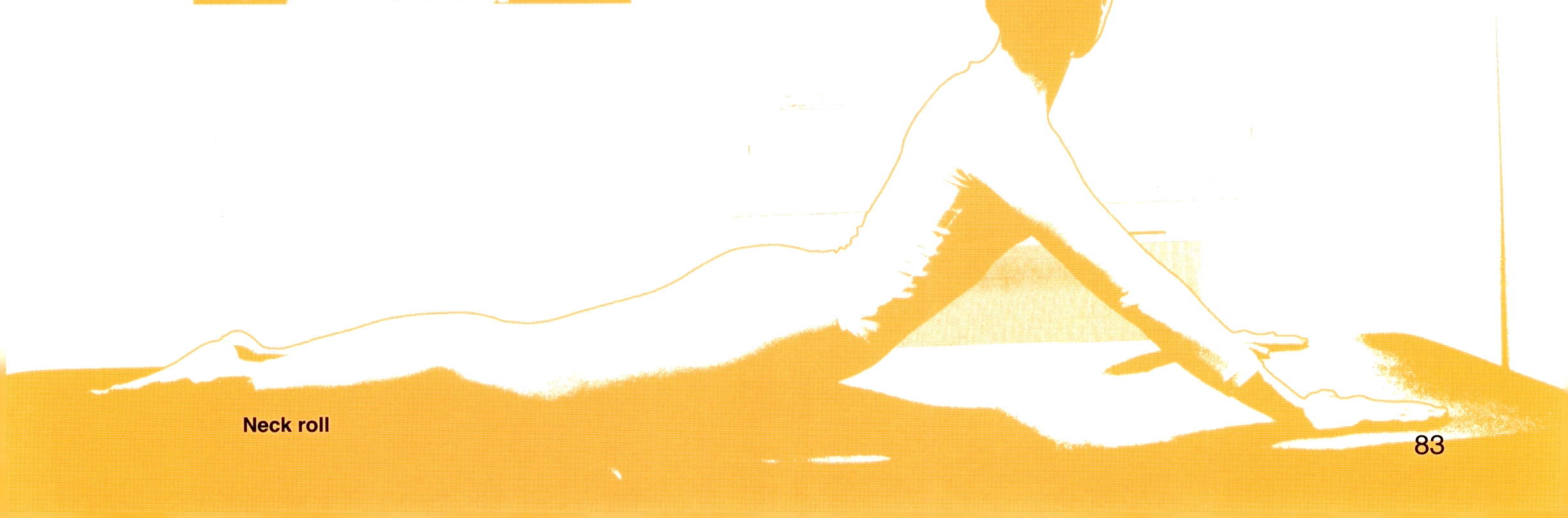

Neck roll

7

Forward lunge 시 발목/발의 불안정성

Forward lunge시 발목/발의 불안정성

이 운동은 발목을 바르게 놓아야 한다

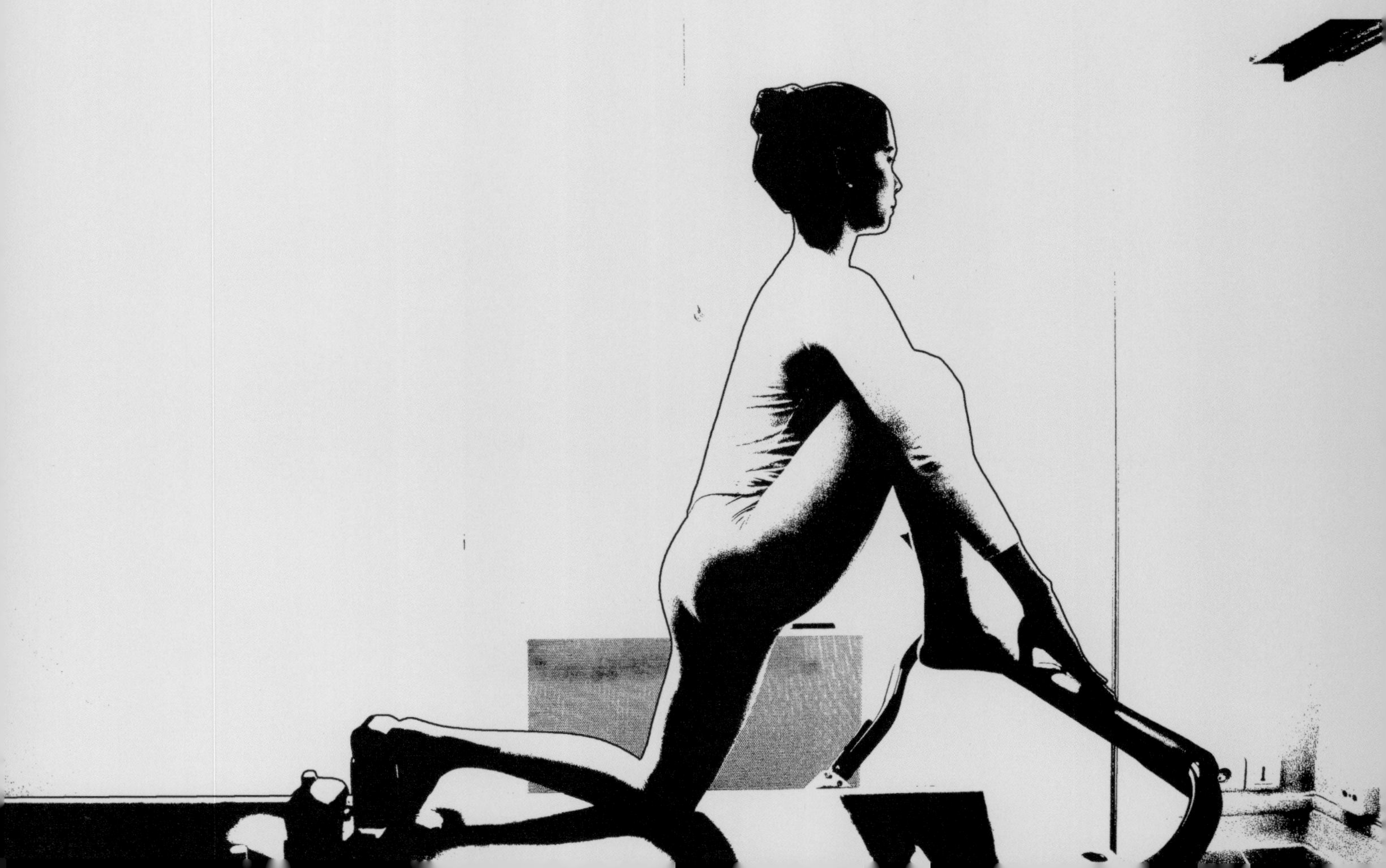

운동원리

준비 자세

Forward lunge는 《옆으로 다리를 벌리는 운동》의 변형운동인데, 양발의 위치가 독특하다. 즉, 한발은 수레 위의 발지지대에 기댄다. 다른 발은 발가락을 지지대 위에 올려놓는데 발꿈치가 위로 향하게 한다. 한쪽 무릎과 발은 수레 위에 놓고, 다른 쪽 무릎은 지지대 위에 놓여 있는데 이 무릎은 자유롭게 움직일 수 있다. 전반적인 균형을 유지하면서 양손은 몸통 양쪽으로 내려놓는다.

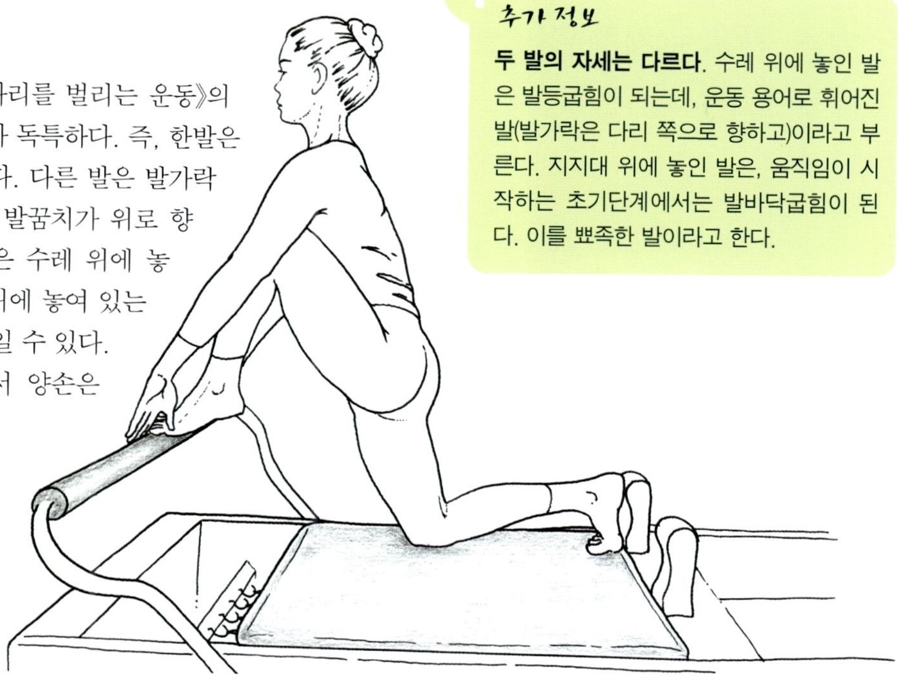

추가 정보

두 발의 자세는 다르다. 수레 위에 놓인 발은 발등굽힘이 되는데, 운동 용어로 휘어진 발(발가락은 다리 쪽으로 향하고)이라고 부른다. 지지대 위에 놓인 발은, 움직임이 시작하는 초기단계에서는 발바닥굽힘이 된다. 이를 뾰족한 발이라고 한다.

몸의 움직임

밀기 시작할 때는 두 무릎은 펴진다. 앞에 놓인 다리의 엉덩이는 더 굽어지고, 뒤에 놓인 다리의 엉덩이는 펴진다. 원 위치로 되돌아오는 동작을 할 때는 양쪽 엉덩이의 움직임이 반대가 된다. 이 운동을 행하는 동안 골반이 틀어지지 않도록 안정된 자세를 유지되도록 유의해야 한다. (발뒤꿈치가 발지지대에서 벗어남에 따라) 양 발은 서로 다르게 움직인다. 뒤에 놓인 발은 구부려진 상태에서 발끝을 세운 상태로 바뀐다. 앞에 놓인 발은 세워진 상태에서 다소 누운 상태로 바뀐다.

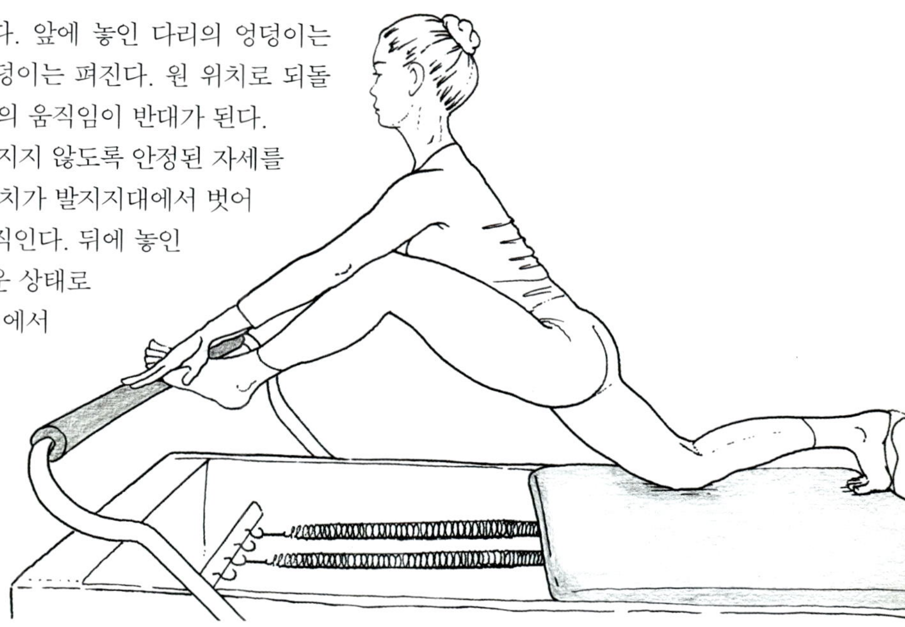

몸의 움직임에 대한 관찰

이 운동을 행할 때, 지지대 위에 놓인 발이 뒤집혀지고 변형되는 경우가 자주 발생한다. 그 이유는 무엇인가? 이 사실을 알기 위해, 발끝을 세운 상태에서 다음과 같은 상태를 동시에 관찰한다.

- 발 자체가 스스로 틀어지면서 발바닥 안쪽이 보인다(밑쪽은 아니다).
- 그리고 측면 움직임은 발목이 발가락에 비해 바깥쪽으로 기울게 한다.

이 움직임은 발목과 발의 여러 관절 부위에서 동시에 일어난다. 그러므로 이 두 경우에 발목에 위험을 줄 수 있다.

해부학적인 구조

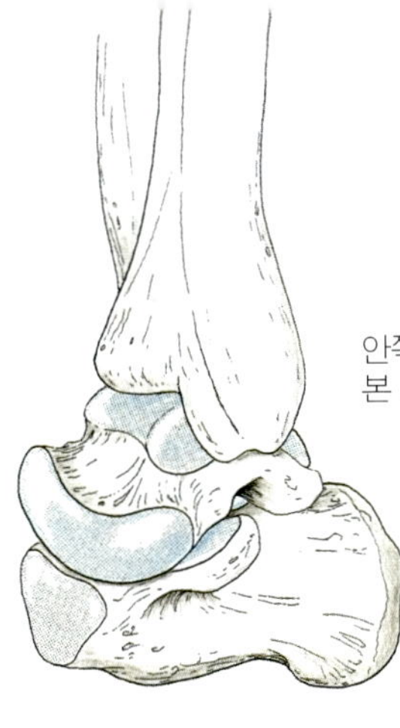

발목: 관절 두 개가 있는 부위

발목은 관절 두 개가 중첩되어 움직이는 부위이다.

발목은 정확한 용어로: 정강뼈(경골, tibia)–종아리뼈(비골, fibula)–복사뼈

다리에 있는 2개의 뼈, 정강뼈과 종아리뼈는 집게나 영국열쇠처럼 목말뼈도르래(trochlea of talus)를 조인다. 집게 같은 이 양쪽의 끝은 안쪽복사뼈(medial malleolus)와 가쪽복사뼈(lateral malleolus)이다.

이 관절은 단지 전후움직임만 가능하다. 그래서

- 전면으로 발등굽힘(배측굴곡, dorsiflexion)이 되고,
- 후면으로, 발바닥굽힘(저측굴곡, plantar flexion)이 된다.

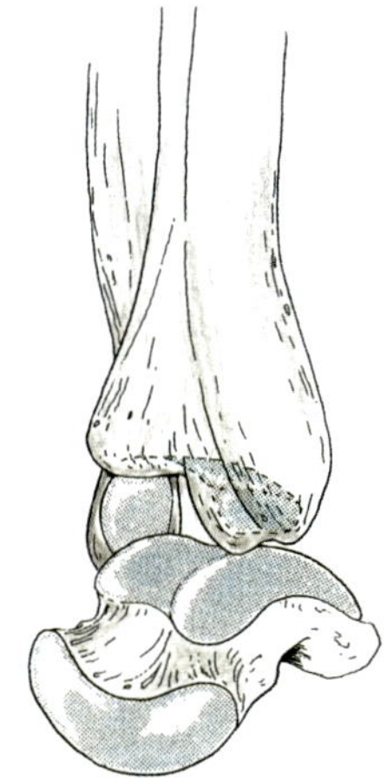

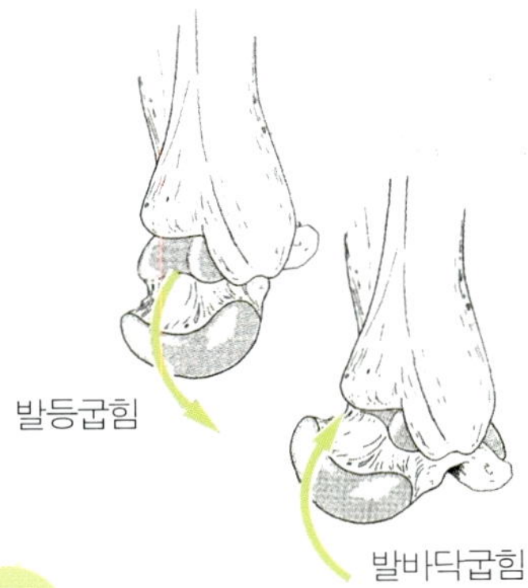

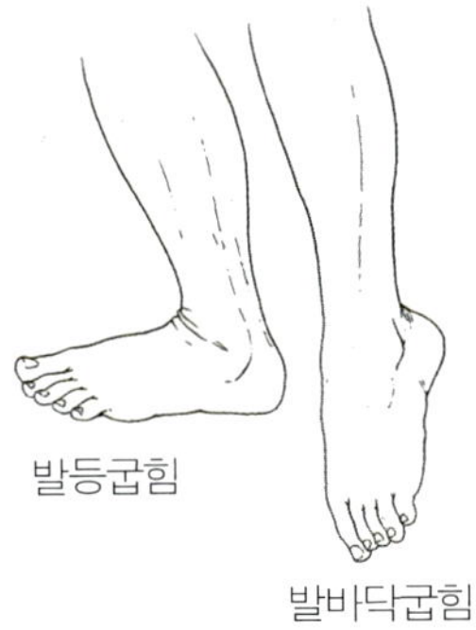

추가 정보

어느 정도 안정적인 발목뼈

발바닥굽힘 시 거골활차의 후면이 집게(pincers) 안에 있는 것을 본다. 그런데 이 부위는 전면보다 더 좁다. 이러한 사실에서 이 부위는 집게 안에서 덜 맞아들어 가기 때문에 작은 측면움직임이나 회전움직임을 할 수 있다. 이 작은 움직임은 극히 미미하지만, 골격적인 구조면에서는 이러한 자세에서는 발목이 불안정할 수 있다.

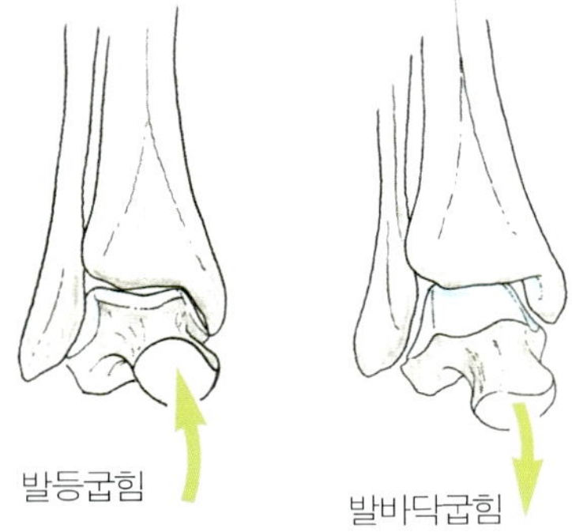

발목 아래: 복사뼈–발꿈치뼈

복사뼈 밑에 두 개의 면이 있는데, 이는 발뒤꿈치뼈 위에 있는 두 면과 관절을 이룬다. 바로 위에 위치한 관절은 더 크고 다양하게 움직일 수 있는데 발목이 움직이는 폭보다는 적다. 주로 ***측면으로 움직인다.***

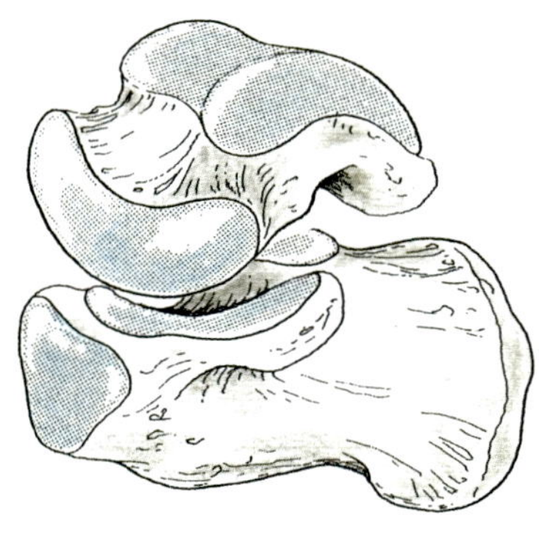

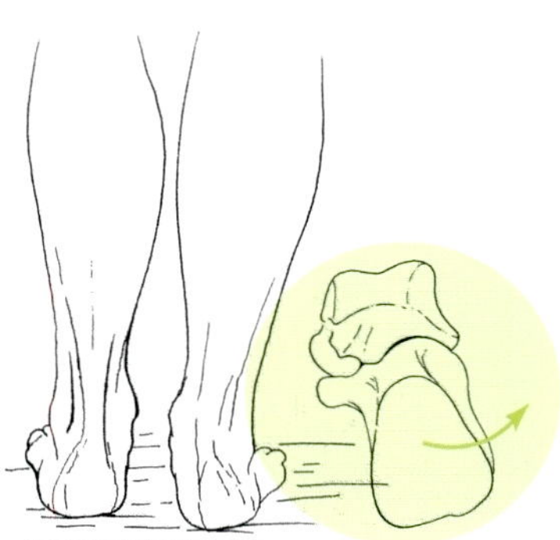

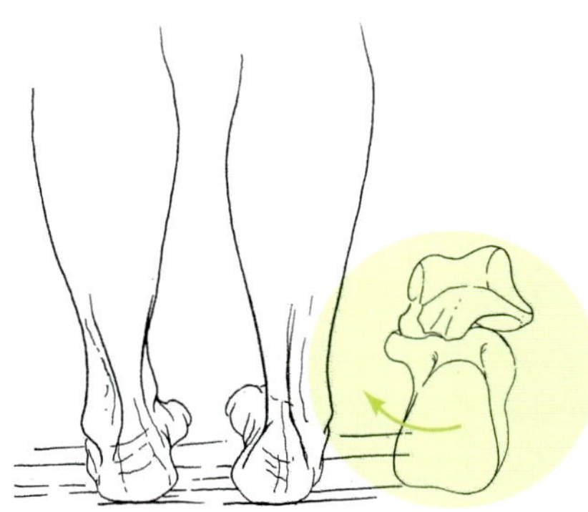

발목 전면........

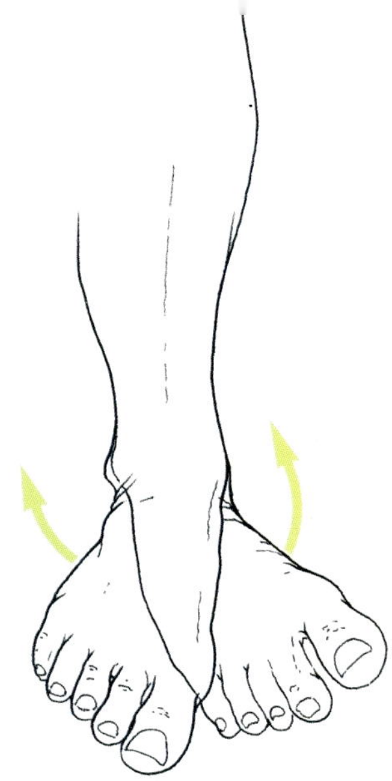

Forward lunge에서 **지지대에 위에 놓인 발의 움직임을 관찰해 보면** 발의 움직임이 발목 전면부위에서 일어난다. 여기서 두 개의 행렬로 관절이 형성되어 있는데 각 관절은 여러 뼈들로 결합되어 있다.

발목 뒷부분의 관절[중간목말관절(중간거골관절, middle talar joint)]

이 관절은 발꿈치뼈와 복사뼈가 약간 앞에 있는 두 개의 뼈와 연결되어 있다. 발에서 수직면으로 되어 있는 첫 번째 관절이다.
이 관절은 복사뼈 아래에서 발생하는 움직임과 같이 움직이며, 발의 뒤꿈치와 발의 중간을 연결한다. 특히, 이 관절은 발을 눌러 무엇을 잡으려고 할 때 작용한다. 예를 들어 지지대 위에서 발을 두었을 때, 발의 움직임을 용이하게 한다.

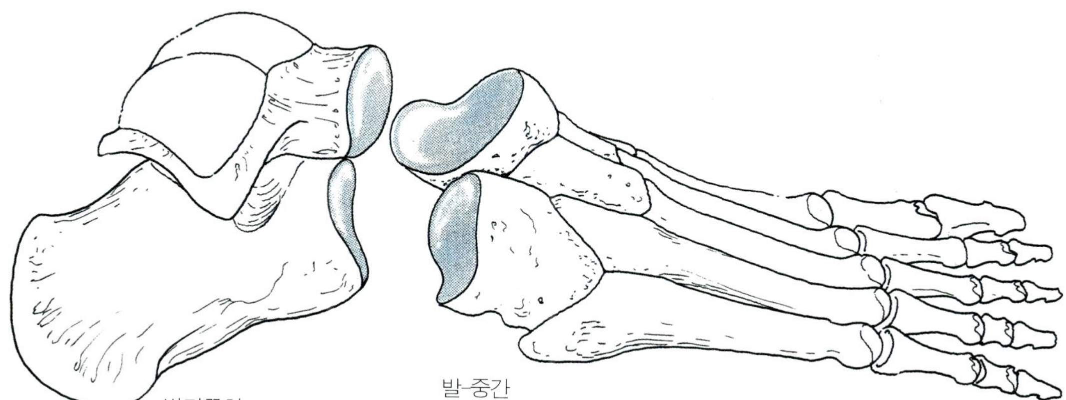

발목의 앞부분관절[발목발허리관절(tarsometatarsal joint)]

두 번째 관절은 발-중간뼈들과 5개의 발허리뼈를 연결시킨다. 또한 위에서 언급한 움직임과 동일한 움직임을 행하는데, 위의 움직임의 폭에 비해서 이 관절은 작은 폭으로 움직인다.

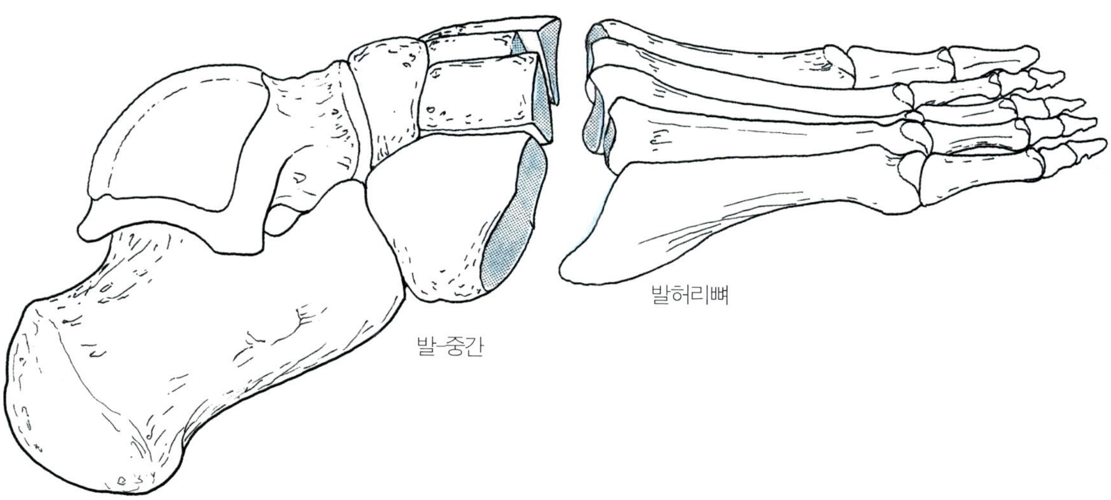

이 모든 관절이 연결되어 있어 발은 가능한 최대한으로 자유롭게 움직일 수 있다. 하지만 이러한 움직임이 발의 안정적인 정렬을 복잡하게 만들 수도 있다. 이러한 발의 안정적인 정렬을 유지해주는 것은 자주 근육들의 협응작용에 달려있다.

왜 그리고 어떻게 이 운동이 위험한가?

발바닥굽힘이 되면 발이 쉽게 안쪽번짐이 된다

발목/발의 주된 두 가지 움직임인 안쪽번짐(내번, inversion)과 가쪽번짐(외번, eversion)이 결합하여, 발과 발목의 모든 관절을 더 많이 움직일 수 있다.

여기서 관찰할 부분은 안쪽번짐인데 3가지 움직임이 결합된다.
발목으로 발바닥을 굽힌다. 발목아래와 발목전면에 있는 관절들은 역시 발바닥을 굽게 하고, 이러한 움직임은 다음과 같은 움직임에 의해 보완된다.

- 뒤침(회외, supination, 발바닥 안쪽 면이 들려지는 동안 바깥쪽 면은 낮아진다)의 움직임으로,
- 모음〔내전, adduction, 발목이 몸의 정중면(median plane)으로 움직인다〕에 의해서.

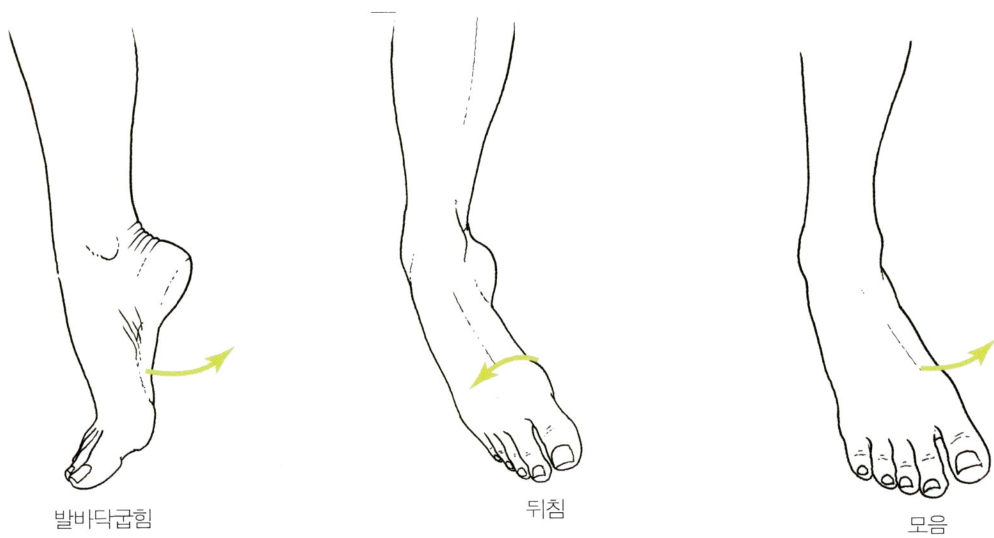

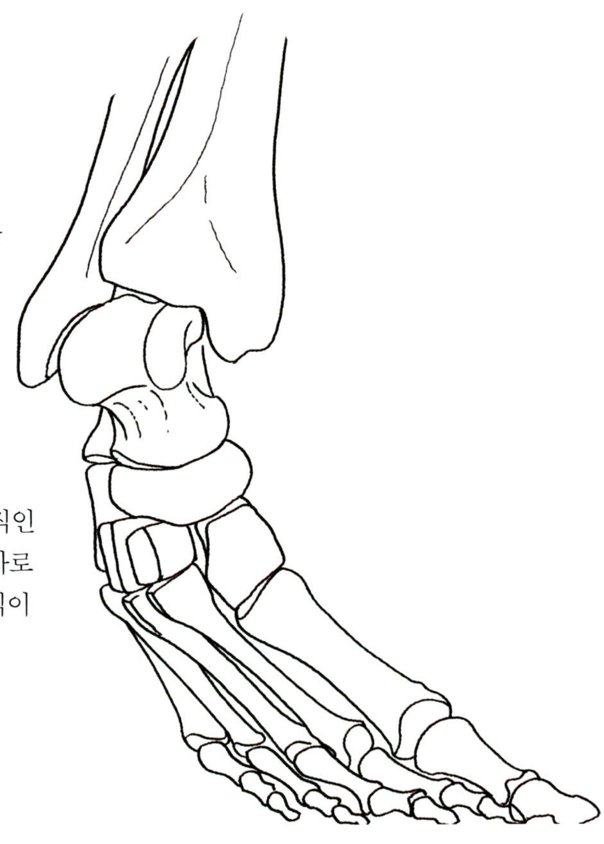

왜 이러한 결합을 하는 걸까?

발바닥이 관절표면형태를 하고 있으며, 또한 탁월한 발의 근육작용으로 인하여 이렇게 움직일 수 있다. 이 때 발바닥을 굽히는 대부분의 근육은 모두 뒤침근이다.

발목으로 발바닥을 굽히면, 안쪽번짐을 쉽게 할 수 있다.

사실, 불안정한 복사뼈는 주로 뒤침근의 작용으로 움직인다. Forward lunge에서 발바닥이 굽게 되면, 발을 똑바로 놓을 수 있는 상태가 되지 않으며, 안쪽번짐으로 움직이려는 경향이 강하다.

안쪽번짐의 결과

안쪽번짐을 하게 되면, 복사뼈와 가쪽복사뼈의 발꿈치뼈의 사이가 벌어진다.

이러한 사실에서, 안쪽번짐은 발목가쪽에 위치한 인대를 긴장시킨다는 것을 알 수 있다.

발목과 발목가쪽인대

종아리뼈의 복사뼈는 뾰쪽하며 두면의 가장자리가 V자 형태를 하고 있다. 인대는 종아리뼈의 복사뼈를 발꿈치 뼈와 복사뼈에 함께 연결시킨다.

(1) 전면에서, 인대 하나〔앞목말종아리인대(전거비인대, anterior talofibular ligament) 역자〕는 전면 외곽을 따라 복사뼈까지 뻗어 있고, (2) 아래에 있는 인대〔종비인대(발뒤꿈치종아리인대, calcaneofibular ligament) 역자〕는 발꿈치 뼈의 튀어난 부위로 내려가고, (3) 후면에 있는 인대 〔후거비인대(뒤말목종아리인대, posterior talocalcaneal ligament) 역자 주〕는 후면가장자리를 따라 복사뼈와 연결되어 있다.

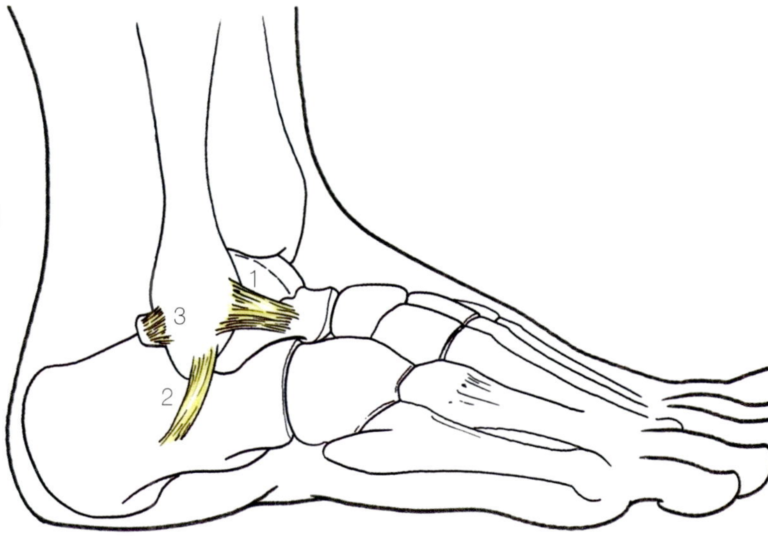

이 세 개의 인대는 발목을 안정시킨다. 안쪽번짐을 하게 되면 이 인대들이 긴장하게 된다.

전면 인대의 특별한 경우

이 세 개의 인대 중에서 안쪽번짐이 될 때 가장 많이 늘어나는 인대는 전면에 있는 인대이다. 이 인대를 염좌 인대라고 부른다. 왜냐하면 가장 자주 발목을 삘 때 늘어나고 손상되기 때문이다.

Forward lunge에서 발은 발목이 삐기 쉬운 자세를 취하는 경향이 있고 직접 발목이 삐지는 않더라고 장기적으로는 볼 때 발목이 삘 수 있는 확률이 높다.

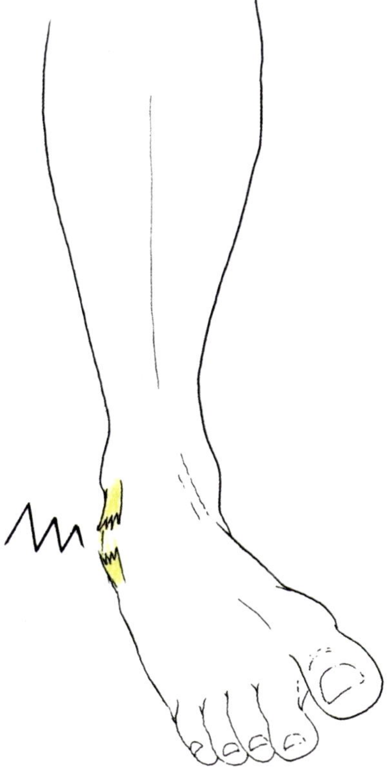

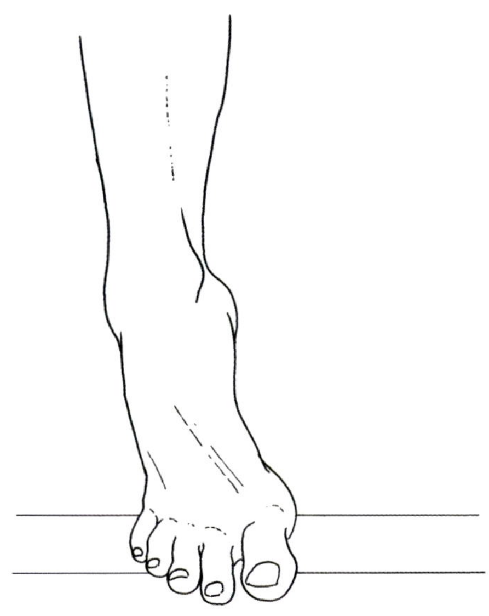

해결방안과 예방법

어떻게 발을 안정시킬 수 있는가?

1. 하체(정확하게 엉덩이와 무릎 사이)의 자세를 바르게 취한다.[19]

매트 위에 서서 운동을 할 때, 엉덩이의 넓이만큼 양발을 평행되게 놓는다. 《아래에서 설명하고 있는 아주 대조적인 두 자세》를 취할 때, 이 두 자세 사이에서 중간 자세를 취해야 한다.

- 안쪽으로 엉덩이를 돌리면(안쪽돌림), 양 무릎이 서로서로를 향해 돌아가고 안쪽돌림되는 정강뼈는 복사뼈를 안쪽으로 향하게 한다는 것을 알 수 있다.
- 반대방향으로 (예를 들어, 엉덩이 근육을 수축하여) 바깥쪽으로 엉덩이를 돌린다(가쪽돌림). 이번에는 무릎뼈(슬개골, patella)가 바깥쪽으로 향한다. 가쪽돌림하는 정강뼈는 복사뼈를 뒤침시킨다.
- 이 두 자세 사이에서, 넙다리뼈를 약간 가쪽돌림시키는 것을 유지하면서 균형을 찾도록 한다. 이 균형은 무릎뼈가 전면으로 향하도록 하면서, 발의 양쪽 측면 중 어느 쪽으로도 발이 기울지 않도록 한다.

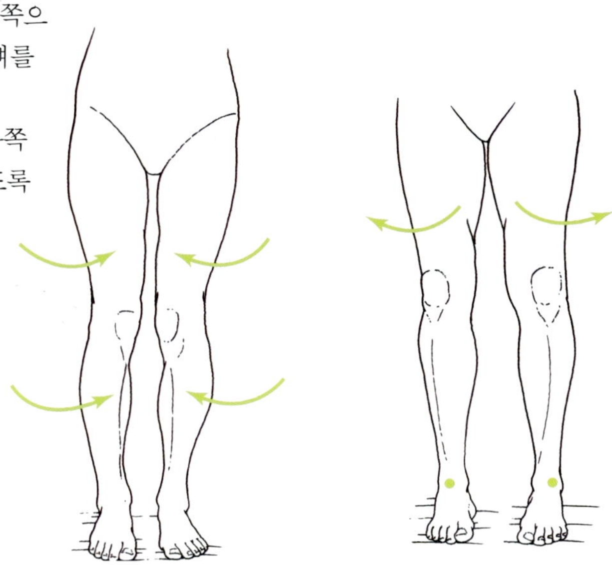

2. 구부리기[20]

하체전체를 다 같이 활동시키기 위한 가장 좋은 운동 중 하나는 무릎을 약간 구부린 상태로 있는 것이다. 이 운동은 몸 전체를 바르게 정렬시킨다. 하지만 여기서 엉덩이/무릎/발 순으로 구부리도록 해야 한다.

- 위에서 언급한 자세를 취한다. 엄지발가락, 복사뼈와 무릎이 서로 닿도록 양다리를 붙인다. 발뒤꿈치가 지면에 닿고, 3곳의 측정부위(엉덩이/무릎/발, 역자 주)의 감각을 유지하면서 무릎을 구부린다. 이 단계를 연습하고 난 후 (엉덩이 넓이만큼) 양발을 벌리고 발목의 자세를 바르게 하도록 유념하면서 위의 운동을 다시 반복한다.

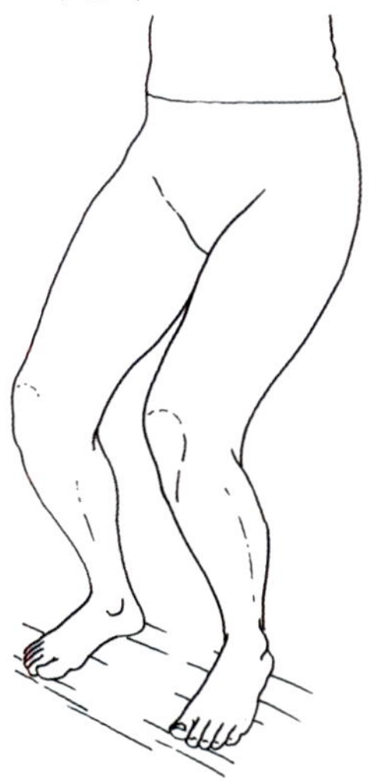

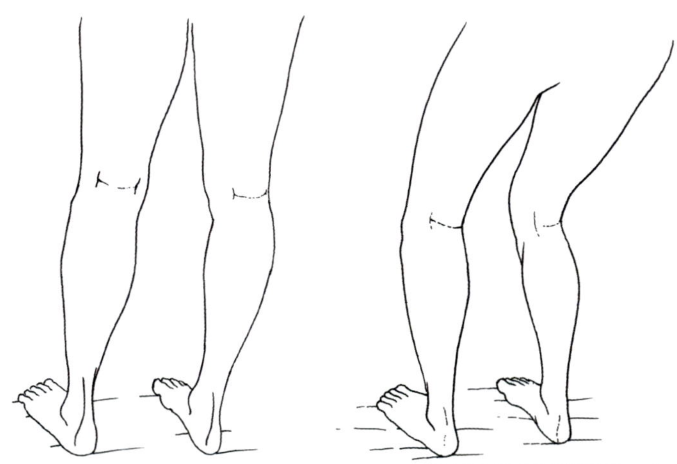

19. 움직임의 해부학 2, 274–275쪽 볼 것.
20. 움직임의 해부학 2, 278–279쪽 볼 것.

3. 발을 발두덩이로 서는 과정

양발을 붙인 자세로 선다. (발가락 끝으로 서는 것이 아니라 발두덩이) 발허리뼈머리로 선다. 우선 양다리를 서로 붙이고, (1) 양쪽 복사뼈의 접촉을 유지한다. 만약 복사뼈 사이가 벌어지면, (2) 발의 안쪽번짐이 시작되는 것이다. 그 후 같은 움직임에서 약간 다리를 벌리면서 무릎/발목/발 순서로 정렬을 유지하면서 발을 올렸다 내린다. (3) 발꿈치를 들어 올렸을 때와 그렇지 않았을 때를 비교해 보면, 언제 발뒤꿈치가 바깥쪽으로(뒤침) 향하는지를 볼 수 있다.

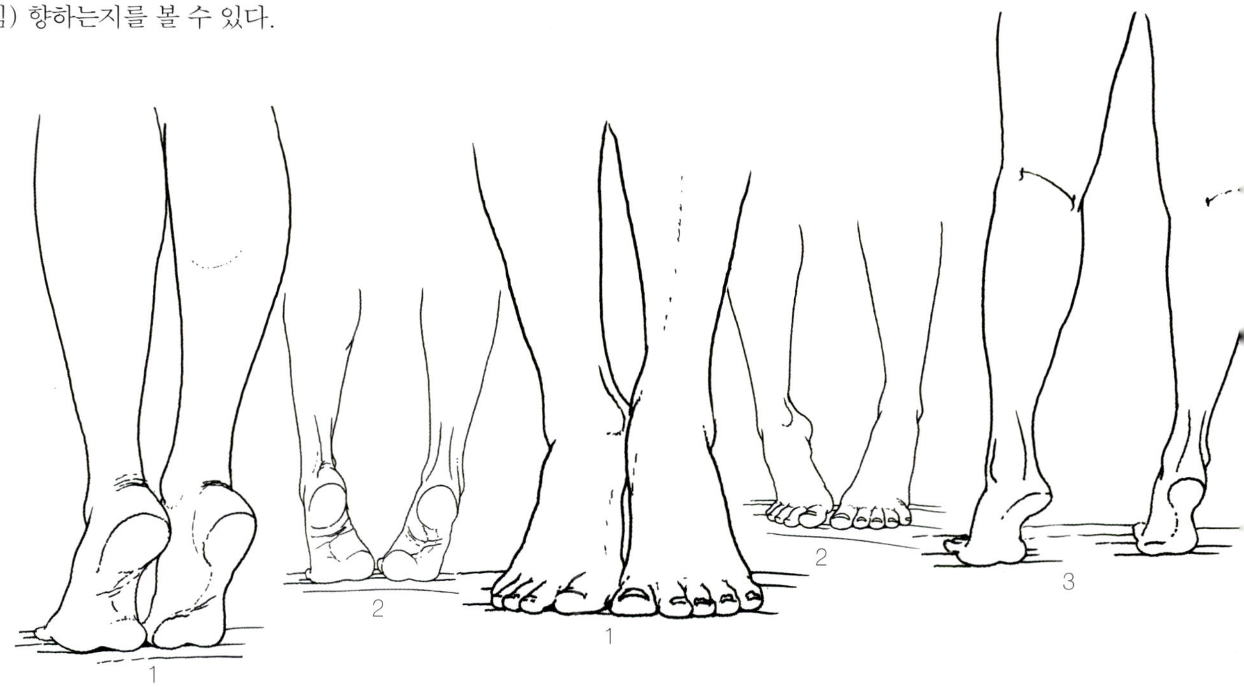

4. Forward lunge를 연습할 경우

무릎이 바깥쪽으로 향할 때 또한 발이 뒤침이 될 수 있다(1).
처음에는, 엉덩이와 발을 정렬하여, 엉덩이와 발 사이에서 무릎이 정렬되도록 유지한다. 또한 무릎이 안쪽으로 향하도록 할 수도 있다(2).
나중에, 무릎이 바깥쪽으로 향하도록 내버려 둔다(엉덩이 벌림과 가쪽돌림).
특히 발이 지면을 누르는 상태에서 지지면이 발의 가쪽(외측, lateral)으로 기울지 않도록 주의한다(3).

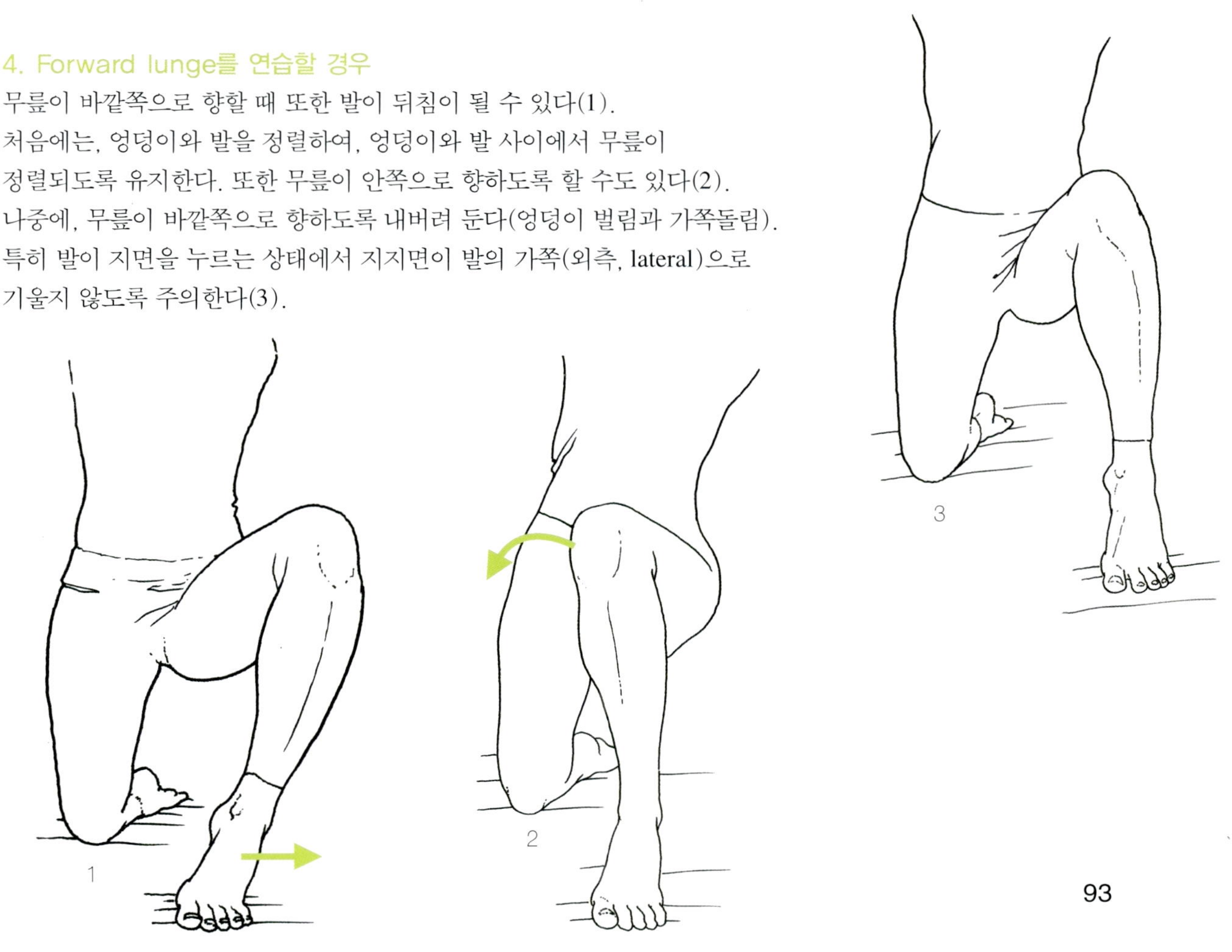

다른 사례들

발목을 불안정하게 하는 리포머운동

발로 지면을 누르고 하는 모든 운동인데, 여기서는 발바닥굽힘이 일어나는 운동을 중심으로 고찰해 볼 것이다.

Footwork, Running

Tendon stretch와 Running처럼 주로 발을 지지대 위에 놓고 하는 운동인데, 발가락운동과 그 변형운동들이 있다. 이 모든 운동은 발을 바깥쪽으로 기울게 하는 경향이 있다.

Stomach massage

이 운동을 할 때는, 다른 변형운동처럼 기초 동작 시에 발의 내전(introversion)이 생기는 동일한 현상이 일어나는데, 발가락은 지지대 위에서 바깥쪽으로 접힌다.

Long strech, Up strech, Arabesque, Front splits

이 4가지 운동에서는, 양발가락 끝으로 서는 경우 발바닥의 내전(introversion)이 더욱 더 확실히 나타난다.

Semi circle

특히, 양발의 자세에 관심을 가지게 되면, 위에서 언급한 같은 지적을 하게 되는데, 발바닥이 심하게 굽게 되는 자세를 취하면, 발이 바깥쪽으로 기우는 경향이 더욱 더 심해진다는 것을 알 수 있다.

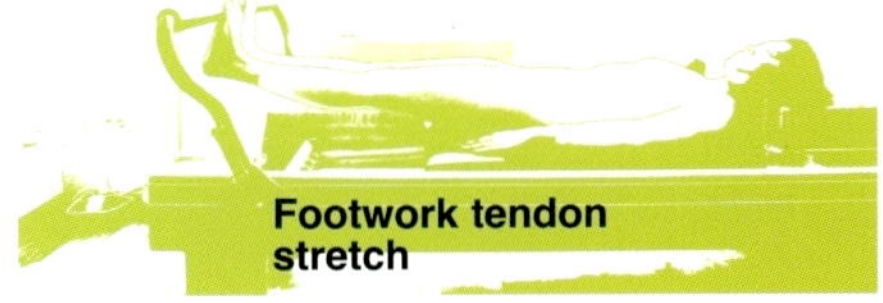
Footwork tendon stretch

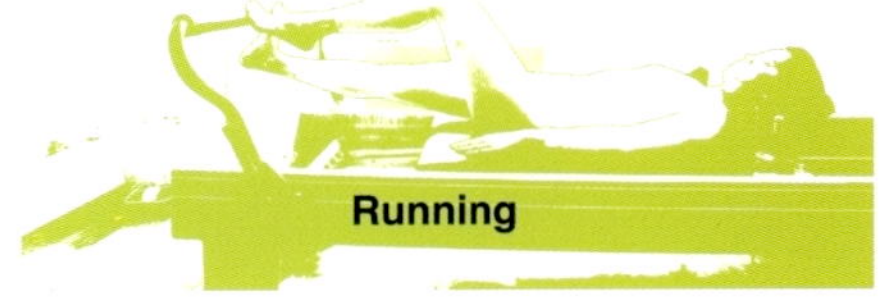
Running

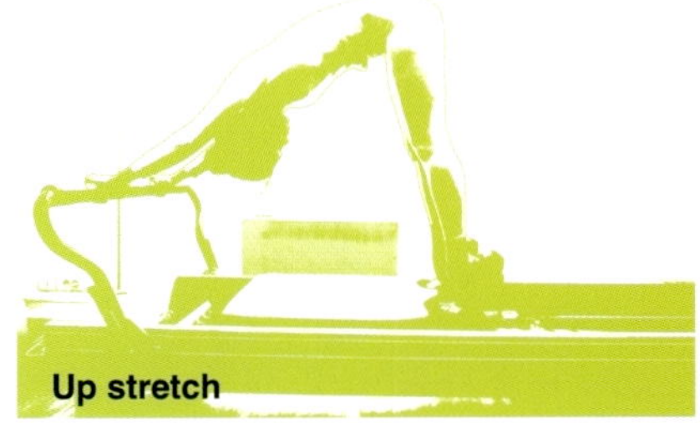
Up stretch

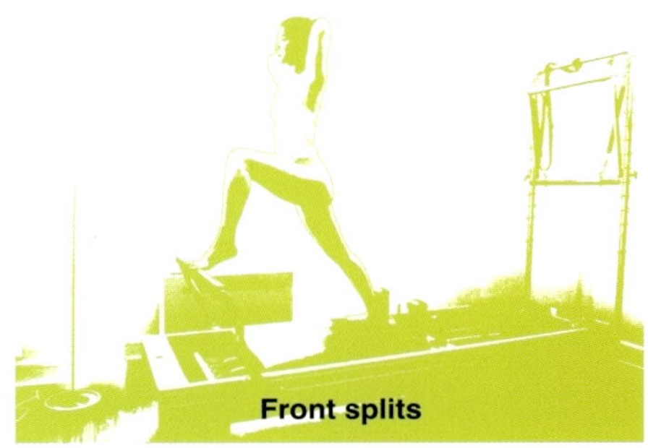
Front splits

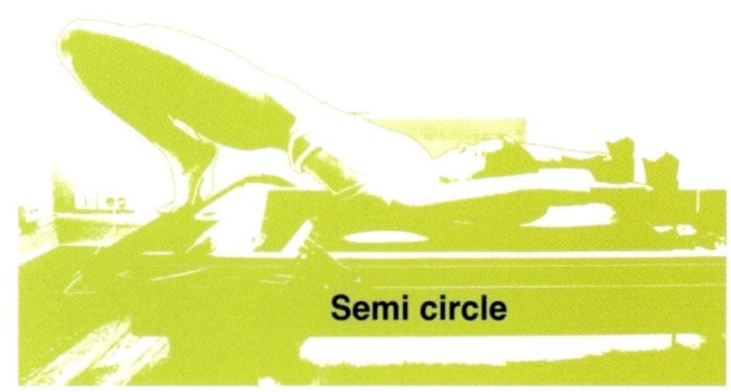
Semi circle

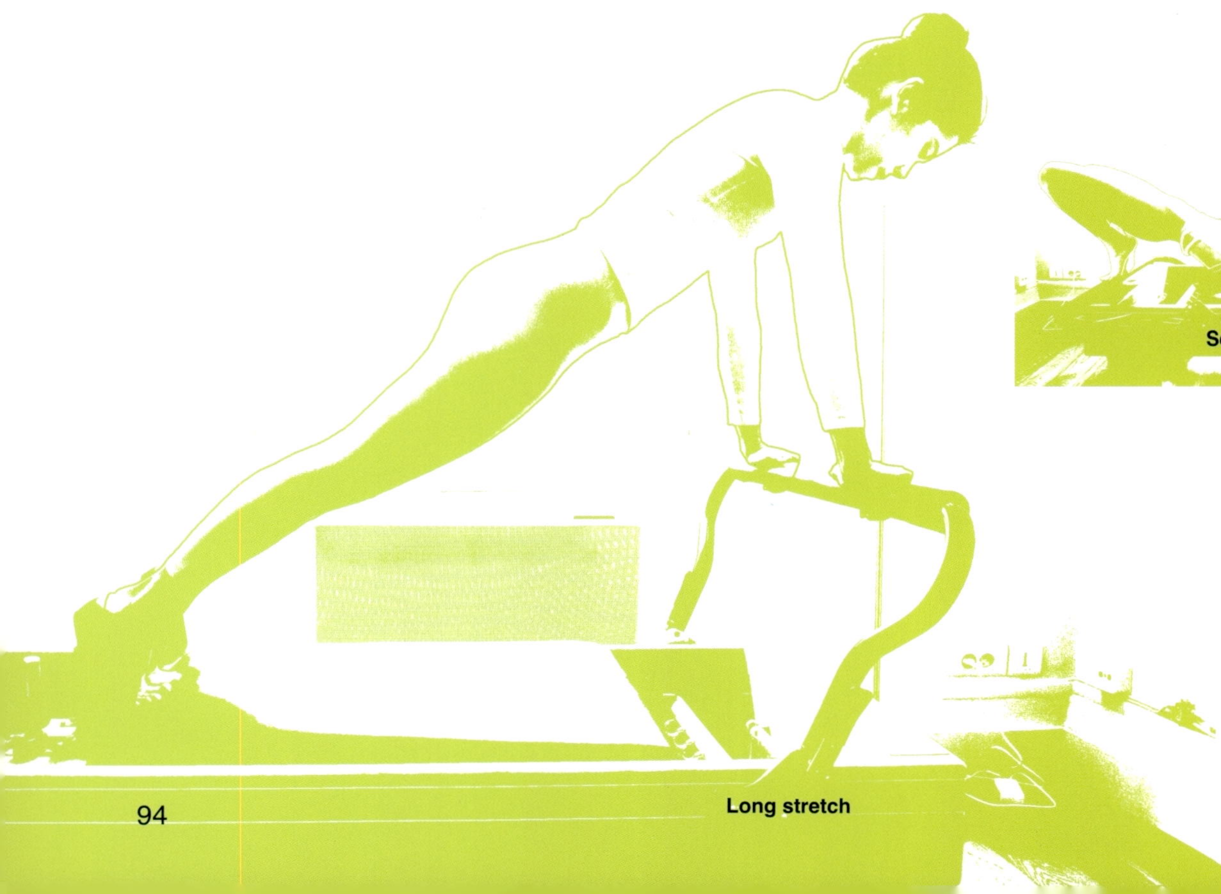
Long stretch

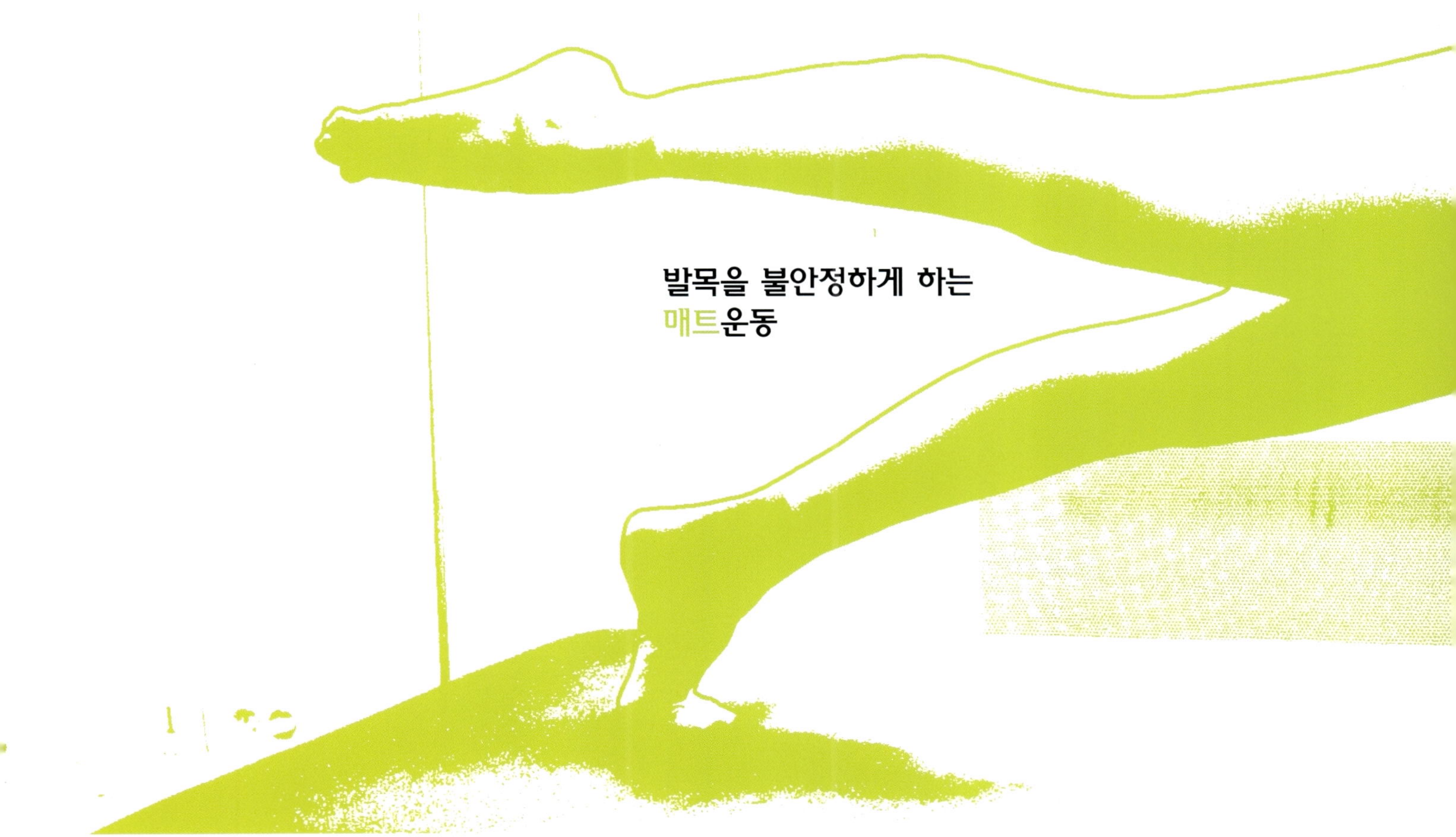

발목을 불안정하게 하는 매트운동

매트위에서 운동할 때, 발이 안전하게 지면을 디딘다고 말하지 못한다. 즉, 발의 안정성을 보장하지 못한다. 기초운동에서도 또한 마찬가지다.

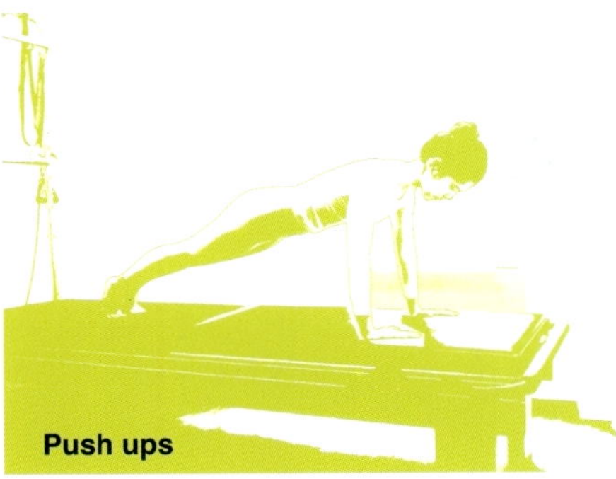

Push ups

Leg pull front, Puch up series

이 두 운동은 양손과 양발로 지면을 누르면서 하게 되므로, 이 운동은 발을 안쪽 돌림시키는 운동의 범주에 속한다. 이 두 운동의 경우, 발의 균형 축이 둘째발가락의 선상에 있도록 해야 한다. 이렇게 함으로써 발이 바깥쪽으로 기울면서 누르게 되는 것을 피하게 한다.

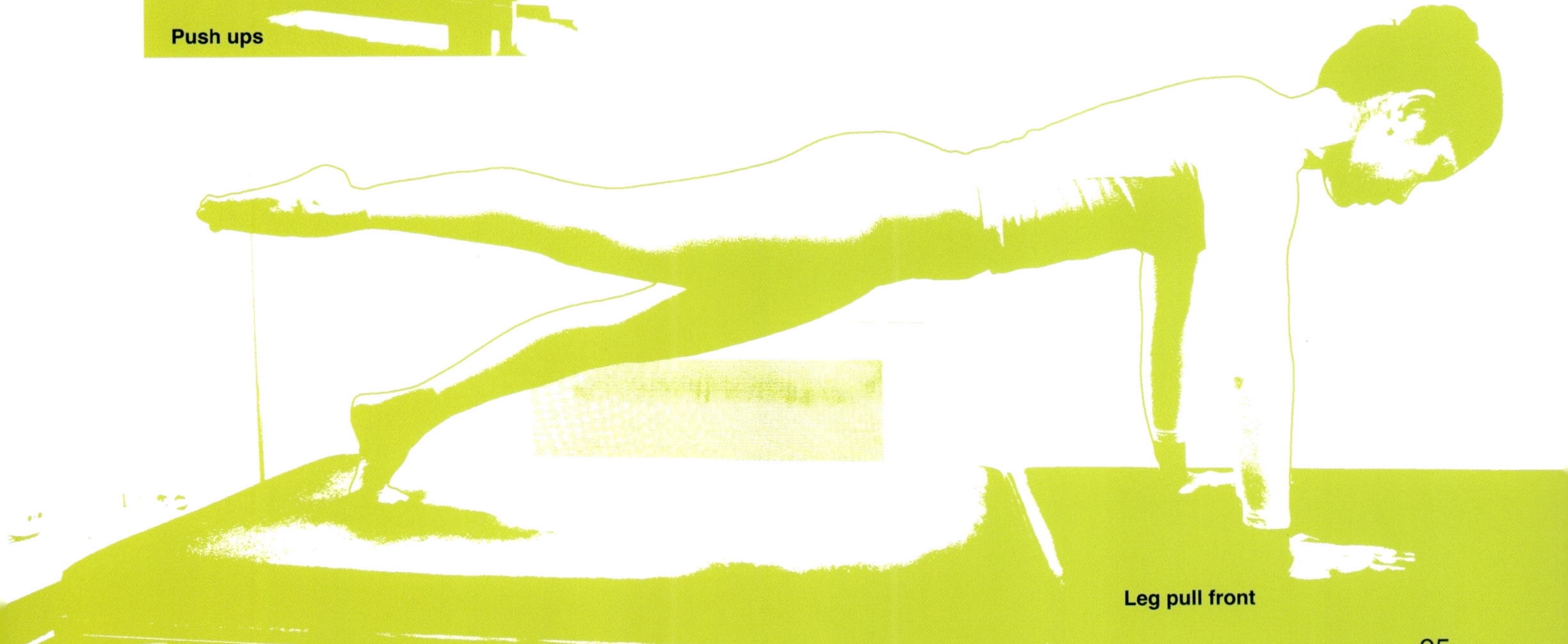

Leg pull front

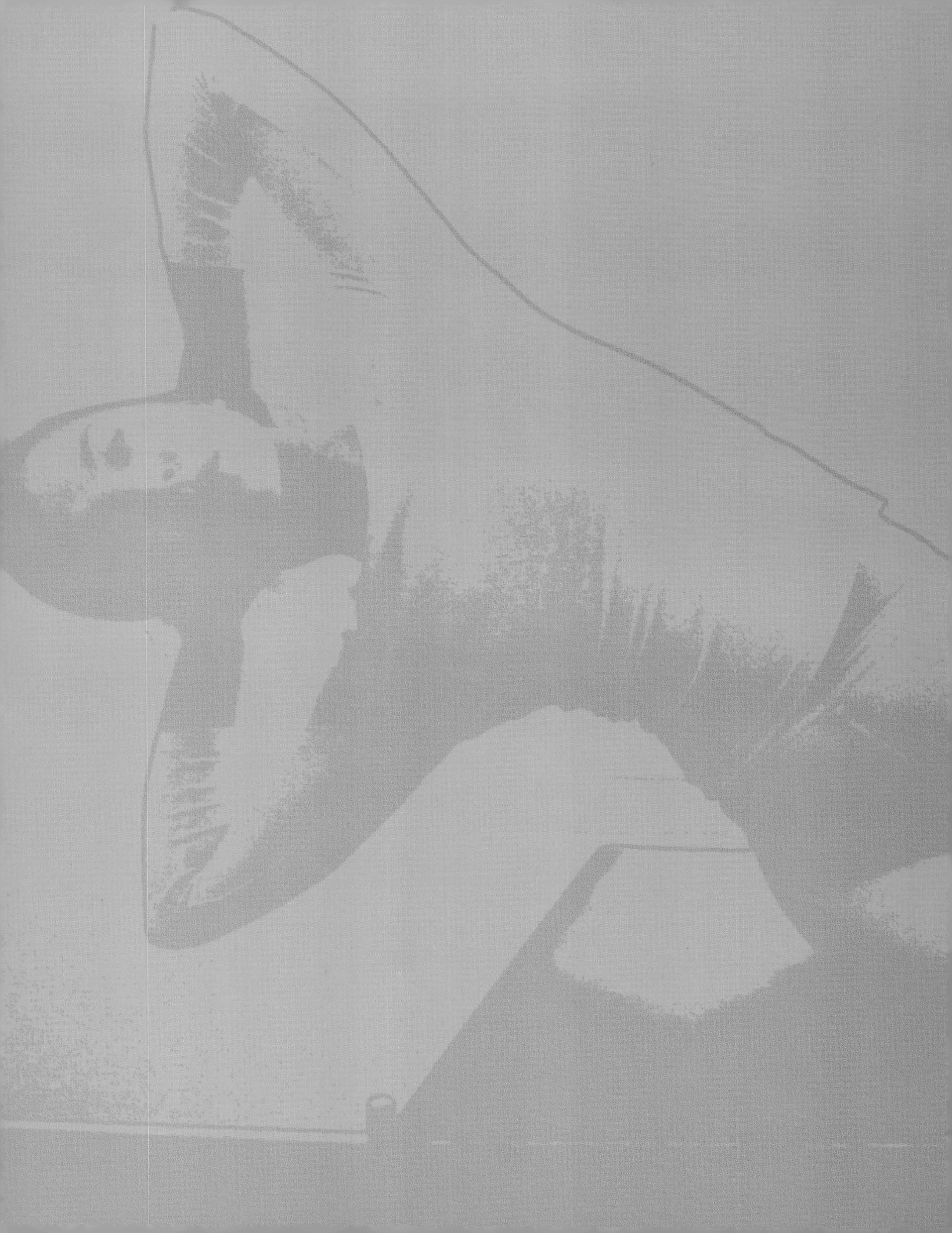

8

Side sit-ups (short box)

시 척추인대

Side sit-ups (short box)시 척추인대

이 두 운동은 등 가쪽굽힘, 등 비틀기(돌림)로
리포머 수레 위에 둔 상자를 이용하여 실시한다.
특히 이 운동은 등뼈와 허리뼈에 연관되어 있다.

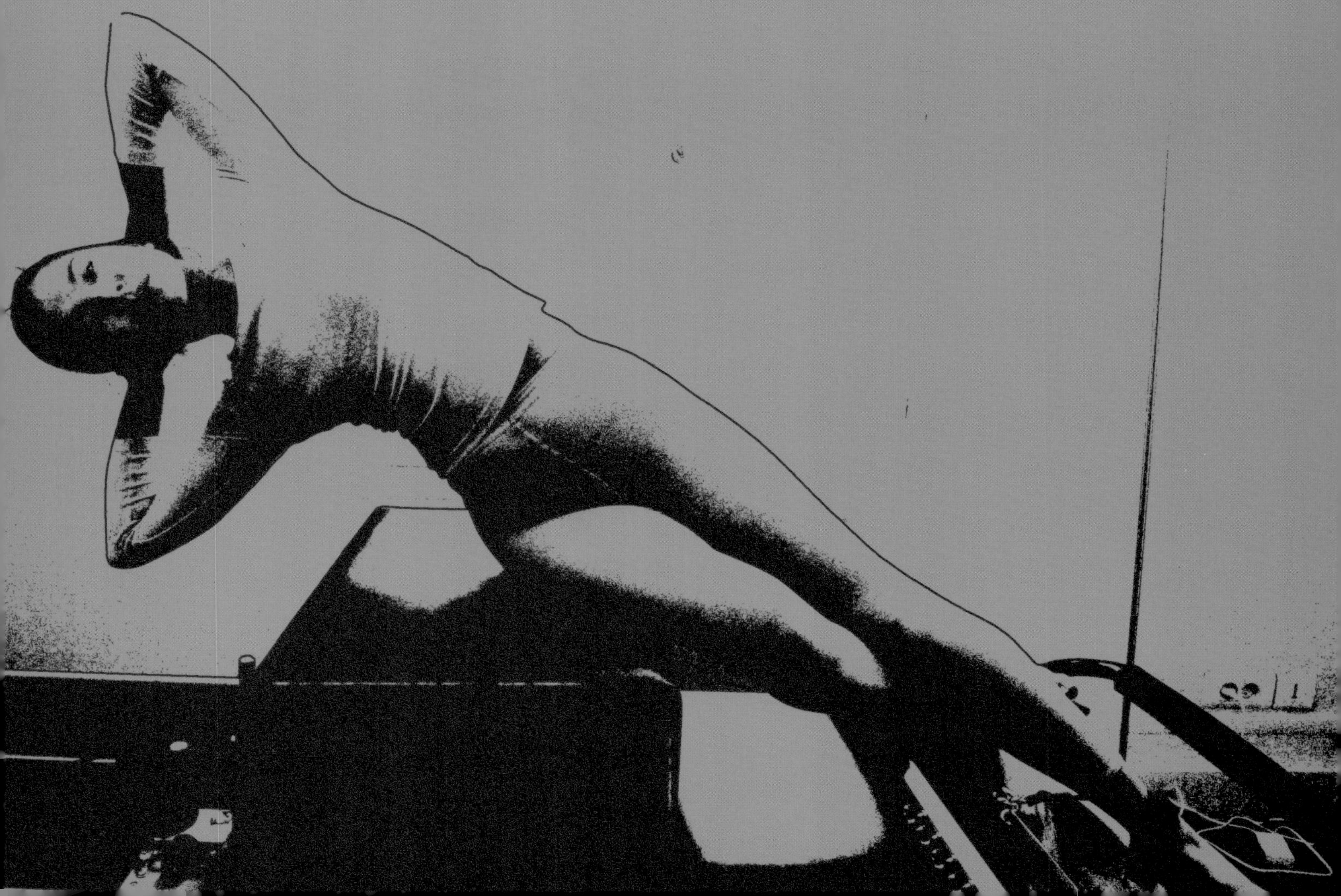

운동원리

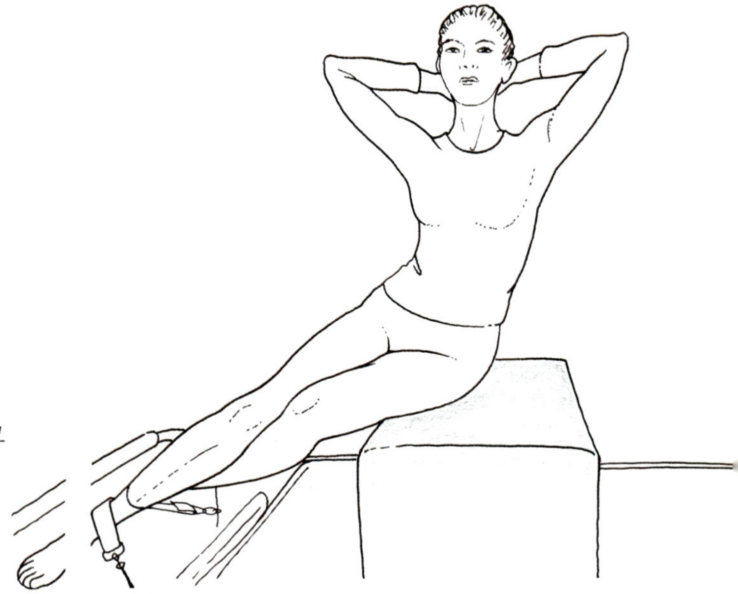

준비 자세

골반 한쪽으로 상자위에 기대어 앉는다. 이 그림은 오른쪽으로 앉는 모습을 그렸는데 왼다리는 펴고 가죽 끈 밑으로 왼발을 놓는다. 오른다리는 구부리고 오른발을 왼쪽 장딴지에 갖다 둔다. 양손은 서로 목 아래부위에 놓는다.

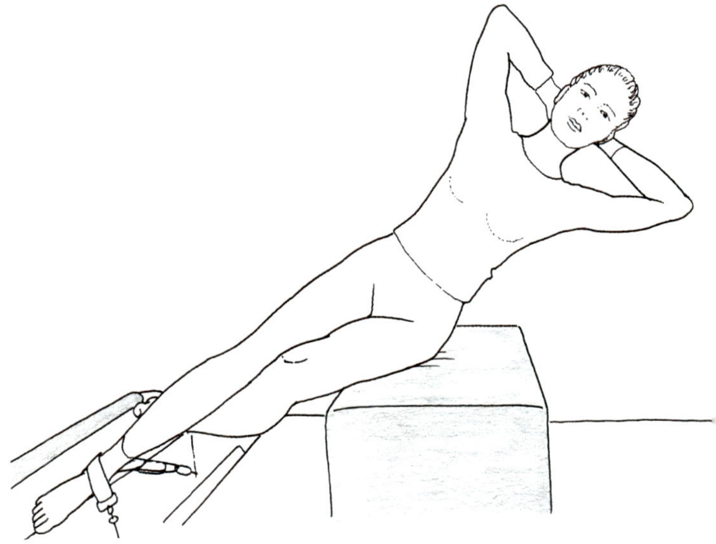

몸의 움직임

Side sit-ups의 경우, 수레는 움직이지 않는다. 단지 상자높이를 조절한다.

- 첫 번째로, 몸통을 수직으로 세운자세에서, 몸통을 기울어서 가죽 끈에 걸려있는 다리와 일직선이 되도록 한다.
- 두 번째로, 몸통의 외측을 지면으로 향해 숙인다. 그리고 운동시작자세로 돌아오기 위해 몸통을 세운다.
- 세 번째로, 위의 첫 번째와 두 번째 동작을 결합시키는데 이 때 몸통을 상자 안쪽으로 향하게 하면서 몸통을 비틀면서 숙인다. 양손을 머리지지대에 대고 누른다. 그리고 운동시작자세로 돌아오기 위해 비틀어진 몸통을 바로 세운다.

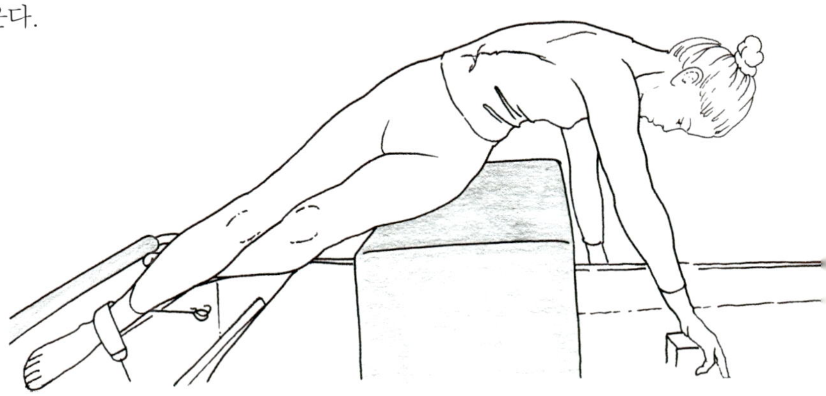

몸의 움직임에 대한 관찰

이 운동은 가쪽굽힘과 비틀기 이 두 동작을 연속적으로 실시하는 것이다. 이 두 움직임을 반복적으로 연습하면 움직임이 서로 결합되고 섞이는 경향이 있다. 때로는 척추관절에 무리가 갈 수 있다. 특히, 척추만곡이 심하게 이루어지는 경우와 몸통을 어떻게 돌려야 할지를 모르는 경우에는 척추관절에 무리가 갈 수 있다. 그 이유는 무엇인가? 우선 이 두 움직임을 구분하여 관찰을 해보자.

해부학적인 구조

몸통 가쪽굽힘

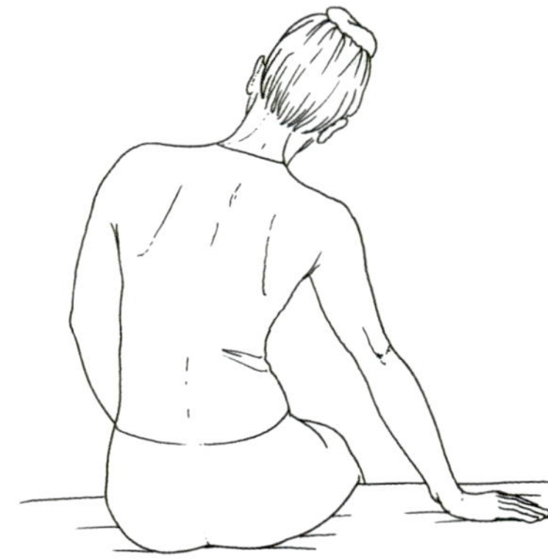

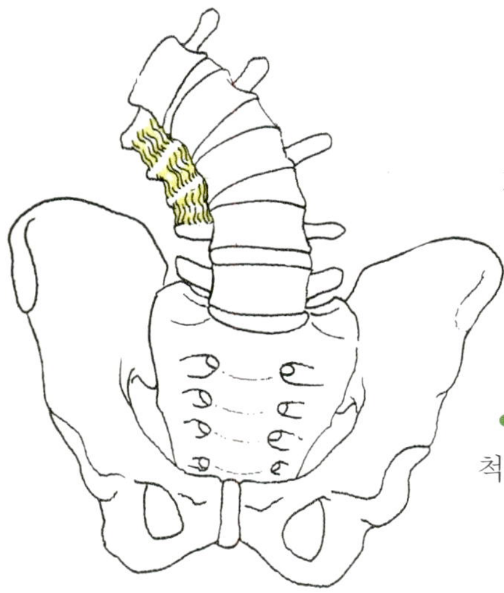

(정면에서 본) 측면인대

가쪽굽힘은 한쪽 몸통은 많이 기울어지고(볼록해 짐) 다른 한쪽은 적게 기울어지면서(오목해짐) 척추가 굽어진다. 척추가 굽어지는 각 단계에서, 주위에 있는 모든 요인들에 의해서 그에 따른 결과가 생기게 된다. 특히........

- **볼록한 부분**

척추사이원반이 줄어들고, 측면인대는 주름지고, 근육들이 주름진다.

추가 정보

이 인대들은 한 개의 가로돌기(척추 가로돌기의 돌출)에서 다음 가로돌기로 연결된다.

- **오목한 부분**

척추사이원반이 늘어나고, 속질핵이 오목한 쪽으로 이동하는 경향이 있고, 가로사이인대(횡돌간인대, intertransverse ligament)가 긴장되고, 근육들이 긴장하게 된다.

몸통이 더 많이 기울어질수록 이러한 영향이 더 강해지고.
몸통이 덜 기울어지게 되면, 이러한 영향은 그만큼 더 약해진다.

(후면에서 본)
긴장된 근육

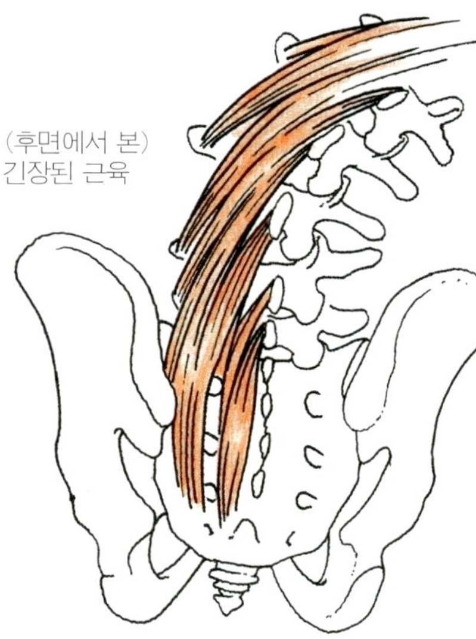

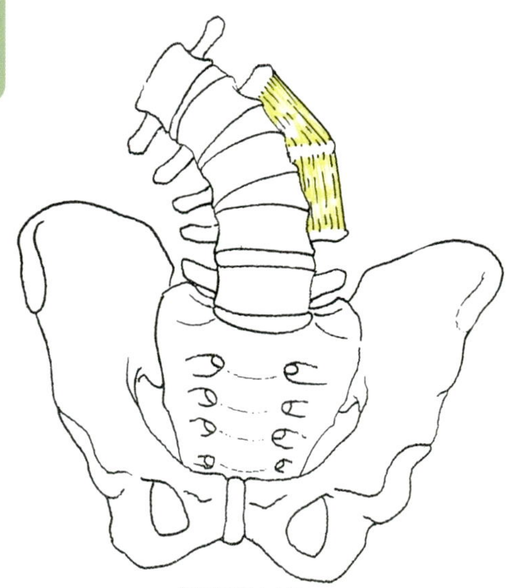

(정면에서 본)
가로사이인대

(정면에서 본)
엉덩허리인대

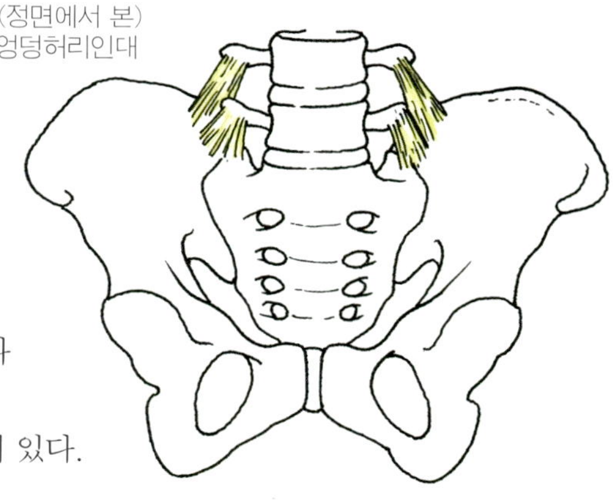

인대의 특수성

척주에서 가장 하부에 있는 두 개의 척추몸통에는, 측면인대인 엉덩허리인대(장요인대, iliolumbar ligament)가 있다. 이 인대들은 엉덩뼈능선(장골릉, iliac crest)에 가로돌기를 고정시켜 준다. 매우 강력한 이 인대들은 가로돌기와 엉덩뼈능선이 가쪽굽힘을 방해한다. 이 부위에서 가쪽굽힘을 시도하는 것은, 늘어나지 않는 다른 모든 인대조직처럼, 이 인대들을 손상시킬 수 있는 위험이 있다.

몸통을 돌림(rotation)시키는 움직임

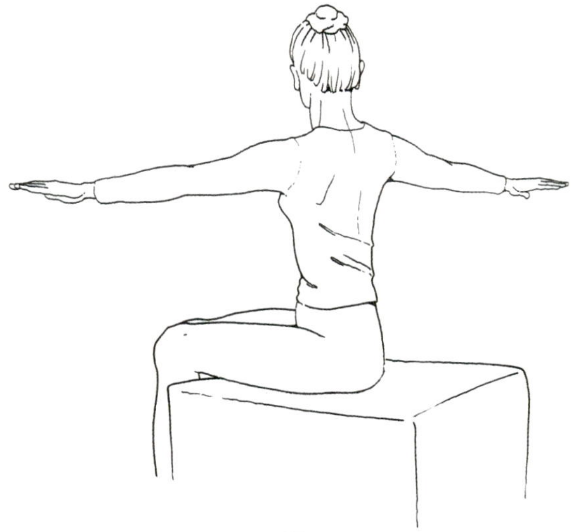

돌림움직임은 돌기관절의 형태에 의해 결정된다. 돌기관절은 척추후면에서 돌기사이관절을 형성하면서 돌기들을 결합시킨다.

허리뼈부위에서는 돌림움직임이 실제로 되지 않는다.
허리뼈의 층은 상부관절표면이 움푹 팬 실린더 모양을 지니고 있다. 하부는 홈이 없는 실린더 형태를 하고 있다.
이 두 척추를 쌓으면, 이 두면이 서로 딱 맞다. 특히 움푹 파인 면은 홈이 없는 실린더 면을 측면으로 고정시킨다(1).

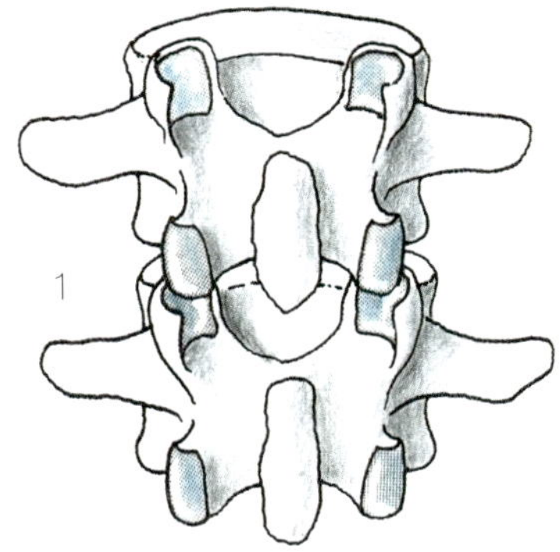

1

허리뼈의 층

이러한 배치를 하고 있기 때문에 허리뼈의 굽힘, 폄과 가쪽굽힘 움직임이 가능하다. 하지만 이러한 척추몸통의 배치는 허리뼈부위에서, 그리고 마지막 등뼈까지 돌림움직임은 거의 일어나지 못하게 한다(2). 강제적으로 돌림을 하면 돌림되는 쪽의 관절표면들은 벌어지고(피막과 인대의 긴장), 반대쪽은 과도하게 눌려지게 된다(관절 연골의 압박).

이 돌림은 등뼈에서는 가능하다
등뼈돌기관절에서 4개의 관절표면은 평면이다. 이러한 평면은 같은 방향으로 돌림이 일어나는 휘어지는 범위 안에 있고, 돌림의 중심이 척추몸통에 있기 때문에 이러한 배치는 돌림을 용이하게 한다.

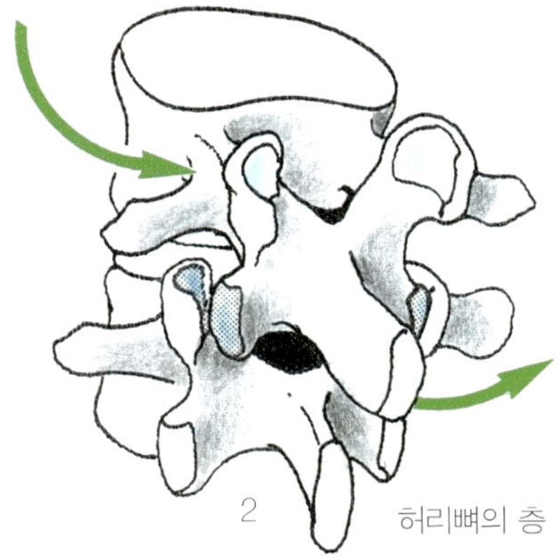

2

허리뼈의 층

등뼈 전체에서 이 유동성은 동일하게 일어나지 않는다.
가슴우리 존재는 현저하게 돌림 폭을 줄인다. 특히 복장뼈(흉골, sternum)에 직접 연결된 상부갈비뼈(1-7)에서 돌림 폭이 줄어든다. 그 밑에 있는 갈비뼈들은 방해를 덜 받고 등뼈는 쉽게 돌림이 된다. 가장 큰 폭으로 돌림하는 등뼈관절접합부분은 11-12번이다.

등뼈부위에서 돌림 폭을 심하게 증가시키면, 관절부위의 분리가 시작되고 근막과 인대가 긴장하게 된다.

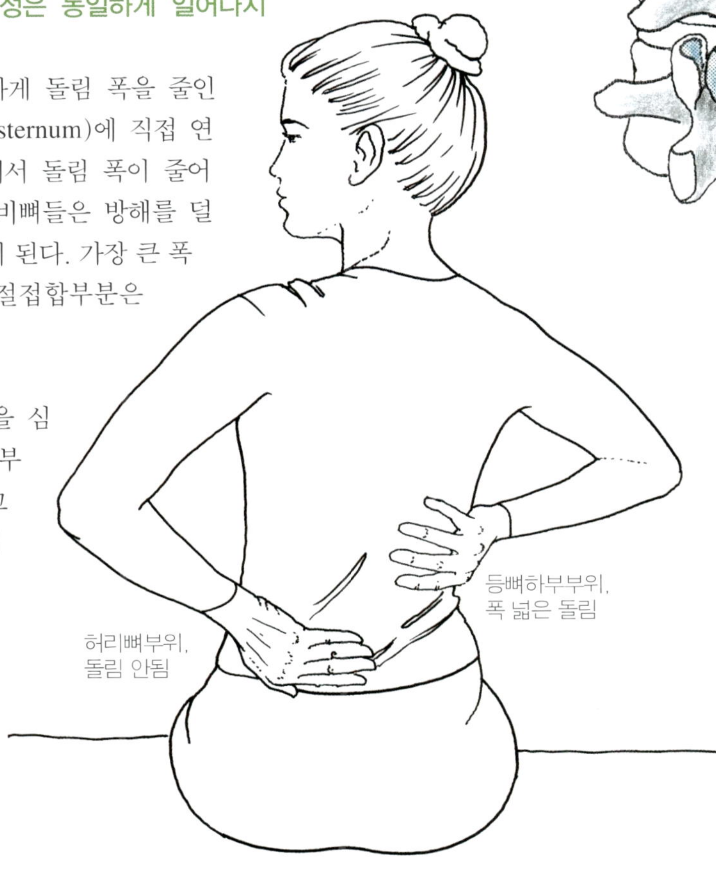

왜 그리고 어떻게 이 운동이 위험한가?

돌출부분*

Side sit-ups에서 (돌림과 결합하여) 가쪽굽힘을 것을 관찰하면, 곡선은 직선으로 배열되는 것이 아니라, 척주상부(머리)가 척주하부(골반)에 비해 측면으로 이동한 것을 알 수 있다. 그러므로 돌출부위가 있다.

결과: 몸의 상체무게를 지탱하고 있는 하부척추에서, 상체무게의 이동 값으로 인해 상체 무게가 곱해진다. 따라서 무게는 모든 하부척추에 매우 증가된다. 이동의 폭이 더 클수록, 하부척추에 부가되는 무게가 더 증가한다.

100쪽에서 관찰했던 가쪽굽힘의 효과가 증가된다.

- 척추사이원반이 좁아지면 볼록한 쪽이 증가하고,
- 척추사이원반과 인대가 긴장하게 되면 오목한 쪽이 증가한다.

이는 돌출부위를 더 튀어나오게 하는 경향이 있는 돌림/뒤틀기에 의해서 효과가 커진다.

- 허리뼈관절돌기 표면에 압력이 증가하고,
- 등뼈관절돌기의 근막과 인대가 또한 더욱 더 긴장하게 된다.

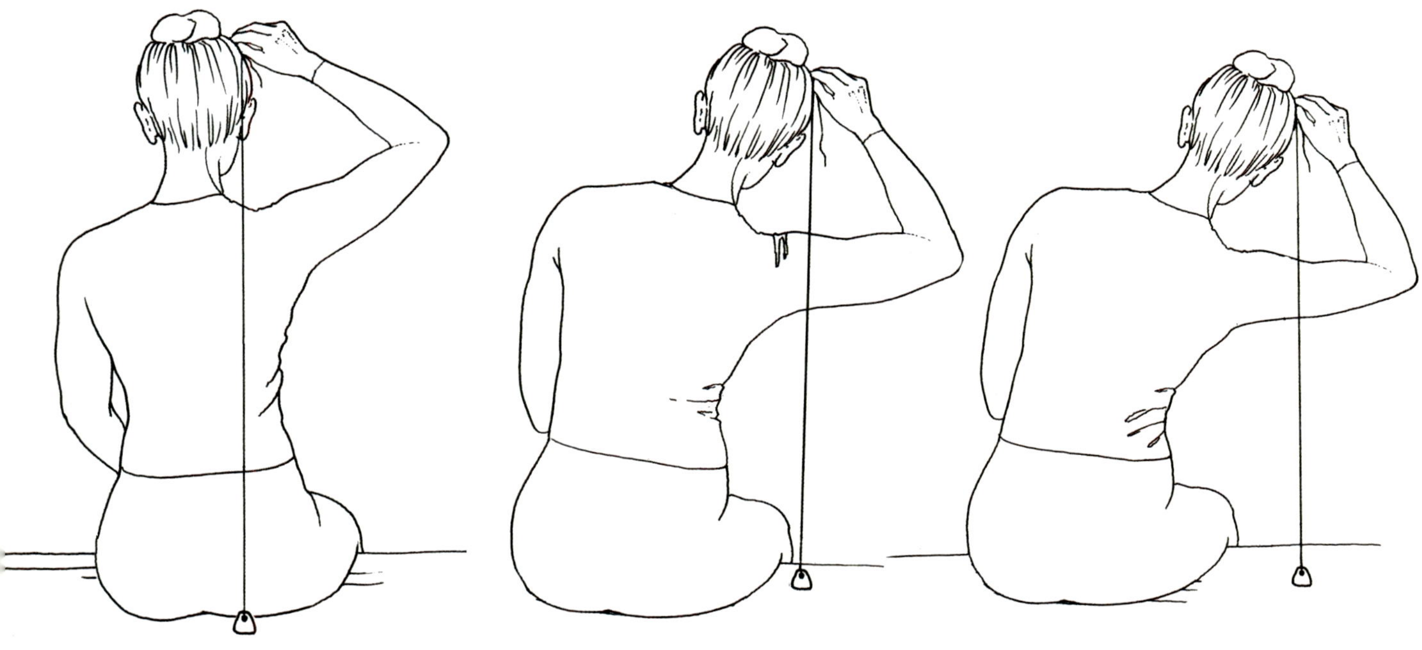

* 건축물을 예를 들어 말할 때, 건축물이 수직축에서 벗어난 부분을 가리킨다.

Side sit-ups 운동결과에 대한 개요

103쪽에서는 Side sit-ups운동에서 척주를 오른쪽으로 최대한으로 크게 움직였을 때 나타나는 결과에 대하여 간략하게 요약해서 설명할 것이다. 유의사항: 그러나 단지 척주 부위에서만 나타나는 요인에 의한 결과들만 다룰 것이다.

몸통기울기에 대한 결과

- 척추사이원반(1)에서는 오른쪽이 심하게 조이고 압박받고, 왼쪽은 강하게 당겨진다. 요요결과가 생길 위험이 있다(1장 볼 것)
- 속질핵들은 왼쪽으로 밀리는 경향이 있다. 3장에서 관찰한 추간원판헤르니아가 생길 위험이 있다.
- 왼쪽인대들인 가로사이인대(2)와 엉덩허리인대(3)가 심하게 당겨지고 이 인대들이 버틸 수 있는 한계성을 넘을 수 있다. 이 긴장은 통증과 심지어는 인대염좌를 유발할 수 있다. 그리고 적어도 약한 척주 부위에서 척추몸통사이가 불안정(인대들은 척추몸통을 유지시키는 역할을 더 이상하지 못한다)해질 수 있다.

돌림/뒤틀림의 결과

- 오른쪽에서 허리뼈돌기관절 표면을 누르는 힘이 증가한다. 관절연골을 지나치게 누르는 과압력이 발생할 수 있다.
- 긴장된 등뼈돌기관절 근막과 인대들은 통증을 유발할 수 있다.

이 두 움직임에 대한 고찰

- 왼쪽 근육들이(4) 늘어나게 된다. 이때 또한 동시에 수축도 해야 한다. 그러나 이 수축은 능동적이며 제한적이다. 이 근육의 움직임에서도 위에서 살펴본 결과들이 나타나게 된다.

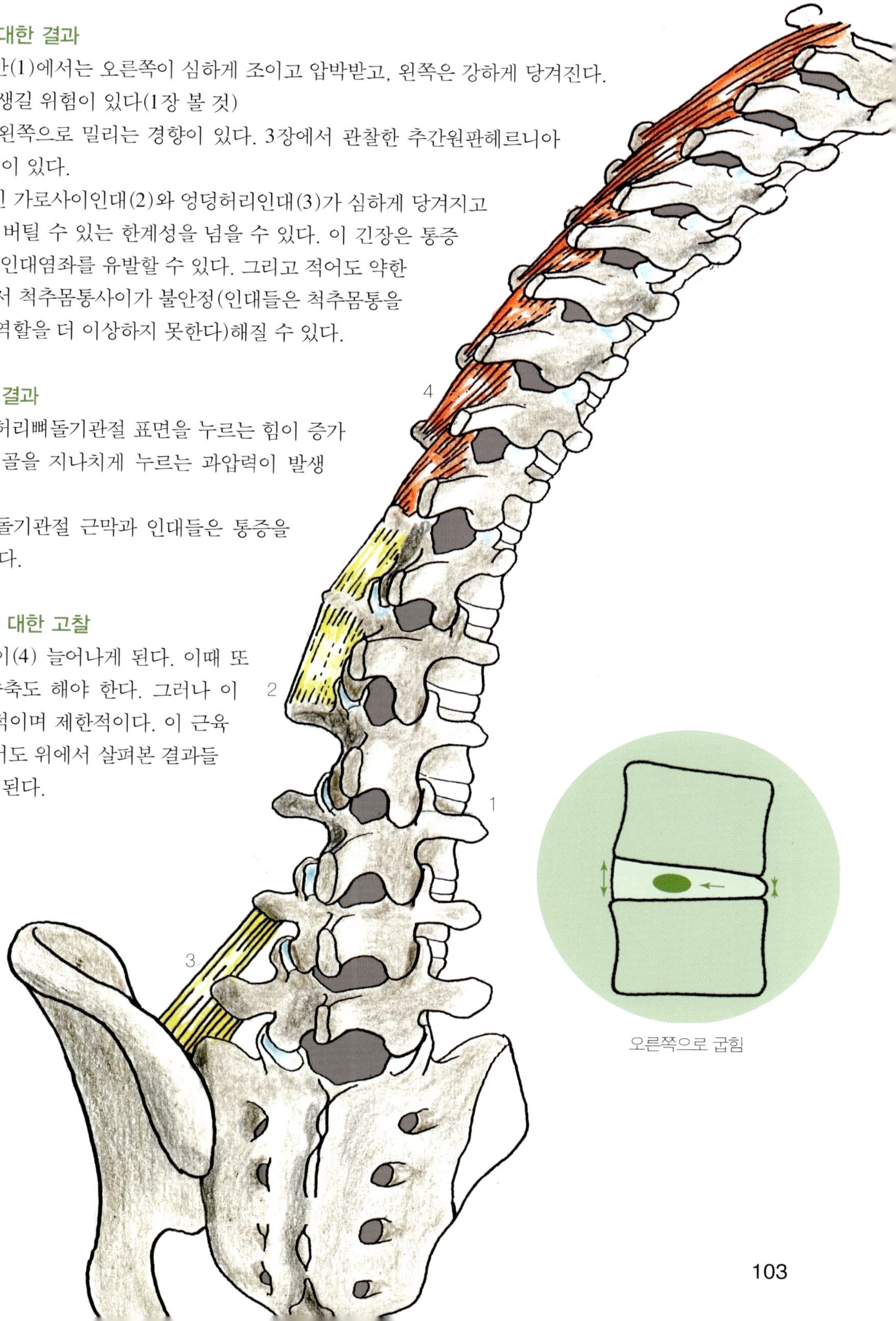

오른쪽으로 굽힘

해결방안과 예방법

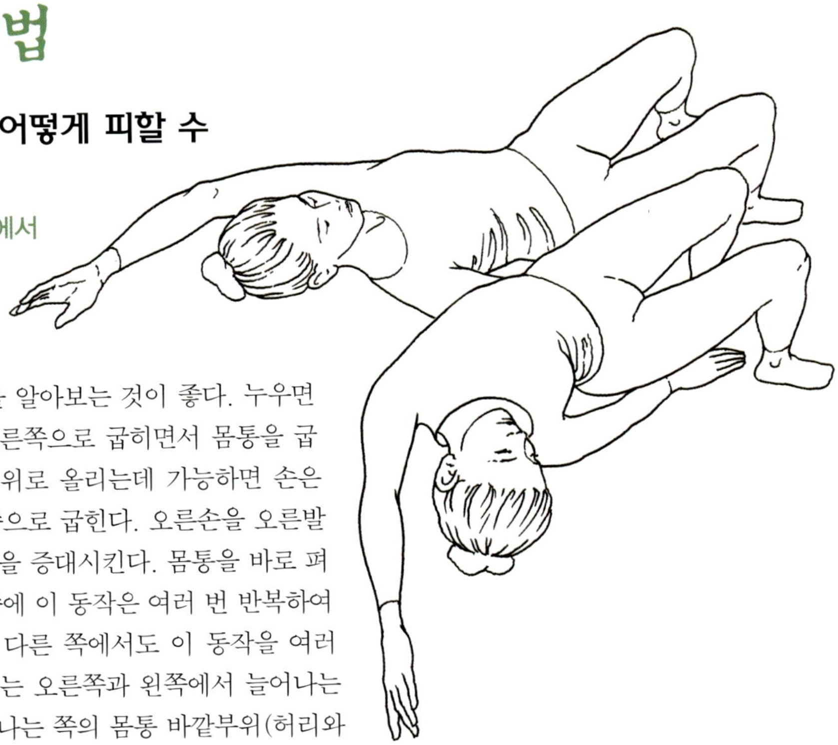

가쪽굽힘에서 돌출되는 것을 어떻게 피할 수 있을까?

1. 척주에 무게를 주지 않고 가쪽굽힘에서 감각을 알아낸다.

척주를 가쪽굽힘으로 움직일 수 있는 폭을 제한하기 전에, 지면에 누워서 몸을 펴고 척주가 움직일 수 있는 폭을 알아보는 것이 좋다. 누우면 척주에 몸무게가 부가되지 않는다. 오른쪽으로 굽히면서 몸통을 굽혀 곡선을 만들기 위해, 왼손을 머리 위로 올리는데 가능하면 손은 지면과 접촉한다. 그 후 몸통을 오른쪽으로 굽힌다. 오른손을 오른발 뒤꿈치에 닿을 것처럼 몸을 굽히는 폭을 증대시킨다. 몸통을 바로 펴면서 초기 자세로 되돌아온다. 같은 쪽에 이 동작은 여러 번 반복하여 폭이 늘어나는 감각을 느낀다. 그 후 다른 쪽에서도 이 동작을 여러 번 반복한다. 양쪽으로 반복하는 이유는 오른쪽과 왼쪽에서 늘어나는 감각은 동일하지 않기 때문이다. 늘어나는 쪽의 몸통 바깥부위(허리와 갈비뼈측면)와 척주(척추들이 벌어지는 느낌을 느낀다)에서 감각을 잘 느껴야 한다.

2. 움직임의 폭을 제어하는 방법을 익힌다.

척주에 몸무게를 부과하지 않고 위에서 설명한 운동을 반복한다. 이 운동이 진행되는 동안, (마치 《반대쪽이 커지는 것》처럼) 늘어나는 반대쪽을 닫으려고 해서는 안된다. 이는 곡선이 생기는 쪽의 몸통근육이면서 이 곡선을 유지시키는 《볼록하게》 하는 근육들을 동원한다. 이 근육들은 척주의 깊은 근육과 몸통의 얇은 근육, 그리고 심지어는 배빗근(복사근, abdominal oblique)들이다.

몸통곡선을 만드는데 반대로 제어하는 근육들이 작용하는 것을 잘 느껴는 것이 좋다. 하지만 이 제어하는 근육의 느낌은 늘어나는 근육에 대한 감각과 섞인다. 이 늘어나는 근육은 제어하는 근육과 다른 작용을 한다.

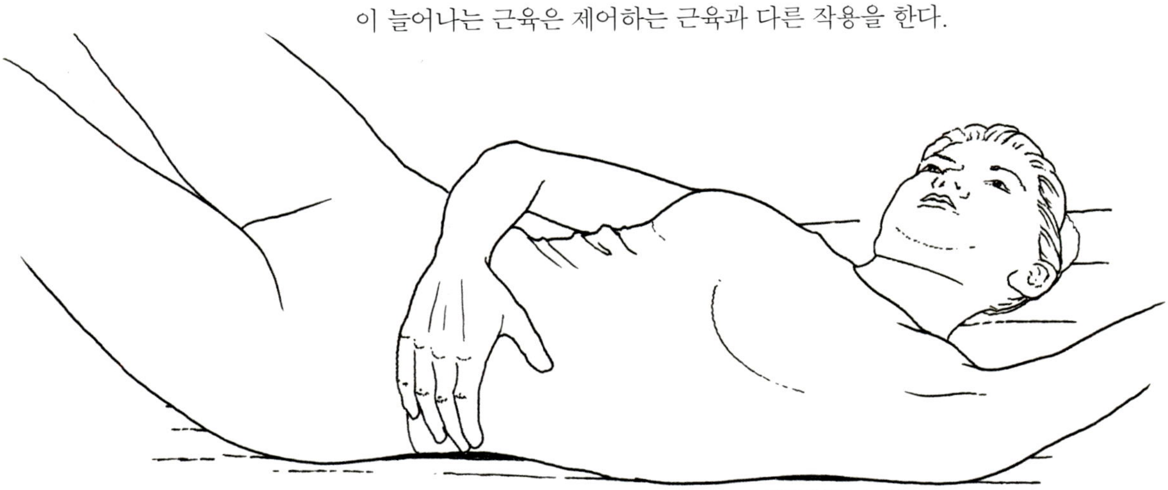

허리뼈가 돌림되는 것을 어떻게 피하는가?

1. 등뼈단계에서 돌림을 준비한다.

상자 위에 앉아 이 운동을 할 수 있다. 이는 골반을 좀 더 자유롭게 움직이면서 뒤넙다리근을 이완시킬 수 있다. 양손을 좌우허리 측면에 대고 골반은 막대기 정면을 향하도록 유지한다. 몸통비틀기를 시작하면서, 골반을 움직이지 않고, 허리측면에서 돌림을 시작한다. D11/D12의 경첩관절만을 움직이는데 지나치게 집중하지 말고, 등뼈 전체에서 돌림이 분산되도록 한다. 다시 말해, 가능한 최대로 척주위쪽까지 돌리도록 한다. 다시 중심으로 돌아오고 반대쪽도 이와 같이 한다.

2. 운동을 변형시킨다.

Side-sit-ups운동을 연결하여 실시하기 전에, 두 단계로 나누어 연습하는 것이 좋다.

1) 우선, 엄밀하게 말해 가쪽굽힘 전에 머리-발뒤꿈치를 직선이 되게 정렬시킨다.

2) 가쪽굽힘의 상태에서가 아니라 이 정렬된 상태에서 뒤틀기를 시작한다. 이 뒤틀기는 몸의 곡선을 만들지 않고 돌출부를 만든다. 이는 척주에 훨씬 덜 위험하다. 등뼈가 돌림하자마자 허리뼈 안쪽에서 내적인 돌림이 일어나지 않도록 주의한다.

3) 끝으로, 그림에서 옷의 주름이 보여주듯이 특히 등뼈 부위에 국한하여 몸을 기운다.

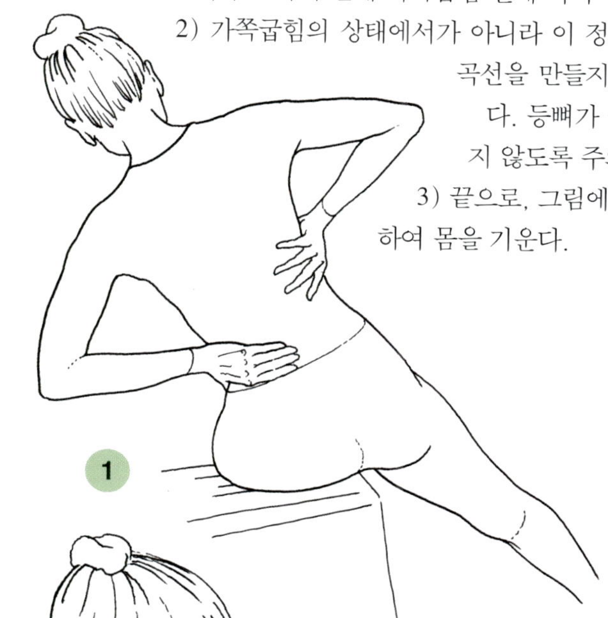

1

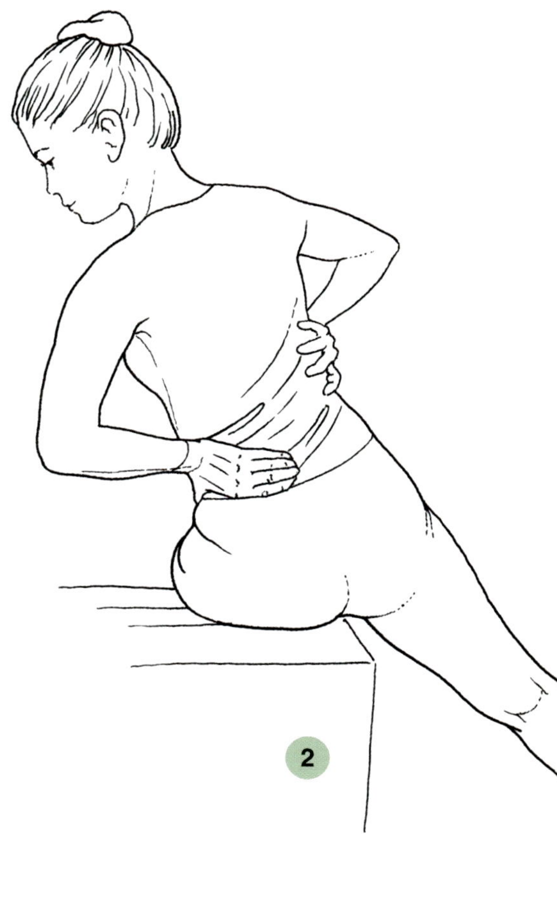

2

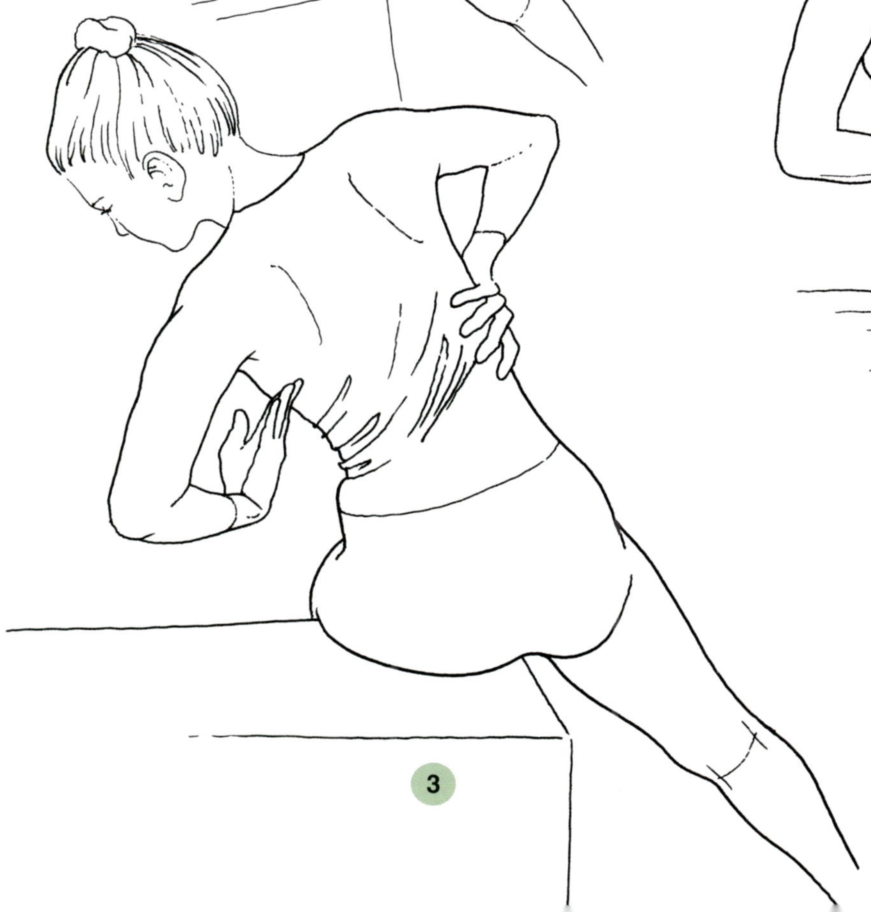

3

다른 사례들

유사한 위험을 지닌 리포머 운동들

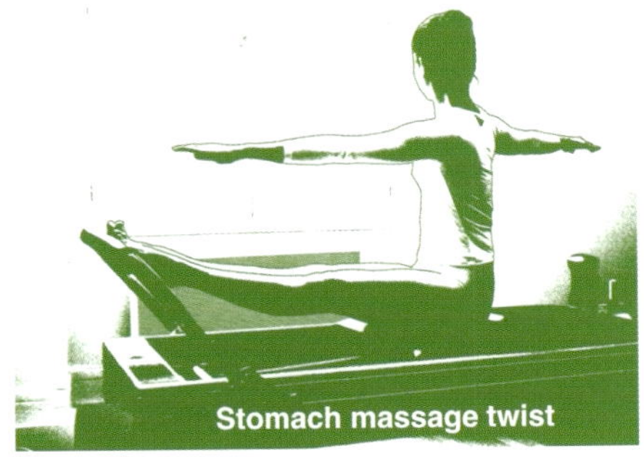
Stomach massage twist

Stomach massage twist

여기서 보는 몸통틀기는 38-47쪽에서 살펴보았던 Stomach massage의 기초운동이 변형된 것이다.

뒤넙다리근이 긴장되고, 등 아래 부위를 굽힌 자세에서 돌림(몸통틀기동작)이 첨부된다. 이 움직임에서는 전면과 후면에서 늘어나는 양팔에 의해서 몸통틀기를 해서는 안된다. 즉, 몸통틀기는 양팔의 도약에 의해서가 아니라, 하부갈비뼈에서부터 이루어져야 하기 때문이다.

왜냐하면 뒤넙다리근이 유연하므로, 허리아래부위를 굽히지 않으면 돌림하기가 용이하다.

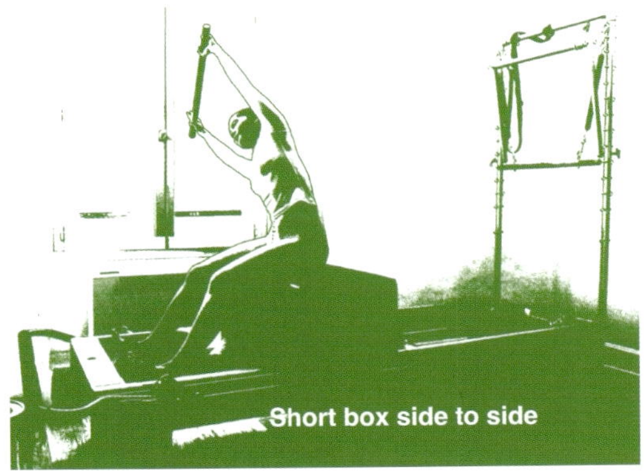
Short box side to side

Short box side to side, Short box twist with reach

가쪽굽힘의 기초운동이다. 이 운동 역시 상자위에서 실시한다. 양팔을 수직으로 세우고 양손으로 막대기를 잡는다. 이 막대기는 정면으로 향하도록 도와주고, 측면 안쪽으로 휘어지는 폭을 조절해 준다.

Twist with reach

우선 이 동작을 다음과 같이 하도록 제안한다.

- 앉아있는 자세에서 양팔은 수직으로 세우고 양손은 막대기를 잡는다. 몸통을 돌림시키고 다리 축으로 몸통이 직선이 되도록 몸통을 뒤로 기울인다. 뒤로 크게 기울어졌기 때문에 자세에 무게가 실리지만, 척추사이원반은 직선이 된다. 이 운동을 하기 위해, 초기 몸통을 뒤틀 때 허리부위에서가 아니라 갈비뼈부위에서 몸통 뒤틀기가 시작되어야 한다.

Snack 다음에 Twist는 위에서 살펴본 운동들이 지니는 같은 위험을 지니고 있다.

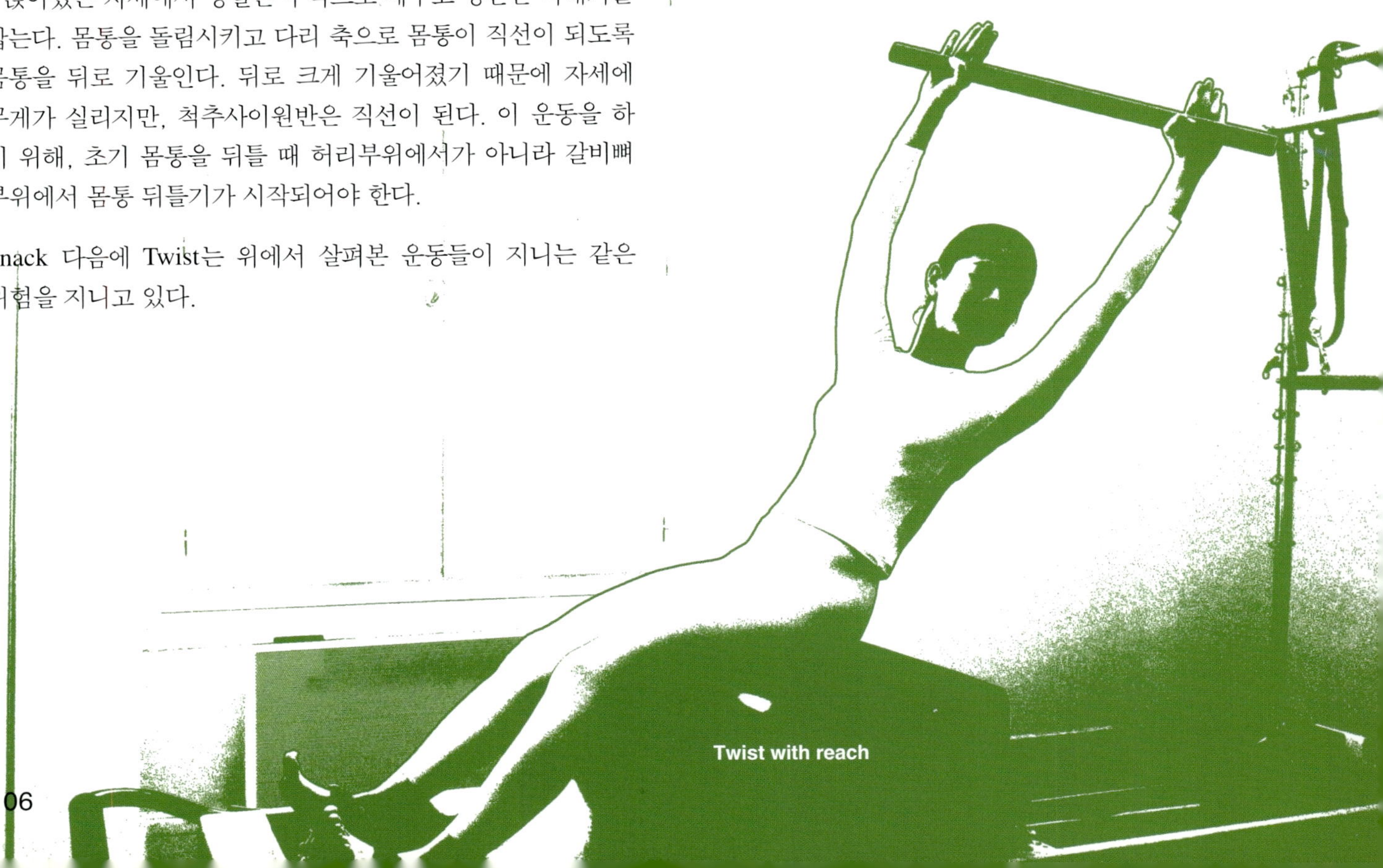
Twist with reach

유사한 위험을 지닌 매트운동들

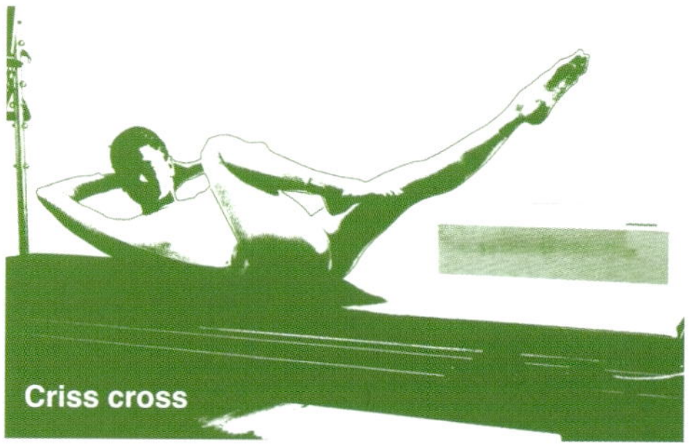
Criss cross

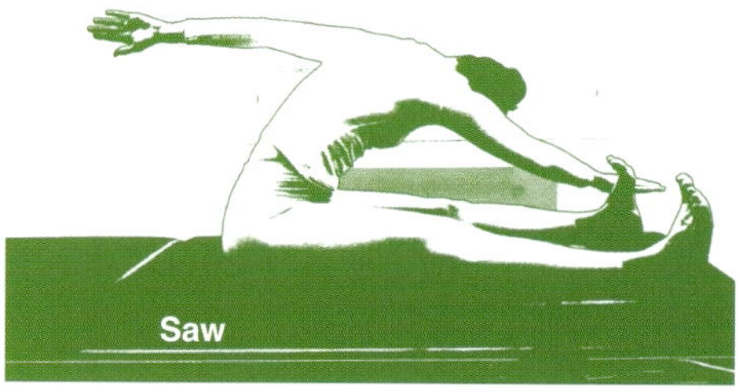
Saw

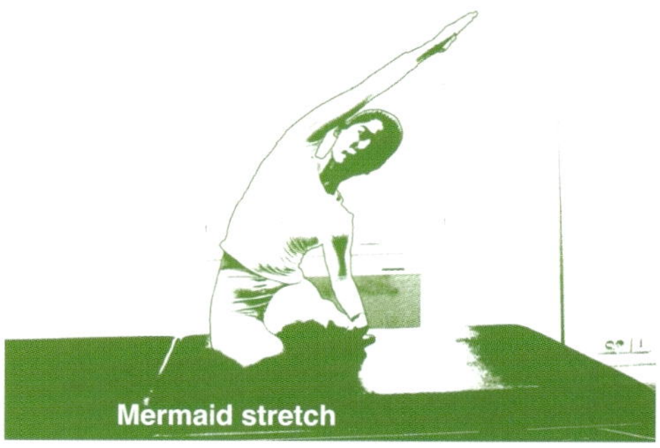
Mermaid stretch

Criss cross

바닥에서 몸통상부를 돌리고 굽힌 무릎을 교대로 몸통상부로 당겨 올리는 일종의 교차되는 가위 운동이다. 배의 근육운동의 변형인 이 운동을 실행할 때, 몸통돌림이 진행되는 동안 몸통의 어느 부위에서 돌림이 일어나는지를 잘 느낄 수 있게 해주는 좋은 운동이다. 돌림은 허리뼈까지 내려가서는 안된다. 게다가, 등 아래 부위는 움직이지 않는다.

Saw

지면에 앉아, 다리는 약간 벌리고 양팔은 한쪽으로 벌린다. 이 운동은 등의 돌림과 굽힘, 그리고 허리뼈 늘이기 동작들이 결합된다. 허리뼈에 압력을 증가시키는 대신에, 등을 강하게 비틀면서 한 손이 반대쪽 발로 내려가려고 하기 전에 돌림을 조절하는데 좋다. 이 때, 갈비뼈부위에서 돌림을 멈추는 것이 좋다.

Mermaid stretch

무릎을 꿇고 앉아 몸통을 가쪽으로 굽히는 변형운동이다. 여기서 이러한 성격을 지닌 다른 운동들처럼, 몸통을 지나치게 크게 가쪽으로 굽혀서 바람직하지 않는 돌출부가 생기지 않도록 허리를 확장한다.

Spine twist

몸통을 굽히게 않는 Saw운동의 변형운동이다. 운동을 시작하는 자세는 동일하다. 단지 몸통의 양 옆으로 두 번 뒤튼다. 여기서 엉덩이가 흔들리지 않도록 하면서 양팔을 갈비뼈 높이로 유지하고, 양팔을 힘차게 흔들지 않도록 유의한다.

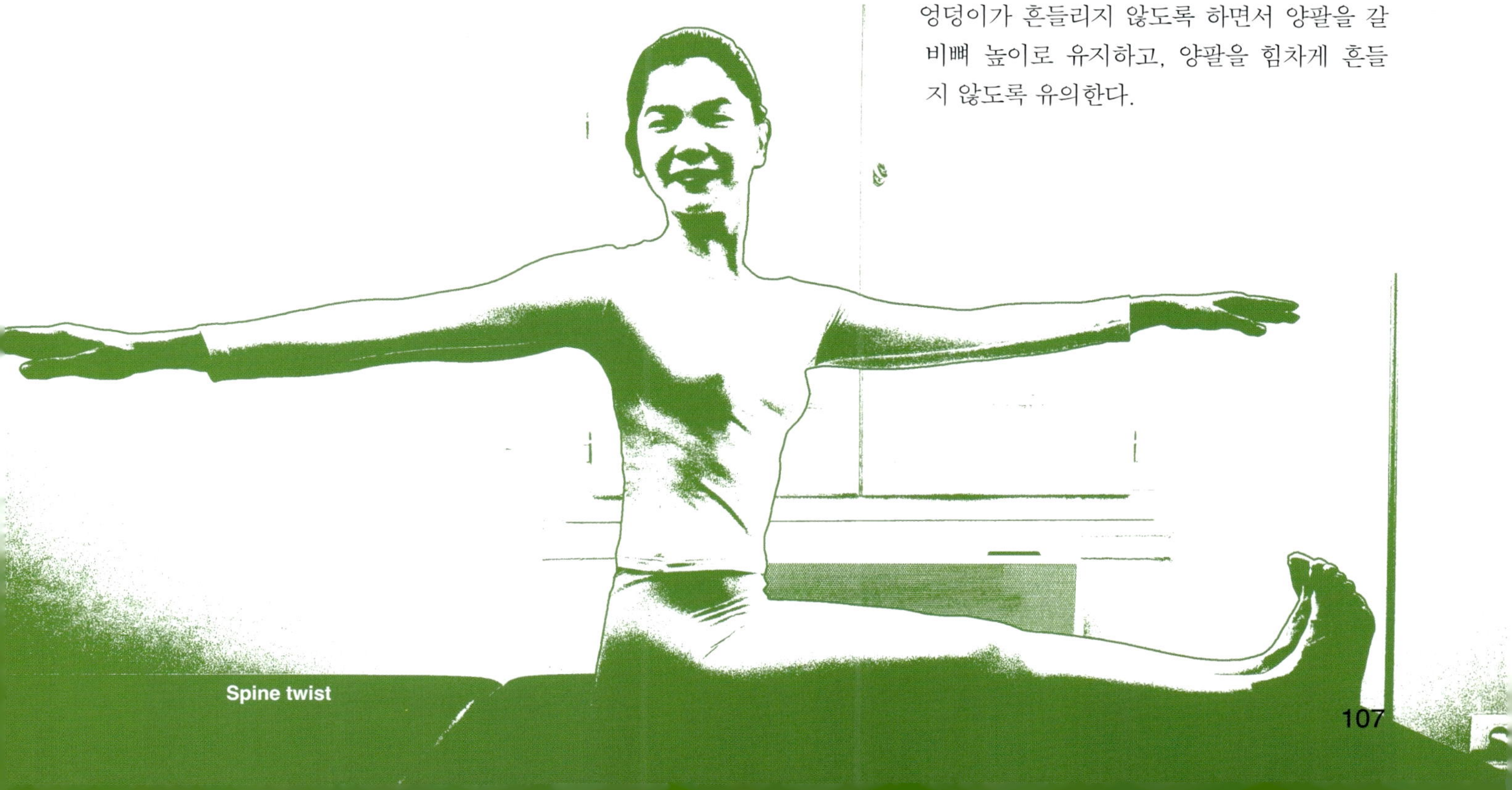
Spine twist

부록

Sommaire **raisonné**

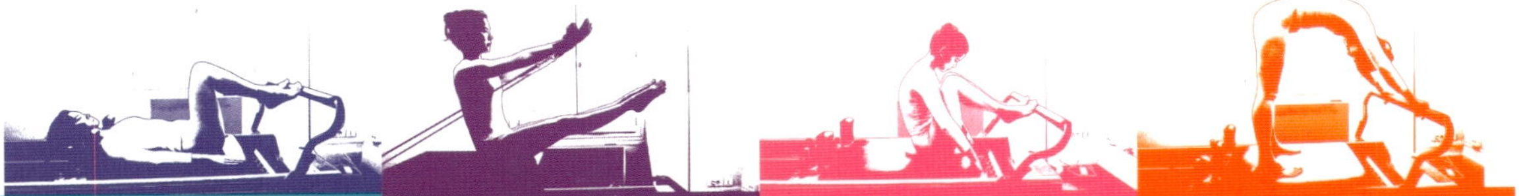

1 Footwork 와 골반요요	2 Teaser 와 회음	3 Stomach massage 와 허리뼈만곡의 안쪽번짐	4 Elephant와 손목을 지나치게 누름
배의 근육과 등의 근육을 어떻게 협응시키는가?	회음부로 가해지는 압박을 어떻게 피할 수 있을까?	허리뼈를 굽힐 때 어떻게 조절하는가?	손을 사용할 때 더 안전하게 할 수 있는 방법은?
리포머			
Hundred Coordination Frog and legs circles Long stretch Side splits	Stomach massage Short box serie round Elephant Knee stretch round Rowing series	Short box tree Stork Tendon stretch Rowing from the hip	Hundred Coordination Backstroke Rowing series Teaser Chest extension Kneeling arm series
매트			
Hundred One leg circle Single leg stretch Double legs stretch Scissors Criss cross Corkscrew Side kick series	Roll up Open leg rocker Saw Seal. Rolling like a ball Neck pull Teaser	Roll up Spine stretch forward Open leg rocker Seal. Rolling like a ball Neck pull	Leg pull front Leg pull back Kneeling side kicks

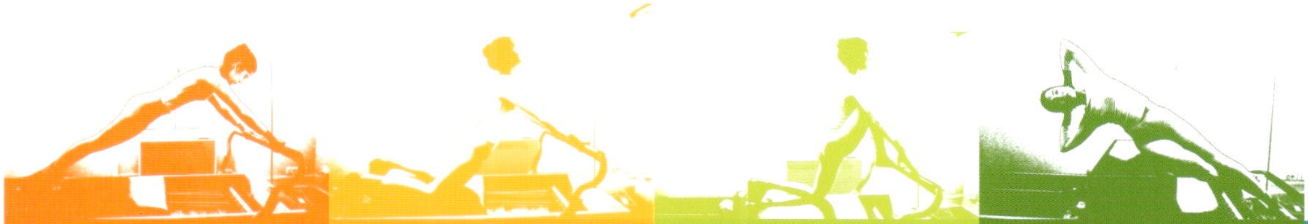

5 Long stretch 와 손목 젖힘	6 Down stretch 와 허리뼈 젖힘	7 Forward lunge 와 발목/ 발의 불안정성	8 Side sit-ups (short box) 와 척추인대
손목관절을 좀 더 견고하게 하는 방법은?	허리뼈를 균등하게 펴는 방법은?	발목/발의 축을 좀 더 잘 정렬시킬 수 있는 방법은?	해부학적인 구조의 제약을 더 잘 측정할 수 있는 방법은?
리포머			
Kneeling arm series Tendon stretch Arabesque Snake	Knee stretch arched Swan prep Hamstring curls Snake	Footwork • Tendon stretch Running Stomach massage Long strech Up strech Front splits	Stomach massage twist Short box: • Side to side • Twist with reach
매트			
Leg pull front Leg pull back Kneeling side kicks Mermaid stretch	Neck roll Swimming Single leg kick Double leg kick Shoulder bridge	Leg pull front Push up series	Criss cross Saw Spine twist Mermaid & mermaid stretch

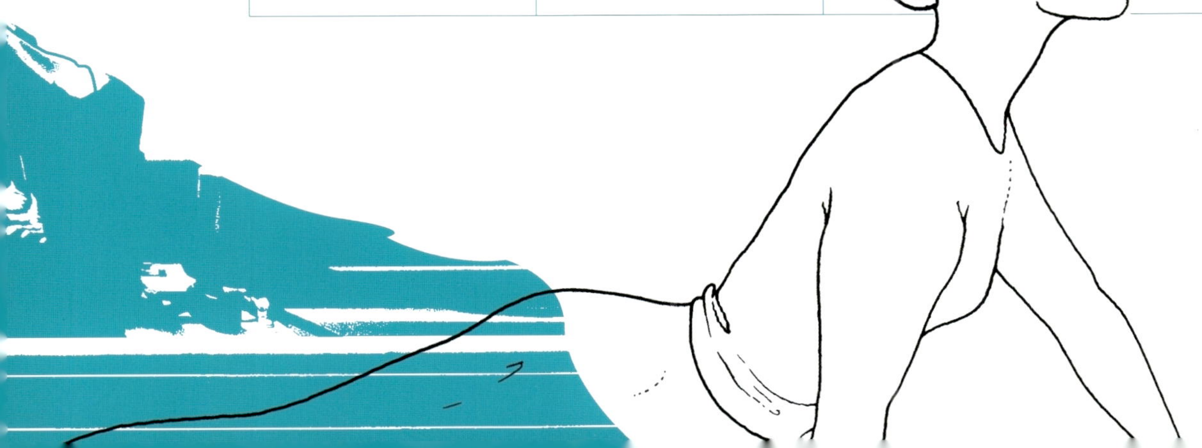

참고서적

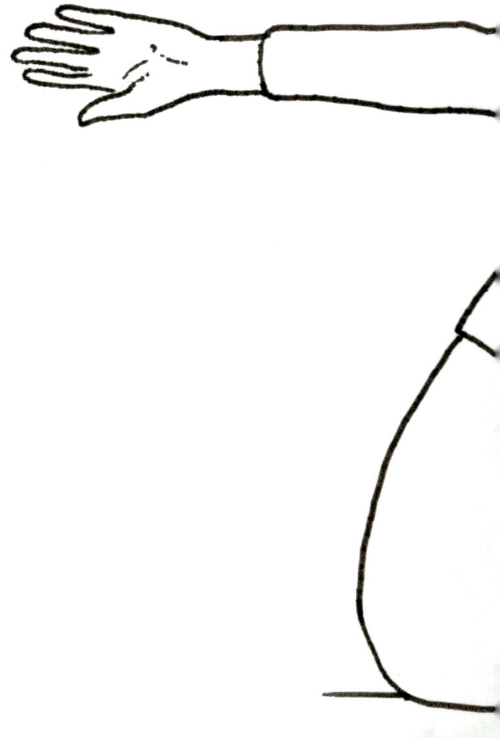

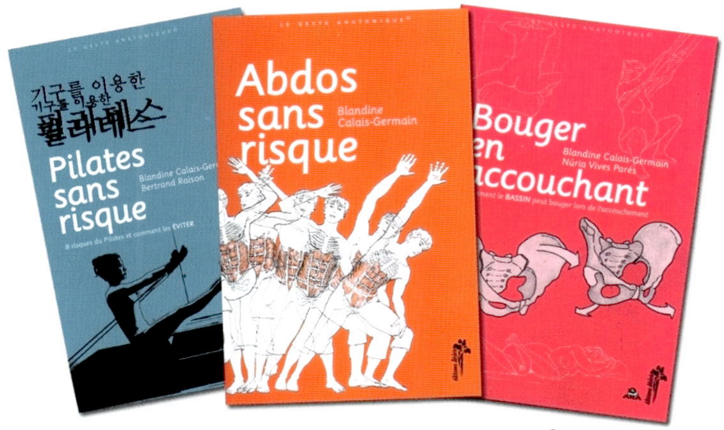

Collection Le Geste anatomique®

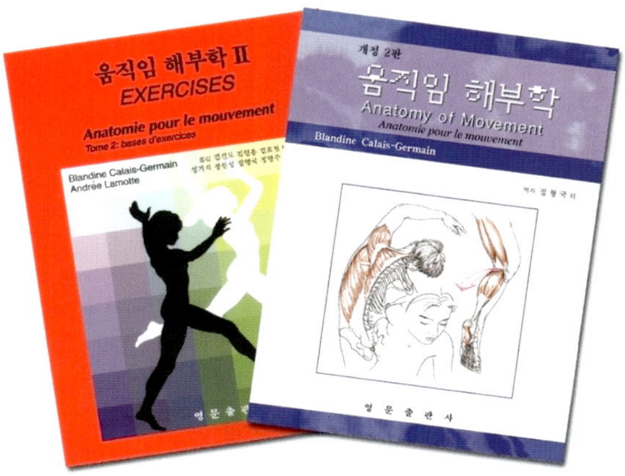

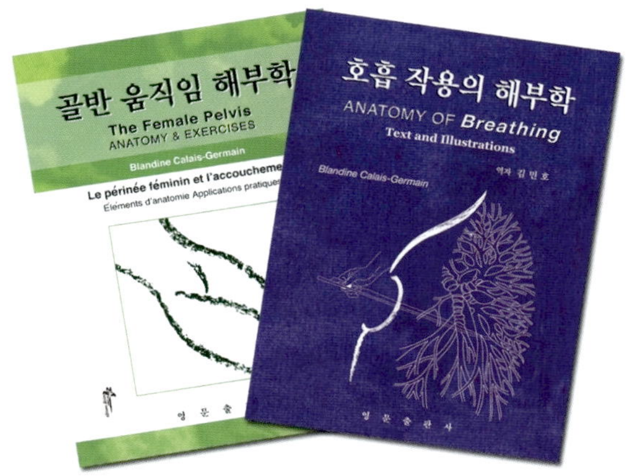

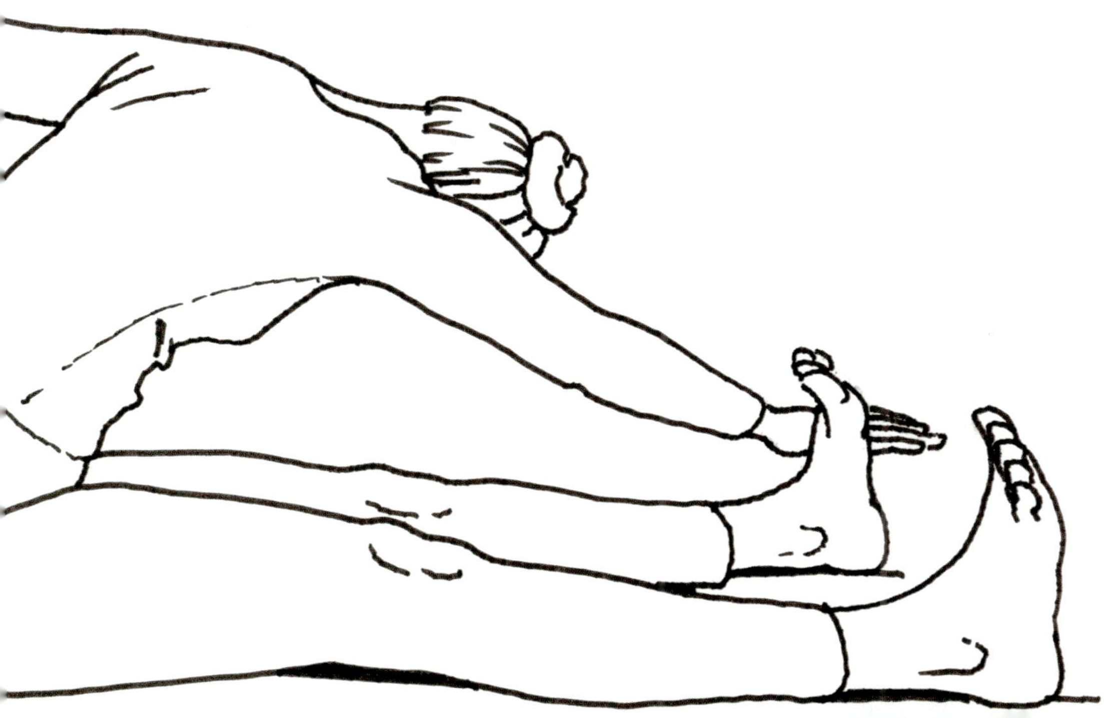